STRATEN

Die geheimnisvollen Kräfte der Farben
– offenbart –

Farben zur Erkenntnis von Körper, Geist und Seele
Anleitungen, Tests, Diagnosen und Selbstbehandlungen

Mit großem Farben-Kompaß

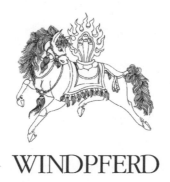

WINDPFERD

2. Auflage 2003
© 2000 by Windpferd Verlagsgesellschaft mbH, Aitrang
Alle Rechte vorbehalten
Umschlaggestaltung: Kuhn Grafik, Digitales Design, Zürich
Lektorat: D. Niemann
Gesamtherstellung: Schneelöwe, Aitrang

ISBN 3-89385-343-X

Printed in Germany

Inhaltsverzeichnis

Vorwort 7

Einführung 13
Im Denken des Raumzeitalters verändert sich alles 13
Ist Farben-Geschmack aus Erfahrung gut? 15
Farben halten gesund oder machen krank 16

Kapitel I.
Farben ent-decken die Schöpfung im Weltraum und im Menschen 19

1. Kennen Sie Farben wirklich ? 19
2. Die Sternfarben im Weltraum 22
3. Was ist heißer, Blau oder Rot ? 24
4. Wie „heiß", wie „kalt"
   wirken die Farben in Ihnen ? 25
5. Wie der Mensch geprägte Form wird – durch Farben 29
   5.1 Farben prägen Gefühle prägen Farben 29
6. Der Mensch ist ein Kind des Lichtes 31
   6.1 Licht und Farben bilden den Menschen bereits vor der Geburt 31
7. Sie werden gesteuert vom Licht mit seinen Farben 35
8. Das menschliche Gehirn im Farbenkreis 37
9. Das Herz als Licht-Verstand 41
10. Die Farbwirkung im Menschen 43

Kapitel II.
Physik der Farben 47

1. Farben sind Energiemuster 47
   1.1 Farbmuster auf den Schwingen des Lichtes 48
   1.2 Quarks beziehungsweise Farben offenbaren die Welt 49
2. Ein offenes Buch – die Farben des Lichtspektrums 50
   2.1. Die Farbfrequenzen im Kreis 51
3. Superhirn Mensch und die Wahrnehmung der Farben 53
   3.1 Sie sehen nur, was Sie gelernt haben 56
   3.2 Das unwirkliche Farben-Nachbild 57
   3.3 Das verborgene Licht in den Dingen 58

Kapitel III.
Testprogramme 63

Die 3-Farben-Quelle Ihrer Lebenskräfte 63
Mangel oder Überfluß an Farben – beides schwächt 64
1. Test: So finden Sie Ihre Farbblockaden 67

Die Signale von Farbmängeln 69

2. *Test: Testen Sie Ihre Farbenverluste* 72

3. *Test: Wohin Ihre inneren Farben Sie führen* 75

4. *Test: Unlust und Lust – Ihre Farben-Pole im Farben-Kompaß*
   Gewinnen oder verlieren Sie mit Ihren Farben? 80

5. *Test: Entdecken Sie Ihr Farben-Profil* 82

Kapitel IV.

Ihr Farben-Kompaß 85

Hinweise zur Deutung Ihrer Farben-Pole 85

Der Einfluß der Farben 87

    Violett (–) 92

    Indigo (–) 94

    Blau (–) 96

    Türkis (–) 98

    Grün (–) 100

    Weiß (–) 102

    Gelb (–) 104

    Orange (–) 106

    Braun (–) 108

    Rot (–) 110

    Grau (–) 112

    Schwarz (–) 114

Kapitel V.

Heilkräfte der Farben in der Selbstanwendung 117

1. Verbessern Sie die Kräfte Ihrer Farbenvorliebe und Farbabneigung 118
   Praxisbeispiele: Verbesserung Ihrer Farbenergien 121

2. Die Therapien im Farben-Rhythmus 123
   2.1 Die therapeutischen Wirkungen im Farben-Rhythmus 124

3. Zeichnen Sie Ihr Farben-Diagramm 126

4. Kräftigen Sie sich durch Licht und Farben der Natur 127

5. Sehnsucht durch Farben stillen 129

6. Farben gegen Wetterbeschwerden 129

7. Farblichtbestrahlungen – Steigern Sie Ihre Lebensenergien 130

8. Bunt und gesund – Farbnahrung genießen 143
   8.1 Farben führen und verführen Ihren Geschmack 144
   8.2 Natürliche Pflanzenfarbstoffe: gesunde Nahrung
   im Grün, Gelb/Rot, Blau/Violett 146
   8.3. Zugesetzte Lockfarbstoffe in Lebensmitteln – bedenklich! 150
   8.4 Die größte Farbenverführung in Nahrungs- und Genußmitteln 152

9. Bewußtes Atmen mit Farbenkräften 159

10. Farben „hören", sprechen, singen 161

11. Farben-Düfte und Duft-Farben inhalieren 163

12. Farbmeditation – stärken Sie Ihre inneren Licht- und Farbenkräfte 166
    1. Farbübung 166
    2. Farbübung: Heilwirken durch Veränderung der Farbblockaden 167
    3. Die Lichtübung 167
    4. Üben mit Farbschwingungsbildern 168

13. Stärkung der guten Gedankenkräfte 169

14. Malen zur Erholung: die Farben Ihres Gemüts 169
    1. Das einfache Farben-Malen 170
    2. Malen Sie Ihre Farben-Pole 170

15. Hochkarätige Farbkräfte in Edelsteinen 172

16. Farbbehandlung mit Eigenmassage 173

17. Farbige Seidentücher – Behandlung für den Kopf 174

18. Farbbehandlung mit Gymnastik 175

19. Farben im Wasser – trinken, baden, duschen 175

20. Wohnfarben – Kräfte in Ihrem Umfeld 178

21. Sich stärken und andere führen durch Farben in der Kleidung 181
    21.1 Die sieben giftigen Textilfarben 185

22. Sonderfarben und Kombinationen für alle Fälle 186

23. Farbenwerte in der Esoterik 188
    23.1 Die Alchymie und die Farben 189
    23.2 Die Zuordnung von Farben und Tierkreiszeichen 190
    23.3 Die Zuordnung von Farben und Planeten 191
    23.4 Die Zuordnung von Farben und Chakren 192
    23.5 Die Zuordnung der Elemente und ihre Wirksamkeiten hinter den Farben . 193
    23.6 Zuordnungen nach dem kabbalistischen Baum
    genannt CaBaLa (Der Baum des Lebens und des Todes) 193

Kapitel VI.
Die zwölf Farben-Portraits 197

Vieles, was Sie von Farben noch nicht wissen können 197

1. Das Violett- Portrait 199
   Die Portraits von 2. Indigo und 3. Blau 203

2. Indigo (dunkles Blau)-Portrait 203

3. Portrait mittleres bis helles Blau 205

4. Das Türkis-Portrait 208

5. Das Grün-Portrait 212

6. Das Weiß-Portrait 215

7. Das Gelb-Portrait 221

8. Das Orange-Portrait 225

9. Das Braun-Portrait 228

10. Das Rot-Portrait 233

11. Das Grau-Portrait 238

12. Das Schwarz-Portrait 242

Kapitel VII.
Der Farbenweg in der geistigen Entwicklung 249

Die Schöpferkraft im Menschen: das Licht mit allen Farben 251

Anhang 255

Abbildungen zu den einzelnen Kapiteln 257

Verteilung der Farbenergien im Menschen 257

Die leuchtenden Farben der Sterne im All und ihre Temperaturen 258

Farbwirkungen im Menschen 258

(Zustands-) Farben-Helligkeitsdiagramm der Sterne 259

*Diagramm einer möglichen Farbenwirkung
bereits im Embryo (Ende des 2. Monats)* 259

Das Licht- und Farbenwirken auf das Gehirn (im Frequenzfarben-Kreis) 260

Embryo (Ende d. 4. Monats) im Frequenzfarben-Kreis 260

Rein optischer Farbenkreis (Komplementärfarben) 260

Farbzuordnungen unterschiedlicher Bereiche im Vergleich 261

Hermetisches Lehrbild aus der Bilderhandschrift „Janus Lacinius". 262

Frequenzfarbenkreis im Reich der Düfte 262

Sachwortregister 263

Literaturverzeichnis 268

Über die Autorin 270

Adressen und Bezugsquellen 270

Vorwort

„Es werde Licht" – bis heute hallt dieser Ruf durch die gesamte Schöpfung. Es werde Licht heißt auch, daß wir im dunklen Ahnen unseres Verstandes immer weiter, immer höher hinauf forschen und uns entwickeln, bis wir irgendwann begreifen, wes Geistes Kind wir sind! In unserer Zeit sind wir in Entwicklungen eingetreten, für die uns noch die Begriffe fehlen. Wir erkennen heute, wie die Enthüllungen der Welt auch den Menschen immer mehr enthüllen. Verstand ist gefragt, um all das Enthüllte zu begreifen. Dazu gehören auch die Farben, die uns galaxienweit das Weltall erschließen. Was halten Sie von den Farben? Sind diese für Sie mehr als eines von vielen Spielen zum Zeitvertreib? Oder glauben Sie, daß Farben wohl so direkt doch nicht wirken können? Wenn Sie das testen wollten, würden Sie ja wohl die angebotenen Informationen ernsthaft in Erwägung ziehen. Gut. Die Frage ist: Wie sehen Sie das Licht? Nur indirekt, als Reflexion. Sie sehen es beispielsweise im Regenbogen. Dort können Sie die Farben noch im Licht erkennen. Aber wäre der Regenbogen nicht in uns, wie könnten uns sonst die Farben entzücken? Die Ursache dieser Farberscheinung ist die Sonne, wobei diese hinter Ihnen steht. Sie scheint auf eine Regenwand/Wolke oder andere Wasserbilder, wie beispielsweise Fontänen, vor Ihnen. Ihre Strahlen brechen sich und reflektieren vielfältig in den Wassertropfen, wodurch Sie über Ihre Augen das große Wunder der Natur erkennen: Licht ist voller Farben.

Gerade die Farben sind es, die schöpferisches Ziel und Zweck des Lichtes sind. Auch wenn die Welt grau wahrgenommen würde, wäre die Lichtwirkung doch eine wissenschaftlich ermittelte und zwar so, wie die Farblichtinhalte in der Natur aller Dinge des gesamten Weltalls wirksam eingingen. Von den Erkenntnissen über diese Wirkungen wird das Raumzeitalter bestimmt, weil sämtliche Prozesse in Farben über ihre Wirkungen Auskunft geben. Nur so erfahren wir, was in der Welt vor sich geht. Wie Sie wissen, ist kein Ding in der Natur ohne Farbe. Dieses Gesetz – und darum handelt es sich – wirkt auch in Ihnen. Man sollte nicht glauben, daß ausgerechnet im Menschen dieses all-umfassende Gesetz anders sei als im All. Ein Lichtstrahl ist immer und überall gleich. Im Vollspektrum enthält er von der heißen Mitte ausgehend Violett, Indigo, Blau, Türkis, Grün, Gelb, Orange, Rot. Dieses Bild – am Himmel emporgehoben – erscheint uns immer wie ein Regenbogen.

Auf diese Weise erfahren Sie die Welt im Licht der Farben. Sie kennen die Erscheinung. Aber wie viele Wege führen über den Regenbogen zur Ursache der Farben und damit auch zu deren Wirkungen in Ihnen? Was werden Sie mit der Welt oder mit sich selbst anfangen, ohne Farben diagnostizieren zu können? Farben schenken Ihnen Erkenntnisse. Die Schöpfung oder Evolution aller Wesen beinhaltet die Erkenntnisfähigkeit durch Licht. Licht aber entspricht vor allem den Farben und seinen anderen sinnfälligen Werten.

„Was ist Wahrheit?" fragten die Alten. „Was ich sehen kann", sagen wir heute. Wahrheit ist zu ermitteln durch eine kritische Betrachtung von Erkenntnissen – wie alt diese auch immer sein mögen. Wenn Farben früher erfahren wurden, war die Erkenntnis einleuchtend für alle, die damals die Welt nur mit ihren eigenen Augen sahen. Aber Gesellschaften ändern sich entsprechend ihrer Bewertung der inneren und äußeren Werte. Gleichzeitig verändern sich ihre Gefühle und dadurch unter anderem die Deutungen der Umwelt und auch der Farben. Das Establishment hat von jeher bestimmt, welche Farben für welche Zwecke oder von wem eingesetzt werden. So entstand bisher das Leitbild einer Farbe, ihr früheres Image von Gefühl und/oder Verstand. Die Ansichten über Farben sind daher immer kulturabhängig.

In der Zwischenzeit hat der Mensch es jedoch so weit gebracht, seine persönlichen Sinneserfahrungen in großen Versuchsreihen immer mehr einer vorgefaßten Sachlichkeit anzunähern. Viele solcher Erfolge hat uns das Entdecker- und Raumfahrtzeitalter beschert. So sind heute auch die Farben mit unseren Augen nicht mehr allein so zu sehen, wie sie uns noch vor Jahrzehnten erschienen. Die inzwischen akzeptierten Erscheinungsformen der Farben und ihre als wahr erkannten Wirksamkeiten im All entsprechen einem astronomischen Wissensstand, von dem man sagen kann: Wir kennen dieses Spektrum von Farben, das voll hundertfältigen Sinnes ist. Wir tasten uns nicht nur durch Vermutungen über ihr ursprüngliches Wirken hindurch. Wir müssen das Farbenbild unserer Welt nun nicht mehr erraten. Heute weiß jeder, daß Farben nicht nur fröhliche Muntermacher unserer Welt sind, sondern Gegenstand einer Reihe exakter, praxisorientierter Wissenschaften, wie der Physik, Physiologie und Psychologie, der Chemie und Biologie, also nicht nur der Kunstlehre. Diese Erfahrungen werden hier auch mit aufgeführt, weil einige Aspekte daraus zum Verständnis der Farben für dieses Buch relevant sind. Meine Ausführungen über die Farben beziehen sich nicht auf irgendein bereits vorliegendes Muster. Sie sind von mir über 20 Jahre lang erforscht worden, um ein Bild aufzuzeigen über das vermutete Entstehen der Farben, auch als Bildekräfte im Menschen, die mit den Sternfarben im All vergleichbar sein können. Denn es geht hier wie dort um das Gesetz des Lichtes, das in den Farben bereits enthalten ist. Es hat sämtliche Schöpfungsformen geprägt und somit auch den Menschen. Diese Zusammenhänge werden hier gedeutet.

Wie Sie sehen werden, übernimmt dieses Buch nicht bereits bekannte Deutungen bisheriger Farbenanschauungen. Indem Rückschlüsse von der bereits erforschten Farbenqualität der Sterne im Weltall auf den Menschen gezogen werden können, wird vielmehr zum erstenmal verständlicher, wie Farben im Menschen wirken oder was sie in ihm bewirken. Die Gleichsetzung der Farbengesetze – oben wie unten – widerspricht sich nicht in den Auslegungen.

Dieses Buch liegt vor Ihnen, um Ihnen eine neue Sicht über die Farben und ihre Wirkungen zu zeigen – Wirkungen auf Sie selbst, auf die Kräfte Ihres Körpers, Ihrer Seele, Ihres Verstandes und damit auf Ihr Verhalten. Es soll Ihnen Hilfen bieten bei Ihrer Abhängigkeit von den Farben und der daraus entstehenden Bedürfnisse. Dieses Buch ist für jeden geeignet, der die Wirkung von Farben einleuchtend bekräftigt sehen will. Die Zusammenhänge in dieser Farbenwertung sind neu und beinhalten weit mehr als nur den Regenbogen. Sie reichen bis ins All, um Ihnen von dort nicht gerade die Sterne, aber doch die Werte der Farben zu Ihrem vergnüglichen Verständnis herunterzuholen. So werden Sie den Farbwirkungen mehr Glauben schenken können.

Natürlich sind auch zahlreiche Testergebnisse von sehr vielen Menschen ausgewertet worden, deren Hauptfragen immer lauteten: „Auf welche Weise und wo können Farben in uns wirken? Wenn ja, wie können sie uns dann helfen?" Ihnen ging es wie den meisten von uns, wenn wir Rat und Hilfe suchen. Sie wollten ihre Beziehungen verbessern, Konflikte oder Persönlichkeitsprobleme bewältigen, sie suchten Selbstvertrauen und das Beste für ihre Selbstverwirklichung. All dieses setzt zuerst Selbsterkenntnis voraus. Da jeder wenig Zeit mitbringt, will er eine möglichst schnelle, leicht verständliche und vor allem praktikable Lösung. Meine Erfahrungen zeigen seit nunmehr über 20 Jahren, daß es geht. Mit dem hier vorliegenden einfachen Test der Farben-Pole und den Deutungen daraus – als hervorragendem Farben-Kompaß – haben auch Sie die Möglichkeit dazu erhalten. Was bringt es Ihnen, sich damit zu beschäftigen? Sie erfahren kurz und knapp Entscheidendes über sich selbst in unterschiedlichen Alltagssituationen, können Ihre zwischenmenschlichen Beziehungen besser einschätzen und dementsprechend handeln. Danach können Sie durch die hier empfohlene gezielte Beschäftigung mit Farben die Kräfte in sich verbessern. Denn Farben sind geradezu ideal für alle möglichen Formen der Selbstbehandlung geeignet. Sie gehören zu den wenigen, besonders einfachen und dennoch erfolgversprechenden Möglichkeiten, Körper und Geist wieder richtig einzustimmen. Darum wollte ich alles, was für Sie selbst wichtig sein könnte, so ausführlich wie nötig und so einfach wie möglich mit einbeziehen, wozu unter anderem auch etwas Physik gehört. Wer sich jedoch zum Beispiel für das bißchen Physik im Moment noch nicht interessiert, kann dies zunächst überblättern. Sie können sich ohne weiteres sogleich das Kapitel über die Farbwirkungen im Körper vornehmen oder den Test durchführen und die Deutung Ihrer Farben-Polarität im Telegrammstil heraussuchen, das heißt, mit dem Farben-Kompaß arbeiten.

Dieser Farben-Kompaß wird Ihnen eine vergnügliche Hilfe sein, wie all den anderen vor Ihnen auch. Viele haben daraus bereits großen Nutzen gezogen. Einmal begonnen, testen sie immer weiter, erhalten Bestätigungen und integrieren die Ergebnisse in ihren Alltag. Mit diesem leicht durchführbaren und verständlichen Test ist Ihnen die Möglichkeit gegeben, wann immmer Sie Lust verspüren, Ihre Farben-Pole – oder auch die anderer – in einer Minute zu erfahren. Dadurch erkennen Sie schnell eine situationsbezogene Gefühlslage, eventuell auch ein bestimmtes Verhalten an sich selbst oder anderen.

Nehmen Sie sich einige Minuten Zeit, um zu entdecken (z. B. über die Abbildungen im Farbteil), wo welche Farben farbanalogisch in Ihnen aktiv sein können. Lesen Sie unter den zwölf Farben-Portraits selber nach, welche Macht in jeder einzelnen Farbe wirklich stecken kann und wie stark die Farben entsprechend der Gesetze von Licht und Materie ihren Einfluß überall ausüben. Sehen Sie sich die über alle Weiten reichenden Farbqualitäten der Sterne im Weltall an. Erkennen Sie, wie das Licht und die Farben bei der Menschwerdung tatkräftig mitwirken, und wie ihr Einfluß tagein, tagaus in Ihnen Kräfte mobilisieren oder auch lahmlegen kann. Nehmen Sie den Farben-Kompaß zur Hand und lernen Sie durch die in Ihnen wirkenden Farbenverhältnisse sich selbst, Ihre Gefühle und Ihr mögliches Verhalten besser kennen. Wahrscheinlich wird Ihnen das helfen in Ihren Beziehungen, bei der Bewältigung von Konflikten und selbstverständlich bei der Erkenntnis Ihrer eigenwilligen Persönlichkeit! Ihre zunehmende Selbsterkenntnis schenkt Ihnen auch Selbstvertrauen oder ein neues Selbstwertgefühl.

Die Erklärungen sind faszinierend neu und vermitteln Ihnen den naturgemäßen Zusammenhang zwischen jeder Farbe und den Farbvorstellungen. In diesen klaren Bildern erkennen Sie, wie sich die Farbwirkungen gleichen in der kosmischen Sternentwicklung, in den Erscheinungen der Natur und in den Wirkungen der Farben in Ihrem Organismus, die Sie selbst erfahren können. So werden Sie in Zukunft keine Farbwirkung mehr so leicht vergessen. Dieser vor Ihnen liegende Farben-Kompaß ist eine einfache, schnelle Hilfe in der Kunst zu leben. Er hat bereits sehr vielen beruflich Auszubildenden,

Studierenden und Schülern, Ehepaaren und Eltern mit Kindern, Berufs-tätigen und Lebensabend-Genießern, Alleinlebenden und Welten-bummlern echte Erkenntnisse und eine Menge Vergnügen bereitet. Ziel ist, in einer wunderbaren Harmonie mit allen Farben zu leben. Ein großer Maler brachte es auf den Punkt: „Die Farbe hat mich. Ich brauche nicht nach ihr zu haschen. Sie hat mich für immer, ich weiß das. Das ist der glücklichen Stunde Sinn: Ich und die Farben sind eins …"

Das alles wünsche ich Ihnen auch. Sie werden von nun an wissen, daß die Farben wirklich kraftvoll in Ihnen tätig sind und wie Sie sich ihrer fortwäh-rend bedienen können.

Für die Fertigstellung dieses Buches, die notwendigen umfangreichen Vor-arbeiten sowie die typografische Umsetzung zahlreicher Manuskripte – teil-weise unter schwierigen Umständen – und die große Geduld bei den Kor-rekturen möchte ich meiner tüchtigen, sehr lieben Freundin, Evely F.-Bobsien, auch an dieser Stelle von ganzem Herzen Dank sagen.

• • •

Einführung

Die bunte Welt steht kopf – wissen Sie warum?

Die Weltbetrachtung verändert sich, Vertrautes wird über Bord geworfen, die wirklichen Werte sind einem großen Wandel unterworfen. Darum geht Altes, und Neues steigt auf. Die Welt ist so bunt geworden, wie sie noch nie war – und jeder kann und will sie noch bunter machen. So verändert sich auch das Farbengefühl von einem Extrem bis zum anderen. Farbreize überfluten uns in vielen Informationen aus aller Welt, in der Kunst und in der Werbung. Lila Kuh, blonde Neger, grüne Haare, schwarze Bettwäsche, rote Eisbären, auch buntgestreifte Tiere, poppig-bunte Särge usw. scheinen uns ganz normal. Die neue „Kultur der Unnatur" – von Medien umgekehrt vorgestellte Muster – stellt sicher auch Ihr Verständnis gelebten Farbgefühls häufig in Frage.

Dieser kulturelle Wandel verändert natürlich die Erlebniswerte von Farben. Um so mehr werden Sie vielleicht ein bleibendes, gültiges wissenschaftliches Farbenbild suchen. Wonach sollten Sie sonst noch die Farben beurteilen? Alle Anschauungen über Farben entstehen aus dem, was man über sie gelernt hat. Bis wissenschaftlich erwiesen ist, woher Farben im Menschen kommen und wie sie wirken, beziehen sich alle Äußerungen darüber auf Annahmen. Dies trifft auf die Weltraumfarben nicht zu, denn hier lassen sich die Aussagen nachweisen.

Im Denken des Raumzeitalters verändert sich alles

„Du mußt Farbe bekennen" fordert Sie zu einer Erklärung auf, welche Einstellung, Wünsche oder Interessen Sie haben. Danach werden Ihre Erwartungen eingeschätzt, denn diese beeinflussen Ihr Verhalten. Mit den Farben ist es genau das gleiche. Also, was erwarten Sie von den Farben? Worauf können Sie sich in dieser sehr bunt gewordenen, teilweise total verdrehten Welt noch verlassen? Sie haben doch Ihre Vorstellungen, daß Farben in einer bestimmten Weise wirken, und diese haben Sie hauptsächlich von anderen übernommen. Jetzt aber geht es auf einmal anders herum. Sie müssen sich selbst orientieren. Wenn Sie heute Ihr Wissen über Farben nach neuesten Informationen erweitern, dann wird sich Ihre Vorstellung zwar nicht völlig ändern (Blau bleibt Blau usw.), aber Sie werden Farbwirkungen im

Denken des Raumzeitalters neu, anders, tiefgreifender, weitreichender …
verstehen müssen. Damit wird dann aber auch Ihre innere Erwartung an
Farben erweitert. So kommt es, daß Sie – wie wir alle heute – Farben anders zu verstehen glauben als die Menschen früher. Haben Sie nicht auch
bereits die Erfahrung gemacht, daß bei Ihnen bestimmte Farben anders
wirkten als angegeben? Das heißt, die versprochenen Farbwirkungen haben Ihre Erwartungen oder Wünsche nicht befriedigt.

Die Welt der Farben hat sich eben verändert. Umfangreiche Untersuchungen zum Thema Farben bestätigen, daß diese vor 100 und mehr Jahren,
als die Umgebung farbärmer war, anders erfahren wurden. Dichter, Philo-
sophen, Maler, Musiker und Geisteswissenschaftler früherer Jahrhunderte
belegen das eindeutig durch ihre Arbeiten. Nehmen Sie beispielsweise den
Erlebniswert der Farbe Gelb. Mit dieser Farbe des Sonnensymbols wurden
einst herrliche Gefühle von Kraft und Intelligenz verbunden, und entsprechend durften sich nur die Herrschenden damit umgeben. Im Laufe der
Zeit wurde dieser Farbwert ins Gegenteil verkehrt: Gelb wurde die Farbe
der Verachtung und des Spotts in der Kleidervorschrift, unter anderem für
die Straßenmädchen im Mittelalter, bis hin zum gelben Juden„stern". Diese
für heutige Verhältnisse alltägliche Farbe hat sich – wie jede andere Farbe
auch – von ihrem ehemaligen Symbolwert weit entfernt. Woran können
wir uns also in Zukunft bei der Beurteilung von Farben halten?

Durch meine jahrzehntelange Arbeit mit Farben bin ich davon überzeugt,
daß es richtig, zweckmäßig und passend ist, die Farben vorurteilsfrei nach
den im Kosmos und in der Natur direkt erfahrbaren Wirkungen zu beurteilen. Erfahrungen in der Therapie bestätigen diese Betrachtung. Nehmen wir
wieder Gelb: Das ist die „Farbe der Lösungen" (siehe unter *„Die zwölf Farben-Portraits"*, Seite 221). Wenn Menschen sich mit der Farbe Gelb beschäftigen und durch sie beeinflußt werden, unterstützen sie den Prozeß einer Auflösung von etwas, was sie frustriert oder sich in ihnen blockiert, verhärtet hat
– sei es nun körperlich, seelisch oder geistig. In einer psychologisch gestalte-
ten Farbtherapie mit Gelb können sich solche Lösungen durch auftretendes
Schluchzen oder Weinen äußern. In einer Behandlung wird darum anschließend der ruhige Übergang ins Grün (ausgleichend) gewählt – durch ein sanftes
Dazuschalten von Blau (beruhigend) zum Gelb. Dadurch wird das rhythmische Geschehen im Organismus wieder ausgeglichen, eigene Kräfte werden im Bestreben nach Harmonie angeregt und gestärkt.

Nach dieser Beurteilung der Farben entsprechend der kosmischen Wirk-
lichkeit können Sie gut arbeiten, beispielsweise durch geeignete Farben Ihre
Gefühlskräfte ausgleichen oder zu bestimmten Zeiten erforderliche neue
Energien tanken. Das läßt sich ganz einfach erreichen durch gezielt einge-

setzte Farben in Ihrer Kleidung und in Ihrem Umfeld (Wohnung, Arbeitsplatz ...). Schon dadurch (siehe *„Heilkräfte der Farben in der Selbstanwendung"*, Seite 117) harmonisieren Sie Ihr inneres Gleichgewicht, das die wahre Ursache für Ihre Stärke und Energie ist. Mit solch einer Farbennutzung werden Sie sich natürlich auch gesund und wohl fühlen.

Ist Farben-Geschmack aus Erfahrung gut?

Sie wissen, daß uns Farben-Geschmack von anderen, von der Kindheit an, beigebracht wird. Hinzu kommt, welche Farben Sie mit welchen Menschen oder Zusammenhängen gefühlsmäßig verbinden. Farben und Gefühle sind – sogleich überspringend auf die Gedanken – in besonderer Weise, teils bewußt, zumeist unbewußt, miteinander verknüpft. Ihre Gefühle sind von Farben angeregt und durchflutet. Von klein auf erfühlen Sie zunehmend bestimmte Vorlieben für Farben, Töne und andere Dinge, die Sie in Ihrer Umwelt wahrnehmen und nach Ihrem Belieben ausleben wollen. Aber die Welt des Kleinkindes ist geprägt von den besonderen Vorlieben der Erwachsenen. Diese beeinflussen durch ihre Ansichten und die Bevorzugung bestimmter Farben und Formen Einstellung und Verhalten ihrer Kinder. Daran erkennen Sie, daß Geschmack von Vorbildern geprägt wird, was täglich zu beobachten ist, wenn beispielsweise Mütter ihre Kleinen in gleichen Farben kleiden wie sich selbst. So entsteht zuerst eine Gewöhnung, und dann können diese Farbvorlieben der Mutter im Laufe der Zeit für ein Kind die positiven Erfahrungen mit der Mutter beinhalten. Die mit den Farben verbundenen Gefühle können dann im Nachhinein indirekt soviel wie die Wärme der Mutterliebe bedeuten.

Wenn zu einem späteren Zeitpunkt die eigenen Bedürfnisse und Interessen, die Anpassung an andere Menschen, die Beeinflussung durch alle möglichen Faktoren und sich daraus ergebende eigene Wünsche mit hineinspielen, kommt es zu Fehlbeurteilungen von Farben. So entsteht unter anderem auch der sich durchaus oft wandelnde unterschiedliche Farben-Geschmack. Andererseits können Ablehnung, liebloses Verhalten, ungute Erfahrungen im Elternhaus oder auch in einflußreichen sozialen Gruppen wie in der Schule in Jugendlichen oft, ihrem Entwicklungsstand nicht entsprechende, extreme Farbvorlieben – beispielsweise für Schwarz – zum Vorschein bringen. Diese Art von auffallender Vorliebe bezweckt dann zweierlei und wird oft unbewußt, manchmal aber auch gezielt eingesetzt. In allen Fällen soll die Macht einer bestimmten Farbe sowohl demonstriert als auch die darin enthaltene Gefühlskraft stark ausgelebt werden. Immer verbindet man sich mit den Kräften der Farben, mit denen man sich durch die Kleidung und mit Gegenständen umgibt. Zum Beispiel tragen Ordensleute oder Hippies bewußt „ihre" Farben. Auch bestimmte Modefarben übernimmt man ja nur dann, wenn man sich damit identifizieren und wohlfühlen kann. Deuten wir einmal die Vorliebe für das schwarze „Outfit", ein typisches Farbverhalten mancher Jugendlicher. Sie könnte mitunter wie „eine Ohrfeige in Schwarz" die einzige Möglichkeit der Gegenwehr jugendlicher Aussteiger sein. Auch ein augenscheinliches „In-Deckung-Gehen" oder „Verschwinden im Dunkeln" dieser Farbe soll kennzeichnen: „Mich siehst Du, kriegst Du nicht (mehr wieder)." Es ist müßig, darin jemanden umerziehen zu wollen. Alle Bemühungen scheitern, solange man den anderen nicht das „Sich-im-Schwarzen-Verbergen" ausleben läßt. Dieses Ausleben kann man allerdings lenken, unter Umständen sogar, indem man mit einsteigt! (siehe auch unter *„Die zwölf Farben-Portraits",* ab Seite 197)

Farben halten gesund oder machen krank

Wenn Sie die Wirkungen der Farben umfassend und weise nutzen, halten Sie Körper und Gefühl in Balance. Sofern Sie sich durch eintönige Farben den heilsamen Kräften des Lichtes entziehen, schwächen Sie sich. Ein andauernder Farbenrausch, Farbdissonanzen und ungesunde Reizüberflutung bringen Sie dagegen in Streß. Wen wundert es, wenn sich jemand ohne Ausgleich und bewußten Streßabbau immer weniger gut fühlt und über Störungen klagt wie Müdigkeit, Kopfweh, Schlaflosigkeit, Heißhunger bis Appetitmangel, sogar Herzrhythmusstörungen, frühzeitige Hautalterung, Ansammlung von entzündlichen Stoffen im Organismus (was zu Schmerzen führen kann), Abwehrschwäche, Unterversorgung der Körperzellen, Mangelzustände, Vitalitätsverlust und disharmonisches Fühlen, Denken, Handeln.
Solche Zustände wirken sich natürlich auch nachteilig auf Ihre Beziehungen aus. Gestreßte Menschen benötigen unter anderem dringend eine farbharmonische Erholungsphase, die einfach herbeizuführen ist. Ein breitgefächertes Angebot zur Selbstbehandlung steht Ihnen zur Verfügung (siehe auch *„Heilkräfte der Farben in der Selbstanwendung",* Seite 117).

Farben helfen heilen

Eine Heilung setzt immer eine Diagnose voraus. Wie erkennen Sie Ihren Farbzustand (oder den Ihrer Familienangehörigen, Freunde usw.), der Ihr Äußeres, Ihr Fühlen, Denken, Wollen und damit auch Ihr Handeln und Verhalten beeinflußt? Testen Sie Ihre Einstellung zu Farben (Seiten 63 – 75). Dazu benötigen Sie keine Farbvorlagen, da diese niemals alle für einen solchen Test möglichen Farben abbilden können. Es gibt immerhin 152 Spektralfarben und circa 10 Millionen Oberflächenfarben. Darum sind begrenzte Farbtafeln unzureichend. Die meisten Menschen finden ohnehin, daß die Farben nach bestimmten Vorlagen selten ihren Vorstellungen entsprechen und daß sie zu geringe (echte) gefühlsbestimmte Beziehungen zu den dargestellten Farben haben. Erfahrungsgemäß benötigen Sie zum Testen nur die Farben-Vorstellungskraft Ihrer Gedanken. Damit können Sie sich oder Ihre Angehörigen, Freunde und Bekannten testen. In weniger als 30 Sekunden haben Sie das ganz aktuelle Ergebnis in Ihrem Farben-Kompaß.

So einfach ist der Test: Im Gegensatz zu Farbwahltests mit begrenzten, feststehenden Farbvorlagen werden bei der Wahl von Gedankenfarben klar zwei Merkmale herausgefunden: 1. testen Sie mit Ihrem Vorstellungsvermögen der Grundfarben die Leistungen Ihres Gedächtnisses und 2. erkennen Sie Ihre Erlebnisfähigkeit in Farben, oder erahnen Sie die unterschwelligen Farbnuancen in Ihren unterbewußten, tieferen Regionen, die von Gefühlen erfüllt sind.

Die über Ihre Vorstellungskraft ausgewählten Farben sind besonders aufschlußreich. Sie zeigen die Dominanz von bestimmten Farben zu bestimmten Zeiten in Ihnen. In dieser Form planmäßig ausgewertete Farbwirkungen lassen erfahrungsgemäß Deutungen Ihres Verhaltens zu. Für tiefenpsychologische Tests, wie Therapien, wird natürlich zusätzlich auch mit umfangreichen Farbvorlagen gearbeitet.

Ein gezieltes Auswahlverfahren wie dieses hier, das Ihnen zeigen kann, wie erlebnisfähig Sie mit Farben sind – und welche Farben Sie auf welche Weise wohin führen oder wozu verführen können – ist eine recht wertvolle Erfahrung. Die beiden Farb-Pole Ihrer größten Vorliebe und Abneigung liefern Ihnen sehr oft ganz ungeahnte Erkenntnisse über Ihren inneren Kraftzustand und interessante Zusammenhänge zwischen Ihrem Denken, Fühlen, Wollen und Handeln. Das Ergebnis ermöglicht es Ihnen, alsdann notwendige Farbharmonien herbeizuführen. Deswegen beschäftigen Sie sich doch mit Erkenntnissen und Erfahrungen für Ihre Daseinsbewältigung! Sie wissen auch, daß Sie nur das verwenden werden, was Sie für sich als richtig erkannt haben. Es ist wie mit Medikamenten auch – je nach Ihrem eigenen Verständnis der damit verbundenen Wirkung lehnen sie diese entweder ab oder nehmen sie ein.

Natürlich könnten Sie die hier gewonnenen Farberkenntnisse auch dazu ermuntern, einen der beispielsweise etwa 2.000 deutschen Chromo- bzw.

Farbtherapeuten aufzusuchen. Behandlungen mit Farben haben auch in medizinisch-therapeutischen sowie ausgesuchten klinischen Kreisen ihre Bedeutung erlangt. Es gibt zur Zeit bei uns über 30 unterschiedliche Therapien mit recht gleichlautenden Behandlungsindikationen in unterschiedlichen Heilrichtungen. Diese sind teils vom indisch-vedischen beeinflußt, teils psychotherapeutisch, viele auch im Trend der astrologischen Farbgebung oder der Edelstein-Farbbehandlung, kombiniert mit nicht unbedingt dazugehörenden, von der Farbe abweichenden zusätzlichen Geräten, Präparaten und Behandlungsmethoden. Leider führt die Unübersichtlichkeit dazu, daß Farbtherapien von Zweiflern noch nicht richtig anerkannt werden. Bedauernswerterweise werden die Farbkräfte bisher aufgrund von Gleichgültigkeit und Zweifeln, Voreingenommenheit oder Nicht-Verständnis zu wenig eingesetzt. Dennoch gehören richtig genutzte und dadurch auch wirksame Farben, teils mit Licht kombiniert, zu den ältesten Behandlungsmethoden.

Gibt es keinen Farbtherapeuten in Ihrer Nähe, dann stehen Ihnen viele bewährte Möglichkeiten der Eigenanwendung von Farben zur Verfügung (siehe Seite 117 f.). Beschäftigen Sie sich auch mit den Farben-Portraits (Seite 197 f.), lernen Sie, wie die Farben in Ihnen wirken und Sie beeinflussen. Ich empfehle Ihnen, auch mit Farben zu experimentieren, um die entsprechenden Wirkungen selbst herauszufinden. Beispielsweise bei unerwünschtem Hunger (spielt sich im Gelbgrün ab) oder Durst (regt sich im Gelb) wählen Sie zuerst die Farbe Violett (zum Beispiel für die Kleidung) zur Minderung Ihres womöglich zu starken **Verlangens**. Zur Veränderung Ihrer hungrigen oder durstigen **Empfindungen** selbst wählen Sie dann die Farben Gelb bis Ocker.

Der „gelbe" Durst wird mit Gelb behandelt, weil ein unharmonischer Zustand von Gelb in Ihrem Körper zu geringe Lösungskräfte aufbaut. Dadurch entsteht in diesem Bereich ein Verlangen. Übrigens sind außer Wasser die meisten Durstlöscher hauptsächlich gelb (Tee, Bier, Limonade usw.). Gelb ist die Farbe der Lösung sowohl in der Materie als auch von Zuständen, Problemen und so weiter.

Weil Farben so wirken, müssen sie einen Grund in sich selbst haben, der ihnen durch die Schöpfung mitgegeben wurde. Mit diesem Grund entdeckt der Mensch ebenso die Welten im All und sich selbst.

Kapitel I

Farben ent-decken die Schöpfung im Weltraum und im Menschen

1.
Kennen Sie Farben wirklich ?

In den Farben liegt die höhere Dimension der Wirklichkeit und damit der Wahrheit. In Schwarz-Weiß findet sich der Mensch durchaus zurecht, wie alte Filme dokumentieren. Doch die Blumen, die Tiere, die Naturerscheinungen, die Welt der Sterne – wo blieben die höheren Erkenntnisse von ihnen ohne die Farben? Welch eine sinnesanregende Ausweitung des Erlebens schenkt uns die Welt in unzähligen Farbeindrücken mit all den unendlichen Nuancen. Bewußtseinserweiterung mit Farberlebnissen, gekoppelt mit Gerüchen und Düften, Naturlauten, Klängen, Melodien, Lachen und Weinen und immer wieder den Menschen, mit denen wir uns verstehen oder leider nicht. Lieben und Leiden, das ist der Stoff, darin die Farben wirken.

Die Menschen sind den Farben unterschiedlich zugetan und erleben die bunte Welt recht verschieden. Ist es nicht verwunderlich, daß für Deutsche der Zorn rot, für Franzosen blau (*la colère bleue*), für wieder andere gelb ist? Wenn Sie sich umhören, können Sie ähnliches in allen Bereichen beobachten. Farben werden meist von Mensch zu Mensch mit unterschiedlichen Gefühlen wahrgenommen. Es scheint allerdings recht schwer zu sein, ein angenommenes, wohl auch unbegründetes Vorurteil – zum Beispiel, daß die Farbe Rot stets und überall als heiß betrachtet werden soll – aufzugeben. Es entspricht jedoch durchaus begründbaren Tatsachen, daß die Symbolfarbe Rot nicht unbedingt mit dem Zustand der Hitze gleichgesetzt zu werden braucht, obwohl diese Ansicht, vorwiegend im Westen, in allgemeinen Farbenbeschreibungen vertreten wird. Demnach steht Rot für heiß, Blau für kalt. Entsprechend sollen diese Farben auch gefühlt worden sein, doch verhält es sich umgekehrt. Lesen Sie einmal unter den Farben-Portraits nach, warum das so ist. Blaue Impulse aus dem Licht (heiß) wirken über den Kopf/Verstand und rote (kühl) unter anderem auf die Bewegung des Blutes.

Nehmen Sie einmal folgende, täglich erfahrbare Alltagssituationen: Ein ruhiger Mensch (benötigt wird für die Ruhe, das Sich-im-Zaum-Halten, die höchste Energie), ein Meister verquerer Situationen, behält den Überblick, denn er steht mit seinem Verstand über den Dingen. Bei einem erregten Menschen (immer schwach im eigenen Energiepotential) erhöht sich der Blutdruck, Röte wird sichtbar, die gesteigerte Durchblutung wird als zunehmende Wärme, Hitzewallung wahrgenommen usw. Man sagt, „das Blut steigt ihm zu Kopfe", „ihm platzt der Kragen", denn der Verstand wird beeinträchtigt.

Nicht das Rot macht heiß, sondern die Ursache, der Mangel an Blau (Verstand/Selbstbeherrschung), die zum Rot führt (stärkere Durchblutung). Realistisch ist daraus zu erkennen, daß sich ein aufgeregter Mensch, wenn er seinen Verstand zu Hilfe nimmt, um seine Situation zu durchdenken, wieder beruhigen kann. Das ist eine Erfahrung, die über den Kopf bestimmt wird, wo Blau wirkt. Es zieht den Verstand herbei, wirkt dadurch ausgleichend auf das Hormonsystem, was als Beruhigung erfahren wird. Nicht Blau beruhigt, sondern der Verstand, welcher aus dem Farbenlicht die stärkste Energie (blau/heiß) auswertet. Er ist der Überlegene und kann ruhig bleiben.

Blau ist demnach höchste Energie (heiß), Rot dagegen eine sehr mäßige Kraft (kühl/kalt). Geben Sie einem Aufgeregten/Wütenden (das sind Zeichen von Schwäche) einmal Rot, so wird er nicht stärker/ klüger handeln. Ein „roter" Angreifer kann mit Rot nur noch mehr aufgewiegelt werden. Sehen Sie sich den physikalischen Nachweis bei den Sternfarben an. Die Strahlung von Rot ist bei Sternen kühler als alle anderen Farben – im Vergleich zur Hitze von Weiß, Blau, Violett oder Gelb (siehe Abb. 1/*Farbteil*, Seite 258). Lediglich auf der bereits weitestgehend abgekühlten Erde, mit einigen Feuern in ihrem Innern, wird der Rest des Rot von uns Erdenbewohnern oft noch als heiß empfunden. Tatsächlich beweist dieser Rot-Zustand jedoch auch das allmähliche Untergehen in das Dunkle der Erde (siehe *„Das Rot-Portrait"*, Seite 233). Hellsichtige sollen diesen Unterschied bereits fühlen, wenn sie Rot betrachten.

Interessanterweise bestätigt eine Pilotstudie aus dem Jahre 1998 mit Farbraumtherapie in einer anthroposophischen Klinik, im Gegensatz zur allgemeinen Meinung, im Rot-Raum unter anderem ein Absinken des Blutdrucks und ein Kälteempfinden. Demgegenüber gaben 15% der Patienten zu ihrem Aufenthalt im Blau-Raum ein Wärmegefühl an der Körperperipherie an, „als ob ein Heizkörper in der Nähe stehen würde". Dies scheint bereits ein Anzeichen für einen Durchbruch des verständlichen Farbenwirkens nach den bei den Sternen festgestellten wahren Farbenergie-Werten zu sein. Außerdem ist tatsächlich das Rot, wie leicht herauszufinden ist bei Feuer und anderen sichtbaren Rot-Ereignissen, nicht der Auslöser, sondern das Ende einer zum Rot führenden Ursache. Beispielsweise lodert nach dem Blitz (blau) ein Feuer. Immer haben wir zu lernen, wie die Wirklichkeit um uns aussieht.

Schwieriger wird es dadurch, daß Sie oft die Ursachen hinter den Dingen selbst nicht wahrnehmen oder nicht kennen. Dies ist vor allem dann der Fall, wenn etwas für Sie so anregend ist, daß Sie es in ihrer Wahrnehmung bevorzugen. Dadurch werden Ihre Interessen, Gemütsbewegungen, Erfahrungen, Handlungen usw. beeinflußt. Ein anderer macht wiederum seine eigenen Beobachtungen. Wenn er Ihnen darüber irgend etwas berichtet, werden sich Ihre Wahrnehmungen zusätzlich verändern. Erwarten werden Sie stets das, was Sie vermuten, glauben, kennen. Suchen werden Sie, was Sie befriedigen soll. So werden Sie zum Beispiel durch Ihr Interesse an Blau überwiegend nach Blau Ausschau halten und andere Farben links liegenlassen. Oder wer sich ärgert, nimmt Rot schneller wahr; ein anderer ärgert sich, wenn er Rot sieht usw. Unterschiedliche Umstände und Ursachen bewirken ebenso andere Erfahrungen oder Ansichten von einer Farbe. Eines aber steht fest: Farben sind physikalisch erklärbar, überall im ganzen Weltraum. Und ihre Deutung muß sich auch auf den Menschen beziehen können. „Der Mensch ist ein Mikrokosmos, der die Gesetze im All im Kleinen in sich enthält", sagte bereits vor 1000 Jahren Hildegard von Bingen, eine visionäre Seherin. Aus dieser Sicht will ich Ihnen eine neue und völlig ungewöhnliche Erklärung der Farben im Menschen anhand der Erkenntnisse der Farbendeutung der Sterne im Weltraum geben, die Ihnen sicher einleuchten kann.

2.
Die Sternfarben im Weltraum

Die Farbenlehre von den Sternen und dem All enthält eine Farbenlogik. Dadurch werden Raum und Zeit sowie die Inhalte des Alls weitgehend gedeutet. Das gleiche Gesetz des Lichtes mit den Farben wirkt nicht nur im Kosmos, sondern auch auf der Erde. Es prägt sich überall in die Schöpfung ein. Oben wie unten sehen die Farben zudem gleich aus. Leider sind die Ansichten über die Wirkungen der Farben in uns und um uns bisher noch nicht weiter durch astrophysikalische Erfahrungen in den Farben ergänzt worden. Der Mensch ist jedoch inzwischen so weit, daß er sich mit den Erkenntnissen von den Sternfarben im Weltraum auch selbst messen können müßte.

Ohne dieses Licht- und Farbengesetz, den Sinn des Lichtes, ist das Leben richtungslos. Dadurch war die Astronomie in der Lage, in den letzten 140 Jahren unser Wissen von rund fünf Lichtstunden im Erdumkreis auf phantastische fünf Milliarden Lichtjahre zu erweitern. Mit hochentwickelter Technik konnten bereits Farbfotografien des fernen sichtbaren Lichtes gemacht werden, beispielsweise der Sternspektren* im Kosmos. Erkenntnisse daraus eröffnen noch großartigere Dimensionen, die unser Wissen bis in unsichtbare Bereiche hinein sprengen werden.

Ergänzend zu anderen wissenschaftlichen Methoden der Astrophysik vermitteln die Farben die besonderen Bedingungen auf und in den Sternen über Entfernungen von vielen Milliarden Kilometern, zum Beispiel unterschiedliche Verhältnisse, welche durch die enormen Energieumwandlungen entstehen.

Die Farbenfolge, das sogenannte Farbspektrum, von der Mitte nach außen ist: Violett/Blau/Weiß/Grün/Gelb/Orange/Rot/Dunkelrot. Mit den Erkenntnissen der Sternphysik (Astrophysik) über die Spektralfarben wurde ein höchst zuverlässiges, einheitliches Meßsystem für wunderbare Entdekkungen im Weltraum entwickelt.

Wenn Sie noch Lust und drei Minuten Zeit haben, kommen Sie doch einmal mit auf eine Sternwarte oder in ein Planetarium. Der Astronom erklärt: Das Gesetz der Sternfarben ist im ganzen All gleich. Die wunderschön leuchtenden Gase der Gestirne oder der planetarischen Nebel zwischen den

---

* s. Sachwortregister

Sternen strahlen in vielfarbigen Erscheinungen. Diese Farben können quantitativ mittels Farbenindex ermittelt werden und ermöglichen eine qualitative chemische Analyse der Sternatmosphären. Die Astronomie verwendet zum Beispiel die Spektralanalyse*, um die Farbstrahlungen von Sternen wissenschaftlich auszuwerten. Die Spektrallinien der Sternspektren lüften unter anderem das Geheimnis der Entfernung und Bewegung der Sterne zur Erde **hin (im Blau)** oder von der Erde **weg (im Rot)**. Man erkennt daran beispielsweise die chemische Zusammensetzung der Elemente, der physikalischen Verhältnisse* und sogar ihr Alter.

Denn natürlich altern Sterne auch, und zwar ganz unterschiedlich. Zum Beispiel werden sie erst ein absolut **heißer**, junger heller, **blauer/blauweißer** Stern, dann ein immer noch heißer, mild strahlender, **gelber** Stern. Danach können sie sich zu einem **kühlen roten** Stern wandeln, um dann strahlend überhell, immer noch **rot**, aber **kühler** als je zuvor zu sein. Nach weiteren Veränderungen von Zustand und Energie werden sie sogar rotorange. Am Ende eines solchen Daseins können sie, nachdem sie ihre Hüllen verloren haben, als schwach leuchtender weißer Sternenkern noch einige Zeit überleben[1]. Was erkennen Sie daraus? **Rot** ist das Ende einer Stern-Entwicklung, der Abschluß eines immer energieärmer werdenden Zustands.

Andererseits sehen wir uns einmal so einen wunderschönen planetarischen Nebel wie IC 418 (seine Ortsbezeichnung) an und bewundern seine Farben, die bestimmte chemische Umstände erkennen lassen. Im Zentrum ist ein *außerordentlich heißer* Materieklumpen mit **ultravioletter** Strahlung, welcher das umgebende Gas zum Leuchten bringt. Daneben sehen Sie **Blau**; es deutet auf ionisierten Sauerstoff, das *heißeste* Gas, hin. Dort, wo Wasserstoff zum farbigen Leuchten anregt, ist **Grün bis Gelb** zu sehen. Dann ist da noch ionisierter Stickstoff, das *kühlste* Gas. Das **rote** Stickstofflicht ist am weitesten vom heißen Kern entfernt, sozusagen am energieärmsten kühlsten Rand. So können die Farben der Sterne und der Materie zwischen ihnen zu aufschlußreichen Erkenntnissen führen. Im Sternenmeer sehen Sie die *kühlen roten* Riesensterne, letzter Sternzustand vor dem allmählichen Verlöschen. Diese sind sogar um einiges *kühler* als unsere Sonne. Sie scheinen orange-rot aufgrund ihrer Oberflächentemperatur von nur 2.500 und 4.000 Kelvin. Wenn aber im Zentrum einer Gaswolke ein noch aktiver *heißer* Stern (blau/weiß)

---

[1] z. B. einige Farben/Spektraltypen der Sterne: Regulus, blau-weiß (B), Sirius, weiß (A), Canopus, gelb-weiß (F), Capella, gelb (G), Pollux, orange (K), Beteigeuze, rot (M)

mit seiner enormen Strahlung die Gaswolken um sich herum aufheizt, etwa auf 40.000 Kelvin (mehr als sechsmal so heiß wie unsere Sonne), dann kann er ein Leuchten erzeugen, zum Beispiel wie die rosa Wolke im Kugelsternhaufen M15, ein in dieser Farbe allerdings sehr seltener planetarischer Nebel. Planetarische Nebel gibt es in allen nur erdenklichen Farben. Es gibt aber auch sozusagen „verhinderte" Sterne, Planeten ohne innere Kernfusion, wie die erst kürzlich entdeckten braunen Zwerge.

Nun wissen sie bereits folgendes: Heiße Sterne sind am hellsten (**blau-weiß**, um 40.000° heiß). Sie strahlen bis weit in den Ultraviolett-Bereich; **gelbe**, wie die Sonne, sind ca. 6.000° **heiß**, aber **kühle** Sterne (nur ca. 3.000° und hundertmal lichtschwächer als die Sonne) leuchten im **roten** Spektralbereich; sehr kühle senden im Infrarot-Bereich aus, dem Dunkel, das nach dem Rot kommt. Das Rot der Sterne ist daher immer ein Beweis für einen verglühenden Prozeß: Es ist der „kühle" schwache Rest am Ende aller Energien. Erkennen kann man allerdings auch umgekehrte Informationen, beispielsweise in galaktischen Räumen mit Materie, die andere Rückschlüsse über ihre Zustände, ihre Umgebung und deren Einflüsse zulassen können, wobei durchaus auch Rot als heiß und Blau als kühl möglich ist. Die Materie auf der Erde bezeugt im Blau die heißen Vorgänge und im Rot die kühlen.

So haben sich die Farben als Schlüssel des Weltalls bewährt. Damit erschließt die Astrophysik das Universum.

3.
Was ist heißer, Blau oder Rot ?

Aus der Fülle der Atome des Alls, die in Farben aufgefächert vor uns liegen können, wie Wasserstoff und Helium, Sauerstoff und Kohlenstoff, Stickstoff sowie die schweren wie Eisen, Zink, Gold, Silber, Platin, Barium, Radium, Uran und viele weitere ist auch die Erde hervorgegangen. Alles auf ihr enthält die Kräfte, wie sie im All zu finden sind. Aus diesen Elementen ist auch der Mensch entstanden. Er nimmt sie auf, lebt durch sie und den ihn daraus erhaltenden Prozessen. Darum ist er auch nach diesen Werten der Sternfarben deutbar.

Das herrliche Farbengesetz, welches die Auswertung ungeahnter astrophysikalischer Gegebenheiten im Kosmos ermöglicht, kann daher auch planvoll Auskunft geben über die mutmaßlichen Wirkungen im Menschen. Man könnte es auch umdrehen und sagen, Farben gehören zu bestehenden Prozessen und beeinflussen den Menschen. Sicher fragen Sie sich oft: Wie können Farben mich farblogisch beeinflussen? Nun, Sie sind genauso von dem Licht und den Farben darin geprägt wie die ganze Schöpfung auch. In diesem Fall lohnt es sich, darüber nachzudenken, wo und in welcher Qualität die Farben den menschlichen Organismus impulsieren könnten. Dabei kann man es sich wirklich nicht so leichtmachen zu sagen: Rot = heiß, Blau = kalt. Das Sternfarben-Gesetz der Astrophysik bietet da neue Denkanstöße für eine auch erdnahe Betrachtung unserer Wirklichkeit.

⮑ Bildbetrachtung/Erklärung:
Abb. 1 „Die leuchtenden Farben der Sterne im All und ihre Temperaturen"/
Farbteil, Seite 258

Der Verlauf der Kurve von links oben nach rechts unten zeigt einen deutlichen Zusammenhang zwischen den Farben (Fußleiste) und den Temperaturen (Angabe linker Rand); zum Beispiel: Je heißer ein Stern ist, desto blauer und heller ist er.

4.
Wie „heiß", wie „kalt"
wirken die Farben in Ihnen ?

Das Gesetz des Kosmos zeigt: Farben entstehen und wirken entsprechend der unterschiedlichen Formen der Energieumwandlung. Sie selbst haben bisher wohl bei Ihren Betrachtungen von Farben nichts dergleichen vermutet. Denn Sie haben nur das gesehen, was Sie dabei erwartet haben. Beispielsweise sehen Sie Farben im Mittagssonnenlicht anders als bei Mondlicht, das 500.000mal schwächer ist. Es kommt immer darauf an, wie Sie die Farben erlebt haben. Genauso verhält es sich auch mit der Meinung über die Temperaturen der Farben, die Ihnen ja von anderen beigebracht worden sind. Niemals haben Sie, sagen wir mal als Kind, die Erfahrung gemacht, daß rotes Spielzeug heißer ist oder blaues kälter als anderes. Oder hatten Sie je den Eindruck, Abendrot oder Morgenrot hätten sie mehr erhitzt als die blendendweiße/gelbe Mittagssonne? Auch ist beispielsweise eine Ker-

25

zen- oder Zündholzflamme nicht rot, sondern blau mit gelbem Rand usw. So lernen sie im Umgang mit den Farben in der Natur einfache Bilder: Prasselndes Feuer erscheint sicher rot/orange, die es auslösenden Flammen sind jedoch immer blau/weiß. Je heißer etwas ist, desto heller, weißer, bläulicher ist es. Ein Eisen beginnt im Feuer bei 600° zu glühen und leuchtet dunkelrot. Bei zunehmender Erhitzung wird es aber immer heller, bis es erst bei über 1000° heiß-glühend-bläulich oder weiß ist, weswegen man auch von Weißglut spricht. Nur bei dieser großen Hitze strahlt es meßbar die hohen Frequenzen eines blauen Lichtes ab. Oder nehmen wir eine Glühbirne. Je heller, heißer der Glühfaden einer Glühbirne ist, desto weißer leuchtet er. Es ließen sich hier noch weitere Beispiele anführen, wie beispielsweise die wissenschaftliche Auswertung der Sternfarben.

Mit dieser, einer wissenschaftlich belegbaren Betrachtungsweise der Farben interessiert es Sie sicher, wie solche Farben des Spektrums auf der Erde den Menschen beeinflussen können und wie das zu erkennen ist. Der Mensch ist zwar nicht zu vergleichen mit einem Stern, doch ist die Farbe als begleitendes Bild bei seinem Werden wunderbarerweise ähnlich wirksam und deutbar.

Wo hat – nach dieser Sichtweise – der Mensch also die energiestärkste und somit die „heißeste" Stelle **nötig**? Sie werden feststellen, der Schöpfer hat die Wirkung richtig eingerichtet:

⮩ Bildbetrachtung/Erklärung:
   Abb. 3 und 4/Farbteil, Seite 259

Betrachten Sie jetzt einmal die Abbildung (3) des Farben-Helligkeitsdiagramms der Sterne (Hertzsprung-Russel-Diagramm*). Zuerst verwendet als Zustandsdiagramm und Schema zur Klassifizierung der Fixsterne. Es zeigt den Zusammenhang zwischen Sternfarben, ihren Temperaturen (Hinweis oberer Rand) ihrer Helligkeit (Hinweis linker Rand) und ihrer Leuchtkraft (Hinweis rechter Rand).

Vergleichen Sie diese Darstellung mit Abbildung 4, dem einmal in gleicher Weise, ganz hypothetisch, gezeigten „Diagramm einer möglichen Farbenwirkung bereits im Embryo" und mit Abbildung 5, „Embryo (Ende des 4. Monats) im Frequenzfarben-Kreis", werden Sie ebenso eine durchaus mögliche, nicht nur von mir angenommene Verteilung der Farbwirkungen

---

* s. Sachwortregister

im Menschen erkennen. Erscheint sie Ihnen nicht auch die gleiche zu sein wie im All unter den Sternen?

Vergleichen Sie bei Abbildung 3 die heißeste Stelle, Blau in der linken oberen Ecke, mit der gleichen Stelle im Menschen (Abb. 2, 4, 5), dann wirkt die stärkste Farbenergie in seinem Kopf. Demnach erhält das Gehirn des Menschen aus dem Blau im Farbspektrum die höchste Kraft! Oder umgekehrt gesagt, die stärksten Impulse im Menschen, sein Geistiges, der Verstand/ die Vernunft wirken durch die stärkste Lichtenergie der Farben, im Blau. Der Kopf (blau) veranlaßt (siehe unter *„Das menschliche Gehirn im Farbenkreis"*, Seite 37) über Blau, Gelb, Rot die körperlichen Funktionen. Waren die Menschen nicht immer schon stolz auf ihr besonderes Gehirn? Diese Erkenntnis wurde beispielsweise auch bei der Vergabe von Lebensmittelkarten in Deutschland (1939 – 44) umgesetzt. Die Geistes-/Kopfarbeiter erhielten viel mehr Kalorien als die anderen.

⊃ Bildbetrachtung/Erklärung:
  Abb. 5 und 4/Farbteil, Seite 260 und 259

Den Ausführungen über das Blau steht die Farbe Rot gegenüber. Vergleichen Sie, wie auffallend die Übereinstimmung des merkwürdigen Weges der roten Farbe ist. Bei beiden Darstellungen erscheint die rote Farbe immer kühl. Sie wissen inzwischen, daß Rot im Verhältnis zu den anderen Sternfarben im All eine kühle Farbe ist.

Wo aber befindet sich, nach diesem und anderen Diagrammen, das Rot im Menschen? Nun, es ist auf den Raum seiner untersten Leibesmitte, sozusagen auf sein Geschlecht sowie auf seine Beine und Hände beschränkt. Das heißt, dort scheint der Mensch nicht die heißeste Energie zu benötigen. Sehen Sie einmal bei Abbildung 4 nach, wie das „kühle" Rot nur dadurch in den körperlichen Wärmerhythmus flutet, weil es über das als heiß zu bewertende Gelb (in der Mischung zu Orange) im Organismus wirkt und über das äußerst heiße Blau (als Mischung zu Violett) Antriebe anderer Art einbringt. Durch diese Farbvermischung ist erkennbar, daß Rot ebenso die Farbe des Auf und Ab im Blutkreislauf ist. Im Menschen ist das Rot im Blut natürlich nicht gerade kühl zu nennen, aber der menschliche Geist wird mit dem Blau wesentlich „heißer" durchflutet! Deshalb wird bei Kälte auch gesagt: „Ich mache mir ein paar heiße Gedanken". Gedanken, Meditationen oder Gebete können Menschen sogar entflammen, erhitzen, seinen Geist begeistern und auch sein Blut „in Wallung" bringen. So stark wirkt das Blau in ihm.

I

➲ Bildbetrachtung/Erklärung:
   Abb. 2/Farbteil, Seite 258

Vergleichen Sie weiterhin die Darstellung der „Spektralfarben im Menschen" (Abb. 2). Auch hier erkennen Sie, wie sich – übereinstimmend mit dem Blau im Kopf – die weiteren Spektralfarben über den Körper verteilen, bis zu dem, Ihnen bereits bekannten, „kühlsten" unteren Rotbereich und darüber hinaus in die unteren Extremitäten/ die Beine und die ausgestreckten Hände. Diese besondere Wirkung des Rot über das Geschlecht, die Hände und die Beine läßt sich in den meist dem Rot zugeordneten Verhaltensweisen des Menschen deutlich erkennen (siehe unter „Die zwölf Farben-Portraits", Seite 197 f.).

Sehen Sie auch den weitreichenden Einfluß des Gelb, noch zart bis ins Türkis (Hals/Mund/Geschmack/Sprache) und kräftig bis ins Orange gehend (vor allem weibliche Fortpflanzung). Lesen Sie nach und lassen Sie sich bei den Farben-Portraits überraschen. Überall deckungsgleich sind die Farbenverläufe der Diagramme im Vergleich zwischen Mensch und Sternfarben und darum so überzeugend in ihren Wirksamkeiten im Menschen.

Diese frequenztypischen Farbübereinstimmungen im Menschen sind ebenso bei mehreren Rolfing-Therapiesitzungen von Dr. V. Hunt, Universität von Kalifornien, Los Angeles, registriert worden. Er hat die elektronischen Meßdaten der Frequenzen von Körpersignalen des Menschen im unteren Millivoltbereich aufgezeichnet. Die als Wellenmuster dargestellten Körper-Frequenzsignale wurden mittels Fourier-Analyse* mathematisch analysiert und die Aufzeichnungen der Ultraschallprüfung wiederum durch Frequenzanalyse untersucht. Diese wissenschaftlich (elektronisch) erfaßten Ergebnisse bewiesen eine Übereinstimmung der charakteristischen Wellenmuster und Frequenzen mit den jeweils lokal vermuteten Farben im Menschen.

Jetzt erkennen Sie wahrscheinlich, daß die Sternfarben im Kosmos und im Werden des Menschen nach dem Gesetz der Lichtenergie so gleich sind, daß man sagen kann: wie oben, so unten. Wir selbst sind natürlich kein großartiger Stern, sondern nur eine winzige Ausgabe davon in der Schöpfung. Sternlebensphasen haben bestimmte, sehr markante Farben. Wir Menschen tragen dagegen in der farbigsten aller bekannten Welten in uns selbst ein Abbild sämtlicher Farben. Mit dieser Erkenntnis kann der Mensch letztlich doch glauben, daß er aus lichter Höhe stammt. Nicht nur sein Geist, sondern auch sein körperliches Dasein wird vom Licht geprägt, beeinflußt und gelenkt, solange er lebt.

---

* s. Sachwortregister

5.
Wie der Mensch geprägte Form wird – durch Farben

Alles, was Sie mit Ihren fünf Sinnen in der Materie wahrnehmen, ist Licht in seinen vielfältigsten Formen. Es hat den größten Einfluß auf Sie. Licht umflutet Sie, dringt in Sie ein und verändert Sie natürlich. Sie fühlen es. Je nachdem sind Sie wohlgemut, matt oder überdreht. Vielleicht macht Ihr Körper nicht so mit, wie er sollte! Und immer wieder überlegen Sie: „Was geschieht denn nur mit mir?"

Nehmen Sie einmal die Farben zur Diagnose. Wenn Sie nach Licht und Sonne verlangen, Grün in der Natur oder rote Sonnenauf- oder -untergänge Sie stimulieren, kann das eigentlich nur deshalb sein, weil Licht und Farben Sie beeinflussen. Das geht so: Die Farbfrequenzen sausen als Reize von außen zu Ihrem Gehirn, wo sie als Signale von Licht/Farbe umgehend registriert werden, dann paßgerecht auf die entsprechenden Körperfunktionen übersetzt und den jeweiligen Funktionsbereichen des Organismus gezielt übermittelt werden. Die Frequenzen der Nervenaktionen entsprechen rund 1.000 – 50.000 Hz. Dabei treiben vermutlich die passenden Farbreize die jeweils von ihrer Energie abhängigen Zellen farbenergetisch an. Es verbinden sich immer die gleichen Farben(längen). Der vom Grün abhängige Lungenbereich nimmt demnach vor allem die Lichtenergie des benötigten Grün auf (beispielsweise im Wald und auf der Wiese). Vergleichen Sie dazu *„Die zwölf Farben-Portraits"*, Seite 197 f. und schauen Sie sich Abbildung 2 im Farbteil an. Dort sehen Sie die verschiedenen Farbansprüche im Menschen.

5.1
Farben prägen Gefühle prägen Farben . . .

Als nächstes stellt sich die Frage: Wie bewegen die Farben Sie, das heißt, wie wirken sie?

Denken Sie versuchsweise einmal an Farbvorstellungen wie Waldes-Grün oder Rotlicht-Milieu. Dabei werden Sie sich ganz schön unterschiedlich fühlen. So werden auch in farbpsychologischen Tests Gedanken und Gefühle in Verbindung mit Farben herausgefiltert und gedeutet. Darüber liegen seit langem Erfahrungswerte vor. Denn es ist so, daß Gedanken und Gefühle physikalisch nachweisbar Gehirnstromwellen aufbauen, welche mittels ihrer magnetischen Bestandteile sogenannte strukturierende raum-zeitlose Felder haben. Auch die Wirkungen von Musik, Geschmack, Geruchs- und Tasterfahrung werden durch das Gehirn aufgenommen und sind somit ebenso über Gedanken und Gefühle meßbar. So werden Erkenntnisprozesse und Bewußtseinsvorgänge als auslösendes Moment Ihre körperliche Befindlichkeit beeinflussen. Geist, Seele, Gefühl steuern Ihr Glück oder Unglück. Der Einfluß von Gedanken und Gefühlen dreht sich immer im Kreis. Sehen Sie, wie eines ständig ins andere übergeht:

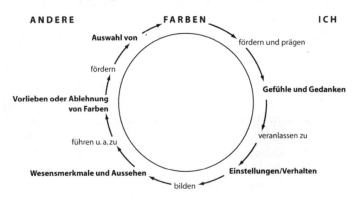

Schöpfungskreis des Farbenlichtes im Menschen

ANDERE — FARBEN — ICH

Auswahl von — fördern und prägen

fördern

Vorlieben oder Ablehnung von Farben — Gefühle und Gedanken

führen u. a. zu — veranlassen zu

Wesensmerkmale und Aussehen — Einstellungen/Verhalten

bilden

Gegen den Uhrzeigersinn (ahmt man andere nach)
wird man meist von anderen geprägt

Im Uhrzeigersinn (wenn man selber wählt)
prägt man sich selbst und andere

Erkennen Sie, wie die Farben über Ihre Gefühle hinaus alle Bereiche Ihres Denkens, Wollens und Handelns beeinflussen? Es bleibt sich gleich, ob Ihnen das nun bewußt oder unbewußt ist. Auf diese Weise erhalten sie jedenfalls unter anderem Impulse für Ihr positives oder negatives mitmenschliches Verhalten und auch für Ihr Äußeres. Es ist allerdings so, daß Menschen unterschiedlich stark darauf reagieren. Je nach Ihren vorherigen Erlebnissen oder geistigen Einstellungen werden Sie resonanztypisch geprägt. Kommen neue Farbeschwingungen hinzu, lösen sie Gefühle/Gedanken aus, welche mit vorher Geschehenem und den Vorstellungen daraus verknüpft werden.

Woher kommt nun Ihre Empfänglichkeit für solche Farbenwirkungen in Ihnen?

6.
Der Mensch ist ein Kind des Lichtes

Sonnenlicht prägt die Erde aus 149,6 Millionen Kilometer Entfernung. Das Licht und seine Farben verwandeln sich in der Materie, unter anderem auch in chemische Energie. So stellen zum Beispiel die Blattfarbstoffe in den Pflanzen mit Sonnenlicht die Energie für die Photosynthese* her. Damit wandeln sie die Licht-/Farbenergie in chemische Energie um. Alle naturbelassenen Pflanzen verfügen dadurch über einen Energiequell, weil sie Sonnenlicht in der Materie speichern können.

Da die Sonne auch den Menschen prägt, ergeht es ihm wohl nicht anders. Schon von Anbeginn entwickelt er sich bereits im Mutterschoß durch die Sonnenkräfte und gewiß auch durch das unseren Globus mitbeeinflussende natürliche Umfeld der Erde. Der Mensch entfaltet sich lange vor der Geburt gemäß den Wirkungen von Licht und Farben. Erblickt er dann das Licht der Welt, benötigt er es vom ersten Moment an, um „in Betrieb" sein zu können. Denn der Mensch ist ein von Licht geprägter Raum, der das Licht in sich birgt und davon lebt. Man bezeichnet ihn auch als „Lichtsäuger". Immer sehnt er sich nach dem Licht in allen Daseinsformen.

6.1
Licht und Farben bilden den Menschen
bereits vor der Geburt

Sie wissen aus der Physik (siehe auch das folgende Kapitel „*Physik der Farben*", Seite 47 f.), daß sich die verschiedenen Anteile des Lichtes, wie beispielsweise die Farben, in unterschiedlichen Schwingungen befinden. Die

---

* s. Sachwortregister

Rhythmik der kleinsten Teile des Lichtes (Lichtquanten*) ist resonanztypisch. Es muß meiner Meinung nach ursächliche Wirkungen aus einem Resonanzphänomen im All geben, welches resonanztypisch auch alle Wirkungen des „bleibenden Lichtes" sozusagen im Urzustand hervorruft. Darin ist auch der Ursprung der Materie zu sehen.

Rhythmische Schwingungen führen zum Beispiel in Räumen zu bestimmten Resonanzen (Widerhall). Resonanz entsteht dort, wo eine Schwingung auf einen Körper so einwirkt, daß er selber zu schwingen beginnt, wie etwa der Klang der Glocke, wenn der Klöppel sie anschlägt. Schwingungen verursachen überall mehr oder weniger erkennbare typische Muster in der Materie. Ist ein Körper beispielsweise mit Wasser gefüllt, sehen Sie Wellen, oder Sie sehen Sandmuster auf einer Trommel, wenn diese angeschlagen wird usw. Voraussetzung ist, daß die Kräfte der Schwingungen, ihre Wellenlängen, zu den Maßen des in Schwingung zu versetzenden Körpers passen. Ein Amboß gehört in einen großen Schmiederaum, eine Laute paßt in eine kleine Kemenate. Wie unpassend wäre der Klang umgekehrt. Aber Mensch und Farbenergien sind harmonisch aufeinander abgestimmt. Stellen Sie sich nun vor, wie das Wogen des Lichtes mit seinen Farben im Körper des Menschen als „Resonanzraum" wirken würde. Wobei noch hinzu kommt, daß das Licht das vielgestaltigste Phänomen in der Schöpfung ist. Auch die Rhythmen von Worten und Klängen, deren Einfluß Sie bei sich selbst kennen, sind lichtverwandt.

Nehmen wir unter diesen Gesichtspunkten an, daß das Licht mit seinen ordnenden Farbenergien auch im Menschen die Muster des Lebens prägen und fördern kann, welche im Bauplan der Materie lichtgeplant und ursächlich vorhanden sind, dann könnte sein Werden wie folgt verlaufen: Die Farbimpulse des Lichtes werden bereits durch die Mutter in ihren Schoß aufgenommen. Innerhalb der Gebärmutter führen die unterschiedlichen Farbreize in Form von bewegenden Frequenzen zu lichtgelenkten Energien. So liegt der menschliche Keim im Uterus, einem Resonanzgebilde ähnlich wie eine Glocke, nachdem ein rhythmisierender Impuls den Schöpfungsakt in ihm in Bewegung gesetzt hat. Allein durch die Resonanzen der Licht- und Farbenergien würde sich dann ein lebendiges Gebilde formen. Die ruhenden inneren Bestandteile des Keimes werden aus der lauschenden Ruhelage herausge„lockt", wohl hochgetrieben durch die Wellen des Lichtes mit ihren Farbfrequenzen (Farbtönen und Farbrhythmen). Dadurch könnten sich auch im menschlichen Körper vom Beginn seiner Keimentwicklung an typische Schwingungsmuster aus Farbenergien bilden.

Diese entstehenden lebendigen Muster sind vergleichbar mit Mustern in der Physik. Sie sind auch an Längswellen meßbar, die sich beim Vorwärtseilen stauchen oder dehnen. Man kann diese durchaus als ein Zusammenwirken von Farb-/Lichtenergien und dem Körper verstehen, bei dem Schwingungen unter anderem auf einer Stelle stehen können und scheinbar feste Muster (Formbilder) hervorrufen.

Genauso kann das Licht im Schoß der Mutter entsprechend seinen Schwingungsmustern prägend wirken, um dann als biochemische Energie aus den verwandelten Farben farbentsprechend tätig zu werden. Man kann also sagen: Farben strömen mit der Lichtenergie andauernd durch Ihren Organismus und bauen Sie, entsprechend den Wellenlängen, nach ihrem System auf: farbgetreu, allerdings nur „energiebunt".

So dringen und wirken die Energieimpulse des Farbenlichtes tief in den Menschen hinein – sogar bis in das nach dem Licht sich gestaltende System der DNS* im Erbgut. Die unterschiedlichen, mehr oder weniger harmonisch aufeinander abgestimmten Farbimpulse prägen ihre Informationen Wellenlängen-typisch dem lebendigen Organismus ein. Das ist ein Glück für Sie, denn dadurch kann Ihr Körper mit all seinen Zellen die Lichtkräfte im ansteigenden oder abfallenden Rhythmus von Hell/Dunkel aufnehmen und so lebenswichtige Substanzen aufbauen.

Gelb – Rot – Blau – im Dreiklang der menschlichen Keimblätter

Die Quantenchromodynamik* – ein Teilbereich der Quantenphysik – nimmt an, daß es drei Farben-Energiezustände gibt: gelb, rot und blau. Das ist die „Farbladung der Quarks", den fundamentalen Bausteinen der Materie (siehe *„Die ordnende Kraft der Farben"*, Abb. 2 und *„Physik der Farben im Kosmos und im Menschen"*, Abb. 1 und 3–5). Diese drei Farben sollen der gesamten Materie zum Werden verhelfen. Die Vermutung liegt nahe, daß die Lichtenergien der Farben Gelb, Rot und Blau ebenso eine Basisfrequenz für den Aufbau des Menschen bilden, und zwar bereits unmittelbar nach der Befruchtung, wenn die Keimblätter entstehen. Zuvor sind bereits die weiblichen beziehungsweise männlichen Keimbahnen von den gleichen Farbenergien geprägt worden.

Vorgänge, deren Merkmale in Farbwirksamkeiten zu erkennen sein können, lassen darauf schließen, daß der Mensch über die äußere Form seiner

---

* s. Sachwortregister

drei Keimblätter in den Frequenzen dieser drei Grundfarben gestaltet ist (siehe Abb. 4 und 5/*Farbteil,* Seiten 259 und 260):

inneres Keimblatt	= gelb	(dadurch entstehen: Magen/Darm und Eingeweide)	= Lösungsvorgänge und Verdauung
mittleres Keimblatt	= rot	(dadurch entstehen: Bindegewebe, Fettgewebe, Knorpel/ Knochen, Muskeln/ Blutgefäße und Körperflüssigkeiten)	= Energie Transport, Bewegung
äußeres Keimblatt	= blau	(dadurch entstehen: die Haut und das Nervensystem)	= Abgrenzung sowohl nach innen und außen; Sinneswahrnehmung und Erkenntnis

Dieser Zusammenklang der Farben prägt Ihre Dreiheit von Körper, Geist und Seele recht farbentypisch: Das **Rot**, in Form des *mittleren* Keimblatts, welches sich zwischen das äußere und innere Keimblatt drängt, kennzeichnet das Zwingende im Menschen, durch die Farbe Rot hineinzudrängen mit dem Willen nach Einfluß. Im Rot verwirklicht sich typisch Energie, Transport und Bewegung im organischen Geschehen. Es treibt abwechselnd ins Gelb (wird dann zu Orange, die Beeinflussung ins Erotische) und ins Blau (wird dann zu Violett, dem Einfluß zur höheren geistigen Machtergreifung).

Das **Gelb** des *inneren* Keimblatts wird sich in den Verdauungsorganen verwirklichen. Seine Einheit wird vom Rot durchpulst zur Zweiheit des Orange. Die Lichtkraft wird sich darin vermehren im doppelten Sinne (besonders in der Fortpflanzung).

Das **Blau** des *äußeren* Keimblatts prägt einerseits das Abschließende, aber damit auch die Fühlungnahme mit dem Nächsten und der Umwelt sowie seine Fähigkeit der Einflußnahme über die eigenen Grenzen hinaus.

Das Blau wirkt ebenso hinein ins Gelb, um in der Mischung als **Grün** den rhythmischen Wechsel von oben nach unten, hin und her im Zellgeschehen, innen wie außen den Stoffwechsel zu verwirklichen. Blau wird in der Verschmelzung mit Rot in der Mischung als **Violett** die geistigen Kräfte erhöhen. So bilden sich und schaffen die den Organismus des Embryo aufbauenden Energien. Im Hinwenden des kleinen Leibes nach den Rhythmen des Lichtes empfängt dieser die Schwingungsfrequenzen aus den unterschiedlichen Farben. Dabei nehmen alle Zellkerne dauernd die Schwingungen auf, während sie sich vermehrend zu Geweben verdichten. Auch dadurch erhält der Körper Farbenwerte als farbentsprechende Energien. Zum Beispiel erfolgt über das Gelb der immer wiederkehrende Rhythmus des Lösens und das dem Sog nachgebende Abfließen der Körpersäfte. Im Grün sind die Ausgleichsbestrebungen zwischen jedem Energieschub und der darauf folgenden Ruhephase enthalten (siehe Kapitel *„Die zwölf Farben-Portraits"*, Seite 197 f.). Somit gut vorbereitet, drängt der menschliche Keim, wie alles keimhaft Angelegte, zum Licht und zu seiner Verwirklichung. Er wird mit den Farben gebildet, in diese hineingeboren und zeitlebens vom Licht und seinen Farben beeinflußt (Abb. 1, 4 und 5/*Farbteil,* Seite 258–260).

7.
Sie werden gesteuert
vom Licht mit seinen Farben

Ohne Licht und Farben wären Sie nicht entstanden. Ihr Körper nimmt das vom Gehirn ausgewertete und in den Organismus als Farbsymbolsprache hineingefunkte Licht-/Farbspektrum als feine Schwingungen auf (wie zum Beispiel das Radio die Sendungen aus dem Äther auffängt). Es sind Lichtquanten*, welche auch im Körper als Information von Farbwellen schwingen. Die unterschiedlich langen Wellen/Schwingungen der Farben verändern in Ihrem Organismus dauernd die Energiewerte der Zellen. Sie wandeln die kleinsten elementaren Bestandteile des Lichtes und der Farben in farbentsprechende Lebenskräfte um, welche die Ordnung Ihrer biochemischen Einheiten (Moleküle) beeinflussen und verändern. Je nachdem, wie kräftig eine Schwingung ist, wird Ihr Körper in Handlungen hinein-

---

* s. Sachwortregister

gesteuert. So werden die Lebensfunktionen zielgerichtet aufrechterhalten, zum Beispiel Nervensystem, Kreislauf, Stoffwechsel, Muskeltätigkeit, Wachstum der Organe für die Aufnahme von Sauerstoff, von Nahrung, für die Fortpflanzung sowie auch der Abwehrmechanismus.

Damit steht und fällt Ihr Wohlgefühl. Das Licht ist also nicht wie ein Haufen Energie überall gleich wirksam, sondern die jeweiligen Farben sind wie genau passende Schlüssel für die unterschiedlichen Bereiche da. Dies läßt sich mit der Wirkung des Lichtes in der Photosynthese* der grünen Pflanzenwelt vergleichen.

Mit dieser Sichtweise erkennen Sie, daß die schwingenden Kräfte von unharmonischen, sich nicht ergänzenden Farben einander überstimmen und verwirren. Dies geschieht z. B. so, wie wenn alle um Sie herum durcheinander reden oder Flugzeuge über Sie hinwegdröhnen und man das eigene Wort nicht verstehen kann. Auf alle Fälle verändern Farberfahrungen dieser Art Ihren Energievorrat nachteilig. Auch wenn Sie beispielsweise nur auf Kunstlicht angewiesen sind, welches die natürlichen Farbenkräfte nicht ausreichend enthält, wird Ihr Organismus allmählich welken, das heißt schwächer oder sogar krank werden. In diesem Sinne wollen Sie sicher mehr über Ihre Farben erfahren, um sie gezielter auszuwählen oder auch bewußter und sinnvoller zu nutzen. Farben müssen gar nicht hoch dosiert oder nur als Energieformen, sondern vornehmlich in Harmonie eingesetzt werden (so wie auch in der Homöopathie ein Gesetz besagt: Viel hilft nicht viel).

⊃ Bildbetrachtung/Erklärung:
   Abb. 2 (Farbwirkungen im Menschen) und Abb. 5 (Embryo im Frequenzfarbenkreis)/Farbteil, Seite 258 und 260

Die kurzwelligen Strahlen des Lichtes im **Blau** impulsieren* vorwiegend den oberen Bereich im Menschen: Kopf und Hals. Die Frequenzen des Gelb sind zuerst über den unteren Blaubereich im **Grün** mitbeteiligt und wirken dadurch vom Hals bis etwa zur Brustmitte. Sind sie herausgetreten aus dem Blau, impulsieren sie als rein **gelbe** Frequenzen die Organe in der Leibesmitte (Verdauung). Noch tiefer funken die gelben Wellenlängen fast bis zum Unterleib, wo sie dann überlappend im Rotbereich als **Orange**-Mischung auslaufen. Die langen Wellen des **Rot** tauchen besonders tief hinab in den unteren Körperbereich. Als reine rote Impulse dringen sie einerseits bis zu den äußeren Fortpflanzungsorganen, andererseits verlaufen sie rückläufig etwas weiter nach oben, zunächst immer dunkler werdend, bis etwa zur Mitte des Zwerchfells. Von da an schwingt die Kraft des Rot, vor allem als Wärme zum Herzen. Die Energie des Rot nimmt dabei stark ab, sie wird immer schwächer und vergeht.

---

* s. Sachwortregister

8.
Das menschliche Gehirn im Farbenkreis

Ihr Gehirn ist ein Organ, das sich den Verhältnissen in der Welt anpassen muß. Für diese Aufgabe muß es sich zuvor prägen lassen. Ohne diese Prägung werden Sie nichts wahrnehmen können, das heißt, daß Sie nur das erkennen, was Sie vorher in sich aufgenommen haben. Ihre Leistungen wie Intelligenz, Phantasie und Gedächtnis sind darum nur durch die Beeinflussung und Prägung des Lichtes möglich (siehe auch *„Superhirn Mensch und die Wahrnehmung der Farben"*, Seite 53).

Von außen nach innen

Das Licht mit seinen Farbenkräften prägt die Resonanz von Ihren Farbempfindungen in Ihr Gehirn ein. Ihre Augen können nur mit 15 Hertz/sec. sehen, Ihr Gehirn jedoch kann mit rund 1.000 Hertz pro Sekunde etwas wahrnehmen. Es ist hochinteressant, wie der gesamte Organismus durch das Gehirn über die Lichtsteuerung der Farbimpulse den Antrieb zur Organisation und Steuerung aller Zellverbände empfängt. So durchpulst das Licht auf- und abregend den Menschen im Hell-Dunkel-Rhythmus von Licht- und Farbenwechsel:

1) Eine Farbe wird aufgenommen.

2) Das Gehirn erkennt sie und leitet die Farbempfindung unter anderem durch Botenstoffe (Hormone)

3) in den Organismus weiter. Die Farbenergie wirkt in farbspezifischer Weise im Körper.

4) Die Farbimpulse setzen typische Reaktionen in Gang: Zum Beispiel fördert die Energie des Blau mehr das Denken, die Energie des Rot setzt Kräfte frei usw. (siehe unter *„Die zwölf Farben-Portraits"*, Seite 197 f.).

5) Sogar nach Abklingen der Farbempfindung hallt der frequenztypische Farbimpuls noch unterschiedlich lange im Organismus nach.

Der Kopf (blau) veranlaßt über Blau, Gelb und Rot Impulse für körperliche Funktionen. Das Zusammenwirken von Gehirn und Körper sowie auch alle Funktionen des Organismus sind ohne das Licht nicht denkbar. Der Kopf ist ein Resonanzraum* für alle erkennbaren Verbindungen zwischen dem vom Licht Erschaffenen, sei es nun kosmisch oder erdgebunden. Dort leuchtet dem Menschen der Verstand. So kommt es, daß auch der Körper will, was der Kopf sagt!

Vom Gehirn in den Körper

Das Gehirn, in dem Millionen von Vorgängen gleichzeitig ablaufen, nimmt jeden Lichtreiz von außen auf und impulsiert das Morsealphabet* der Farben in unterschiedlicher Form (unter anderem durch die Hormone als Botenstoffe) über die Nervenbahnen. Der Organismus reagiert entsprechend der Wellenlängen der einzelnen Farben, indem frequenzabhängige biochemische Botenstoffe dadurch ausgelöst werden, die als elektrochemische Impulse mit circa 120 m/sec. Geschwindigkeit den gesamten Organismus mit Nachrichten versorgen. So können zum Beispiel rote Lichtenergien zu einer erhöhten Adrenalinausschüttung führen und dadurch Kräfte im Durchhalten oder zur Flucht fördern. Die in Ihren Organismus hineinströmenden Energieformen aus dem Lichtspektrum beeinflussen ebenso Ihre bewußten und unbewußten Empfindungen, Gefühle, Gedanken und Handlungsimpulse. Dies ist abhängig davon, wie stark Ihr Inneres reagieren kann, ob Sie gerade farb„satt", farb-„hungrig" oder ausgeglichen auf einen Farbenergiestrom ansprechen.

Das läßt sich gut darstellen. Das Gehirn ist einzuteilen in Bereiche, in denen die verschiedenen Farben vermutlich vorherrschen. Anhand dieser Einteilung ließe sich erklären, wie die unterschiedlichen Farbfrequenzen, über das Gehirn in den Organismus hineingefunkt, entsprechende biochemische Reaktionen auslösen könnten. Diese sind nicht durch das Licht generell bedingt, sondern durch die jeweilige Farbfrequenz oder auch Farbenergie. Das Gehirn als Ausgangsstation gibt den Gong an, der – je nach Farbfrequenz – im Organismus verschieden lange nachvibriert. Diese Energiefrequenz wird von den lebenden Zellen genau registriert, je nach Bedarf gespeichert oder als Kraft sogleich verbraucht. So kann der chaotische Zustand eines sonst nur wild wuchernden Lebens systematisch, im Rhythmus des Lichtes, mit seinen Farben in Ordnung gehalten werden.

Licht als Ordnungskraft in der Schöpfung beinhaltet immer auch die Steuerung, und diese liegt unter anderem auch gezielt in den fein aufeinander abgestimmten unterschiedlichen Licht-/Farbfrequenzen.

---

* s. Sachwortregister

➲ Bildbetrachtung/ Erklärung:

Abb. 7, „Das Gehirn im Frequenzfarben-Kreis"/Farbteil, Seite 260

Wenn Sie sich das Gehirn ansehen, erkennen Sie die Bereiche Großhirn, Zwischenhirn, Mittelhirn, Kleinhirn und Hirnstamm. Vergleichen Sie den Frequenzfarben-Kreis (Abb. 5) und das Gehirn im Spektralfarbkreis (Abb. 7), dann finden Sie die Bereiche der vermutlichen Lichtprägung und daraus entstandene Farbfrequenz-Wirkungen. Die Steuerung für den menschlichen Organismus ist im Mittelpunkt des Gehirns (Zwischenhirn mit Thalamus und Hypothalamus) zu sehen. Hier werden im Gebiet des Thalamus* die Empfindungen bewußt gemacht und im Hypothalamus* auch die Urimpulse über Erregungen in Bewegung oder Regulation im Körper umgesetzt.

In der Mitte des Spektralfarbkreises, beeinflußt von der entsprechenden Farbfrequenz, liegen wichtige Hirnkerne (im Bereich des Hypothalamus unter dem Thalamus). Diese Kerne (Punkte 1, 3, 4, 5, 6) des zentralen Zwischenhirns werden vermutlich durch die jeweiligen Lichtenergien der Farben beeinflußt und wirken analogisch. Farbfrequenzen in der Natur der Wirkungen lassen diese Schlußfolgerung zu. Hier, wo auch die Schaltstelle von Nervensystem und Hormondrüsen mit angeschlossen ist, werden die inneren Arbeitsabläufe und die inneren Bewegungen des Körpers durch die Hypothalamus-Kerne gesteuert.

Bei näherer Betrachtung des Diagramms werden Sie folgende Zuordnung erkennen: Kern 1, teilweise im sehr dunklen **Rot**, hat seine entsprechende Wirkung im Keimdrüsenbereich. Kern 3, hauptsächlich im **orangen**, teils im **roten** Impulsbereich, intoniert die äußeren Fortpflanzungsorgane. Kern 4 reguliert den Durst und den Wasserhaushalt (Nieren). Beide Impulsbereiche sind im **Gelb** zu finden. Ebenso sind auch Harn und Schweiß durch Kern 6 im **Gelb/Orange** aufzufinden. Kern 5 reguliert den Hunger und Kohlehydrat-Stoffwechsel. Seine Wirkungen gehen über die Farbimpulse des gelben **Grün**.

Auch die beiden Hirnanhangsdrüsen, äußerst wichtige Mit-Steuerungsorgane, bewältigen ihre typischen Aufgabenbereiche in ihrer vermuteten Farbzugehörigkeit. In der Grafik (Abb. 7) sehen Sie die Hypophyse (Punkt 2) und die auch als Zirbeldrüse bezeichnete Epiphyse (Punkt 7), welche sicher entgegengesetzt wirksam sind, das heißt in antagonistischer Arbeitsteilung stehen. Dabei werden die einzelnen Drüsen erkennbar von typischen Farbfrequenzbereichen mit beeinflußt.

So kann die Zirbeldrüse (Punkt 7), hier erkennbar im Lichtbereich des **Hellgelb**/nahe Weiß, und auf der anderen Seite die Hypophyse (2) im sich allmählich verdunkelnden **Rot** liegen. Die Mitwirkung beider Drüsen als Impulsgeber im Lichtfrequenzbereich dieser Farbspektren wurde noch nicht ausgewertet. Die vermuteten Energiezuordnungen der Farben im Gehirn würden diese Annahme jedoch bestätigen. So hat die Lichtfrequenz des **Gelb** für die Zirbeldrüse eine vor dem Licht schützende, die Lichtabwehr fördernde Steuerung für den gesamten Organismus zur Folge. Demgegenüber ist die Aufgabe der im dunklen **Rot**bereich liegenden Hypophyse eine das Licht auswertende, in den Lebenskeim eindringende.

Die Zirbeldrüse
(Abb. 7, Punkt 7/Gelb)

Die Hypophyse
(Abb. 7, Punkt 2/Tiefrot)

- Diese Drüse senkt – je nach Beeinflussung – die Hormone der Geschlechtsdrüsen durch ihren indirekten Impuls auf die Hypophyse.
- Sie wirkt daher beruhigend und ausgleichend auf die Sexualität
- Auch ihr Lichtschutzeffekt ist dem der Hypophyse entgegengesetzt, durch Bildung des Melatonin*, welches u. a. Indol* enthält, eine Stammsubstanz des Indigo. Melatonin beeinflußt die Pigmentzellen der Haut und der Netzhaut des Auges.
- Ihre bekannte Mitwirkung u. a. im Stoffwechsel der Kohlehydrate (= Energie/Wärme) und der Phosphate läßt sich ebenso an ihrer Vorherrschaft im Gelb/Grün-Bereich im Gehirn erkennen.

- Diese Drüse fördert hauptsächlich die Bildung aller Geschlechtshormone.
Hier im Einklang mit dem roten Farbbereich zu erkennen.
- Die Wirkung ist anregend
- auf die Sexualität
- die Geschlechtsdrüsen (männlich und weiblich)
- die Schwangerschaft (Wehen/Kontraktion der Gebärmutter)
- die Milchsekretion
- Wachstum/Körperbau.
- Auch der Aufbau der Hormone der Nebennierenrinde (u. a. bei Streß/Antistreß) und Energiestoffwechsel der Schilddrüse werden durch die Hypophyse gesteuert.
Dies sind die Wirkbereiche, welche besonders durch Rot in den Aktionen erklärbar sein können.

Interessanterweise läßt die Funktion dieser beiden Drüsen unter dem obengenannten Farben/Lichteinfluß vermuten, daß Licht und alle Farbfrequenzen zum Teil wohl über den gesamten Organismus wahrgenommen werden können und nicht nur – wie oft behauptet – alleine über die Augen. Sie kennen die Erfahrung im Sonnenschein: Auch bei geschlossenen Augen werden sie sowohl gebräunt als auch müde (Zirbeldrüseneinfluß). Der Lichteinfluß durch Farbfrequenzen auf die Verstandes- und Instinktbereiche im Gehirn läßt sicher auch den Schluß zu, daß man Ausgleich und Mangel an Farben (siehe Übersicht *„Die Signale von Farbmängeln"*, Seite 69) ebenso im Verhalten erkennen kann. Der Einfluß ist eindeutig. Nehmen Sie

---

* s. Sachwortregister

einmal die unterschiedlichen Erfahrungen durch Farberlebnisse in Sandwüsten, Eis„wüsten", Wasser„wüsten", im Dschungel, in der Finsternis unter der Erde oder der langen Winterdunkelheit im hohen Norden usw.

9.
Das Herz als Licht-Verstand

Der Kopf befiehlt nicht allein, das Herz kann mitreden. Die Befehle über den Kopf an den Organismus werden auch vom Herzen mitbeurteilt und dann erst ausgeführt.

Zwei Dinge erhält der Mensch im Schoß der Erde aus dem Licht: 1. die Ausstattung für sein Denken (blau), welches ihn zeitlebens neben anderem auch das Licht, dessen Kräfte und alle seine Auswirkungen erkennen läßt, und 2. die Ausstattung für sein Empfinden mit seinem in Farben fühlenden Herzen. Das hilft ihm, sein Dasein direkt zu erfahren, wenn er mit dem Nachsinnen nicht weiterkommt.

Das Herz, klug und einfühlsam zugleich, ist Musterbeispiel für ein Farbharmonie-Gefäß. Perfekt geprägt vom Licht, wird es ebenso von diesem gesteuert. So gelangen sämtliche Reize aus der Umwelt als Farbsignale in Form von Schwingungen an das wichtigste Organ des Menschen. Ein zweifach gegenseitig abgesichertes, herzeigenes Erregungsbildungszentrum, mit unterschiedlichen Eigenfrequenzen, ermöglicht eine vom Gehirn unabhängige Vorherrschaft des Herzens unter allen Organen. Dadurch kann das Herz gegebenenfalls auch ohne Beeinflussung des Nervensystems arbeiten. Andererseits ist es auch eingebettet in den Regelkreislauf des Blutes. Es erhält seine Anregungen zur Herztätigkeit oder auch Dämpfung der Erregung durch Impulse, welche vom Nervensystem und über das Gehirn ausgelöst werden.

So beeinflußt das Nervensystem zwar die Tätigkeit der Herzreizleitung, aber das Herz kann auch durch seinen mehrfach in sich selbst abgesicherten, selbständig wirkenden Mechanismus Regungen aufnehmen und diese sekundenschnell aus der Ruhe in eigene Arbeit umsetzen. Wenn jedoch die eigenen elektrischen Impulse im Herzen ausfallen, wird kein Nerv das Herz an seine Arbeit zurückführen. Das Herz ist sein eigener, über sich selbst wachender Impulsgeber, der ganz selbständig wirken kann. Es kann sogar außerhalb des Körpers unter geeigneten Bedingungen viele Stunden weiter rhythmisch arbeiten. Die herzeigenen Steuerungsimpulse sollen von biochemischen Abläufen der Membranpotentiale* abhängen. Der Impuls zur Herzautonomie könnte jedoch sicher auch durch die Energien der einzelnen Farben mit entstehen, deren Wesensgehalt bereits in den herzbeeinflussenden Stoffen (wie beispielsweise auch Natrium, Kalium, Calcium) rhythmusgebend miteingeprägt ist. (Auch im All sind die Farben bekannte Indikatoren der chemischen Elemente der Sterne.) Zweifellos ist das Lebendige des Herzens völlig vom Licht abhängig. Es scheint das Lichtorgan an sich zu sein. Durch nichts anderes lebt es als durch das Impulsieren des Lichtes in all seinen Farbfrequenzen.

Jedes Herz hat Farben-Fühler

Das Herz dient sozusagen als Alarmanlage und als Richtungsweiser. Dabei wird der Zustand der Schwingungen aller Frequenzen aus der Umwelt genau abge„hört". Selbst die allerkleinsten Schwingungen werden aufgenommen und die Farbimpulse in den Energie-„Temperaturen" warm bis kühl, das heißt blau-gelb-orange-rot, über das Blut im Körper verteilt. Das Herz scheint dem Menschen dabei helfen zu können, sich in der Wirklichkeit zurechtzufinden. Die Lichtkräfte, welche den Organismus in Farben rhythmisch auf- und abschwingend impulsieren, drängen mit ihren Botschaften bis ins Herz. Dadurch nehmen Sie auch im Herzen wahr, wie es um Ihre Umwelt steht.

Ihr Herz „weiß" Recht und Unrecht, ohne vom Verstand her eine Erkenntnis ermitteln zu müssen, weil es Anteil am Farben-„Verständnis" hat. Es kann fühlen, daß die Farben geprägte Bedingungen sind. Da es selbst von Licht-Bedingungen geprägt ist, nimmt es alle Frequenzänderungen wahr. Webt beispielsweise der Verstand noch ruhevoll im Blau, bebt das Herz bereits vor der erfühlten Gefahr oder auch Freude. Es kennt seinen eigenen Untergang, seine Ruhelosigkeit durch eine Schuld. Der Verstand richtet sich nur danach, was er will. Ob er recht oder unrecht hat – er bleibt „cool". Das Herz allerdings wählt bei einer Auseinandersetzung, oder wenn es sich bedroht fühlt, auch den Verzicht. Krieg und Frieden sind von dieser möglichen Gegensätzlichkeit des Verhaltens von Herz und Verstand abhängig.

---

* s. Sachwortregister

Das Herz ist eingebettet in Grün. Mit dieser Mischung aus Gelb und Blau kann es fühlen, was der Verstand im Blau wissen kann. Das Blau im Grün verbindet beide. Aus dem Blau erhält es die Lichtkräfte des ahnenden Forschens und der Geduld. Aus dem Gelb erfährt es die Lichtkräfte des rastlos Tätigen für den Stoffwechsel. Durch seinen grünen Rhythmus sorgt es für die Zellen aller Gewebe (siehe auch *„Die zwölf Farben-Portraits"*, Seite 197 f.). Sie erkennen diesen heiligen Impulsgeber immer. Er registriert die empfangenen Umweltreize, ist beruhigt darüber oder erregt. Sein Wirken ist in Farben aufgefächert und beeinflußt das Werden des Menschen, welches bunt ist.

Wenn Sie die Farben – Violett, Rot oder Grün – fördern, die das Herz benötigt, wird sich dieses erstaunlich selbständige Organ zu Ihrer Zufriedenheit lange wohlgeordnet verhalten.

10.
Die Farbwirkung im Menschen

Farben wirken in allen Seinsbereichen des Menschen: im Körper auf das stoffliche Sein, innerhalb der Seelenkräfte hoch- oder abwärtsziehend, im Verstand die Torheit oder Klugheit verwirklichend.

FARBEN	VERSTAND	SEELE	LEIB
	verbindet das Planen und Wählen nach gegebenen Umständen	nimmt alles an für die Möglichkeit, aus dem Leben das Beste zu machen	verdichtet die Kräfte (rein oder unrein)
1. Violett	Kreativität und tiefe (religiöse) Ahnungen und Vorstellungen	Glaubenwollen; Urvertrauen	Abwehrkräfte anregend
2. Dunkelblau/ Indigo	Sehnsucht nach Erkenntnis und Intuition höherer Welten	Gottesliebe	Ruhe, Klarheit im Kopf schlaffördernd gegen Kopfschmerzen, gegen Gliederschmerzen

3. Blau	Konsequenz in der Planung; Idealismus	sachlich, aber froh	belebt; im Herabsetzen von Erregungen ausgleichend; im Säftehaushalt beruhigend (Sauerstoff)
4. Türkis	Denken und Aushandeln	Gefühl der Verteidigung	Abwehr und Wachstum; anregend auf Haut und Gewebe; lindert Atemwegsbeschwerden
5. Grün	Lernen können und Belehren; auch Egoismus, Eigenbrötlerei	kräftigt edles Fühlen; Zuverlässigkeit; moralisch-ethische Ausgewogenheit festigt die Liebe, gegen Kummer	Muskelgewebe, Gesundung anregend, stärkt und fördert die Lebenskräfte/Herz, vor allem über Atmung und Nierentätigkeit
6. Weiß	keusche Erlösung, Pflicht	Gefühl für Ehre	Wohlbehagen; Streben nach Auswahl, Steuerung der Reflexe schmerzlösend
7. Gelb	mathematisches Bewußtsein; interessiertes Fragen; Wissensdurst; Fleiß	Gefühl für Gerechtigkeit	Stoffwechselanregung, Verdauung lösend und fördernd Appetit anregend
8. Orange	kreative Logik	Hinneigung gefühlsüberladen; Sex-Gefühle; als Rot-Orange: Ehrgeiz	anregend auf Geschmackszentren; Geschlechtskraft stimulierend
9. Braun	Sich-absichern-Wollen; teilweise renitent	Sehnsucht nach Vergessen	besondere Darmaktivität; das Wohl des Leibes schützen und ausnutzen

10. Rot	Willenskraft, Durch- setzungsvermögen; diktatorisch	Ärger heiß bis kalt starke Gefühle der Leidenschaft	fördert die Ge- schlechtskraft und die Sinne, Blut und Kreislauf,
Rosa	ausgleichend	zarte Gefühle	lindert Allergien
11. Grau	Verlangen oder Sucht nach Umbruch/ Neuerungen	Seelischer Rückzug, evtl. Flucht vor der Wirklichkeit	Mittler zur Bewußtwerdung im Organismus, z. B. über Rücken- mark
12. Schwarz	cool abwarten; Ver- sinkenkönnen in der Allmacht des Einen; Stille, Frieden	Vergessenkönnen und -müssen, wenn verlangt wird zu gehen	in der Stille den Samen prägen

Physik der Farben

Alles Quarks oder was?

Wenn Sie sich etwas mehr für die physikalische oder biochemische Seite
der Farben des Lichtes und deren Wirkungen auf die oder in der Materie
interessieren, können Sie hier ein wenig hinter den Vorhang sehen. Damit
werden Sie das Bild der Farben anschaulicher finden, weil Ihnen die Zusammenhänge besser einleuchten.

Das Gesetz der Farben stammt aus dem Licht selbst, welches seit dem sogenannten Urknall im Universum existiert. Ebenso wie das Licht in die
Schöpfung eindringt und auch ein Teil von ihr werden kann, so wird das
Dunkel vom Gesetz des Lichtes beherrscht. Licht kann das Leben formen
und verlöschen lassen. Die gesamte Materie, all ihre Formen der Natur und
natürlich auch die Farben, enthalten Lichtimpulse. Dadurch verhält sich
die Natur gemäß ihrem Ursprung. Das Gesetz des Universums erkennt man
überall im Gleichheitsprinzip seiner Teile.

1.
Farben sind Energiemuster

Das Universum, die Materie besteht aus mehr oder weniger verdichteter
Energie, die sich in immerwährender Bewegung (Schwingung) befindet.
Die Dunkelheiten haben ebenso eine eigene Schwingung wie die Lichter
von Sonne, Mond und allen Sternen. Das Licht funkt mit 299.796 km/
sec (= 1 Milliarde km/h !) herab und setzt etwas in Bewegung, woraus Leben entstehen kann. Licht nimmt man zwar als Helligkeit wahr, aber sehen kann man das Licht in sich selbst nicht. Es wird erst sichtbar, wenn es
auf Materie trifft.

Aus der pendelnden Rhythmik des Lichtes, das immerzu vom Lichtpol zum
Pol der Dunkelheit wechselt, wird nach einem bisher noch unbekannten
Urgesetz des ewigen Werdens aus dem Unsichtbaren das Sichtbare. Diese
Urkraft-Energie gestaltet, erhält und belebt alle Teile des Kosmos. So ent-

stehen die Substanzen, welche, aus Licht geworden, mit Leuchtfarben und -kräften ausgestattet sind, was beispielsweise auch mittels Spektralanalyse und Spektralfotografie der Sonnenhülle (Korona*) erkennbar ist. Daß Licht Materie hervorbringt, wurde 1997 von einem amerikanischen Physikerteam erstmals experimentell gezeigt. Sie ließen in einem Beschleuniger 1.000 Milliarden Watt Energie eines Grünlicht-Lasers nahezu in Lichtgeschwindigkeit mit Elektronen zusammenstoßen, woraus Elementarteilchen (Positronen) entstanden.

Was ist Licht nun genau? Die Physik lehrt zwei gegensätzliche Theorien. Danach wird Licht entweder als Welle oder als Teilchen aufgefaßt. Die Betrachtungsweise ist gleich – jedenfalls wird das Licht unter anderem auch in vielen unterschiedlichen Farben gesehen, gefühlt und verstanden. Wenn Sie eine Farbe sehen, dann verstehen Sie nur ihr Äußeres. Sie hat aber auch eine von außen nicht wahrnehmbare innere Kraft, die ihrer gesetzmäßigen Rhythmik entspricht. Zum Beispiel hat jede Farbe auch eine eigene Antriebskraft, einen Impulswert und somit prägende Energien, welche farbenspezifisch in die Materie eingehen und dem Leben dadurch fortgesetzt ihre Kräfte vermitteln. Dadurch bewirken die Farben in Zusammenhängen erkennbare Fähigkeiten. Farbe ist also mehr als nur ein Symbol der äußeren Erscheinung, denn sie kann etwas bewirken. Dieses Etwas bezeugt dann durch eine bestimmte Farbe, daß es im Zusammenspiel der Gesetze und Wirkungen im Licht geworden ist.

Deshalb können Sie die Farben in den Wirkungen der Natur erfahren, weil nämlich die Wirkungen die Farben beinhalten. Wenn Sie Farben anschauen, können Sie gleichzeitig im Wesen ihrer Erscheinungen präsente Kräfte verstehen.

1.1
Farbmuster auf den Schwingen des Lichtes

Farben sind individuelle Persönlichkeiten. Jede Farbe hat ihren eigenen Energieanteil, meßbar in Wellenlängen (nm = Nanometer) oder in der Anzahl von Schwingungen pro Sekunde (Hz = Frequenzen in Hertz). Je nachdem, wie lang die verschiedenen Wellenmuster sind, sehen Sie diese als bestimmte Farben. Entsprechend dieser Frequenzen und Wellenlängen

---

* s. Sachwortregister

prägen sie dann rhythmische Muster ein. Solche Energiemuster, hauchfein auf alle Bereiche abgestimmte Farbschwingungen, beeinflussen beziehungsweise verändern überall, im Menschen wie in der Natur, vorgefundene Schwingungsfelder. Als sichtbare Kräfte des Lichtes lösen sie erkennbare Wirkungen aus, die sie kraft ihrer Farbigkeit in die Materie einbringen können. Sie werden sogar selbst zum Bestandteil der Natur. Dadurch offenbaren sich ihre Ursachen und Wirkungen, weil diese Wirkungen meßbar sind.

Die internationale Farbforschung der letzten 40 Jahre zeigt in ihren wissenschaftlichen Untersuchungen die Zusammenhänge zwischen den formenden Kräften der Farben und anderen sinnlich wahrnehmbaren Erscheinungen der Natur auf. Wie Sie schon gesehen haben, entstehen Farben im Reich der Wirkungen und ver„schwingen" sich im Reich der Erscheinungen. So enthält ein Lichtstrahl vom kürzesten bis zum längsten Ende alles mit menschlichen Sinnen Erfahrbare: Das ist das Belebende aller Zeiten. Auf den Schwingen des Lichtes erleben Sie Ihr Reden, Singen, Sehen und alle Düfte, die Schwingungen für Farben, Töne und Bilder, Strom, Radar und Laser. All diese Erscheinungen sind mit dem Licht verwandt.

1.2
Quarks beziehungsweise Farben offenbaren die Welt

Die organische Materie (zum Beispiel Pflanzen, Wasser, Menschen usw.) ist ebenso farbig wie die anorganische (zum Beispiel Mineralien, Metalle, Magneten usw.). Diese Erkenntnisse werden seit Jahrzehnten wissenschaftlich verwertet, und nicht nur die Mehrfachimpulstechnik liefert hochinteressante Erfahrungen. Die Forschung der Quantenphysik* schlüsselt beispielsweise sogar die Wirkungen von Licht und Farben in der Materie auf. So erklärt die Quantenoptik* die bemerkenswerten Wechselwirkungen zwischen Licht und Materie. Die Quantenchromodynamik* erforscht die „Farbladung" der fundamentalen Bausteine der Materie, den Quarks[2]. Demnach werden drei Energiezustände – rot, blau und gelb – der Quarks angenommen. Daraus soll die ordnende Kraft der Farben mit ihrem farbigen Werden im All, auf der Erde und im Menschen in diesen drei Farben erklärt werden können.

---

[2] = hypothetische Elementarteilchen

Farben können aber ebenso ein äußeres Zeichen für innere Vorgänge sein. Durch die Wirkungen der eingeprägten Farben in der Natur sind ihre Energien an den Vorgängen durch das Licht selbst beteiligt. Die Vielseitigkeit und die Durchdringung des Lichtes mit seinen Farben ist in der Schöpfung ohnegleichen. Die ganze Materie ist ihm untertan. So können beispielsweise auch die UV-Lichtanteile unter der Wasseroberfläche der Meere wirksam sein. In 50 cm Wassertiefe werden noch 70% von der UV-A- und 60% der UV-B-Strahlung gemessen.

Natürlich durchdringt das Licht auch den Menschen. Dieser ist für Licht durchsichtig wie Glas, und je nach Wellenlänge kann es Entscheidendes in ihm bewirken. Sicher können Sie erkennen, daß auch Ihr Körper, Ihr Fühlen, Denken und Wollen beeinflußt wird durch die Farben des Lichtes und alles Farbige, was Sie umgibt und was Sie in sich aufnehmen.

2.
Ein offenes Buch –
die Farben des Lichtspektrums

Farben, die ja in den Lichtstrahlen enthalten sind, kann man sichtbar machen. Wenn ein weißer Lichtstrahl durch ein dreikantiges Stück Glas (Prisma) oder einen Wassertropfen fällt, werden Sie ein regenbogenfarbiges Band sehen. Jede Farbe dieses Bandes ist eine Spektralfarbe, welche physikalisch einem bestimmten Wellenlängenbereich zugeordnet wird. Dieser bunte Bereich ist aber nur ein winziger Ausschnitt in der Mitte des sogenannten Elektromagnetischen Lichtspektrums*. Oberhalb und unterhalb der Maße des sichtbaren Spektrums beinhaltet das Licht weitgespannte Bereiche phantastischer Wirksamkeiten. Sehen Sie auf der nachfolgenden Abbildung: 1. in den kürzeren Lichtstrahlen unter 400 nm finden Sie unter anderem Ultraviolett (UV), Röntgen- und radioaktive Strahlen, 2. in den längeren Lichtwellen ab 760 nm liegen unter anderem Infrarot (IR), Fernsehen und Radio. Interessant ist, daß Sie das im Dunkeln verschwundene, bereits unsichtbare

---

* s. Sachwortregister

Infrarot noch als Wärme empfinden. Es ist jedoch nicht so, daß die kürzeren sichtbaren oder auch unsichtbaren Ultraviolett-Lichtstrahlungen bei Absorption nicht auch in Wärme verwandelt würden. Die außerordentlich heiß glühenden Materieklumpen mit ihrer ultravioletten Strahlung im planetarischen Nebel sind zum Beispiel viele Male heißer als Rot.

➲ Bildbetrachtung/Erklärung:
Darstellung „Das elektromagnetische Spektrum des Sonnenlichts" (umseitig)

In dieser Darstellung sehen Sie, daß Violett von allen Farben der Lichtquelle/Sonne am nächsten ist. Rot jedoch ist von allen Farben am weitesten von der Sonne entfernt (bei 630 nm). Bei den Sternen ist Rot eine verhältnismäßig kühle Farbe. Auch auf der Erde ist Rot vergleichsweise keine heiße Farbenergie, wird jedoch auf unserem fast ganz abgekühlten Planeten noch als wirkliche Wärme empfunden. Es wird auch nur deswegen mit Wärme gleichgesetzt, weil es mitunter bei seiner Berührung zu einer erkennbaren Verbrennung kommen kann. Flammen sind jedoch immer blau im Kern und weiß dazu. Ein schwach glühendes Hufeisen leuchtet zum Beispiel dunkelrot. Im heißesten Zustand glüht es weiß, weshalb man ja auch von der „Weißglut" spricht. Auch gleißendes Sonnengelb wird meist nicht als so heiß bezeichnet. Als Sternfarbe ist es jedoch viel heißer als Rot.

2.1
Die Farbfrequenzen im Kreis

In der Astronomie stellt man das Farbspektrum* linear wie ein Band dar. Es kann aber auch als Farbenkreis gezeigt werden. Das wunderbare Gesetz des Lichtes hat auch alle Abwandlungen dynamisch-geometrischer Formen aus der Kugel und damit auch die Kreisform hervorgebracht.

➲ Bildbetrachtung/Erklärung:
Abb. 2 und 5/Farbteil (Embryo im Frequenzfarben-Kreis). Seite 258 und 260

Anders als im Farbfrequenzband (Abb. 2) zeigt eine Farbskala in Kreisform (Abb. 5) die beiden gegenüberliegenden Pole von Violett (Ultraviolett) und Rot (Infrarot) als nebeneinanderstehende Bereiche. In Wirklichkeit liegt zwischen beiden das Dunkel. Auch der im Rot auslaufende Farbimpuls verlischt erst über das dunkel-düsterschwarze Rot im Infrarot, das im Dämmerübergang zum Schwarz liegt.

Die Farbskala hier ist unter Berücksichtigung der genauen Anteile der Farbfrequenzen in Kreisform eingeteilt. Vergleichen Sie diesen 360°-Kreis mit dem rein optischen Komplementärfarbenkreis*(Abb. 6), dann werden Sie eine Ähnlichkeit feststellen. Die natürliche frequenzgleiche Kreisdarstellung der Farbanteile zeigt allerdings, genauso

Das Elektromagnetische Spektrum des Sonnenlichtes

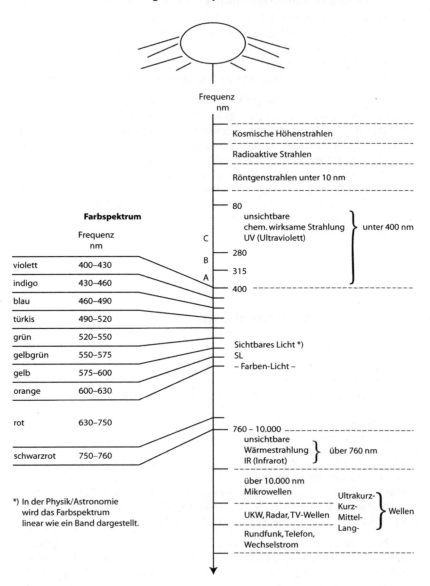

Frequenz
nm

Kosmische Höhenstrahlen

Radioaktive Strahlen

Röntgenstrahlen unter 10 nm

Farbspektrum

Frequenz
nm

violett	400–430
indigo	430–460
blau	460–490
türkis	490–520
grün	520–550
gelbgrün	550–575
gelb	575–600
orange	600–630
rot	630–750
schwarzrot	750–760

C
B
A

80
unsichtbare
chem. wirksame Strahlung } unter 400 nm
UV (Ultraviolett)
280
315
400

Sichtbares Licht *)
SL
– Farben-Licht –

760 – 10.000
unsichtbare
Wärmestrahlung } über 760 nm
IR (Infrarot)

über 10.000 nm
Mikrowellen

Ultrakurz-
Kurz- } Wellen
UKW, Radar, TV-Wellen Mittel-
Lang-
Rundfunk, Telefon,
Wechselstrom

*) In der Physik/Astronomie
wird das Farbspektrum
linear wie ein Band dargestellt.

wie in der Natur, einen übergroßen Anteil an Rot. Außerdem sind die Schwarzrot-Anteile mit enthalten, weil nachgewiesen ist, daß auch sie ebenso die Temperatur einer bestimmten Wellenlänge haben. Das Farbspektrum endet mit der Dunkelheit im Schwarz.

3.
Superhirn Mensch
und die Wahrnehmung der Farben

Die Lust des Menschen entsteht über Sehen, Hören, Schmecken, Fühlen und andere Sinnesempfindungen. Das Sehen halten die meisten aber für das Wichtigste, was wohl daher rührt, daß rund 80% der Sinneseindrücke über die Augen aufgenommen werden.

Der Mensch hat hervorragend ausgeprägte Fähigkeiten, die kosmisch bedingten Farben ihrem Ursprung und ihrer Wirkung nach zu erkennen. Entsprechend seiner menschlichen Entwicklung kann er sie auseinanderhalten, suchen, finden und verstandesmäßig einordnen. Andere Wesen (zum Beispiel Adler, Katzen, Schildkröten, Krebse) haben notwendigerweise eine andere, ihnen angepaßte Farbenprägung und erkennen Farben entsprechend anders. Aber der Sehvorgang ist nicht nur ein Wahrnehmen, sondern läuft auch chemisch ab und ist derart kompliziert, daß er bisher noch nicht völlig geklärt ist. Eine neue Theorie (Retinex-Hypothese*) besagt, der Mensch würde überhaupt keine Farben sehen, sondern die farblichen Bedingungen des Gegenstandes in der Umwelt würden über die Rezeptoren in den Augen wahrgenommen und erst im Gehirn zu einer entsprechenden Farbe zurechtgedeutet. Nun, da der Aufbau der Materie durch Lichtimpulse wesentlich mitbeeinflußt wurde, gibt die Materie eben Informationen unter anderem in Form der Farben über die Entstehung und Zusammensetzung ab. Darum werden Farben im Gehirn so wahrgenommen, wie ihre Reflexe in der Materie sind.

Wie Sie wissen, sind die Farben Lichtenergien. Sie formen 1. Bedingungen, gehen 2. mit ihrem Impuls in die Bedingung selbst ein, werden dann zur Form, und sind 3. auch in dieser Form enthalten, welche 4. die Bedin-

---

* s. Sachwortregister

gungen farbig ausstrahlt. Grüne Wiesen und Wälder sind also nicht deshalb grün, weil Ihr Auge sie grün sieht, sondern sie sind nach den Gesetzen des Lichtes, sozusagen kosmisch bedingt, grün. Im Grün finden zum Beispiel grüne Prozesse statt. Dieselben Gesetze haben auch den Menschen geprägt, und dieser Prägung entspricht seine Wahrnehmung:

↓ Reiz: 1. Die Strahlung des Lichtes ist elektromagnetisch, sie löst physikalische Reize aus.

↓ Erregung 2. Die Lichtempfindlichkeit Ihrer Augen (und der Haut) wird erregt.

↓ Ausbreitung 3. Die erregten Empfindungen (aufgenommene Licht/Farbenergie wird verwandelt in biochemische Energie/elektrische Signale) eilen in das Gehirn.

↓ Empfindung/ Wahrnehmung: 4. Der Energieimpuls lädt das Gehirn auf und steuert die Wahrnehmung oder Empfindung einer Farbe. Dabei vergleicht das Gehirn ebenso die Umgebung (andere blaue, grüne, rote Lichtintensitäten).

Je nachdem, wie Ihr Gehirn auf die jeweilige Mischung von dargebotenen Farbwellenlängen reagiert, können Sie Farben sehen. Sie sehen Buntes, Weißes, können aber auch Schwarz entsprechend seiner Temperatur-Wellenlänge wahrnehmen, mit der das sichtbare Farbspektrum im Dunkeln endet. Es grenzt ans Wunderbare, daß der Mensch auch dann Schwarz wahrnimmt, wenn kein Lichtreiz ins Auge dringt. Dies unterscheidet es von allen anderen Sinneszellen des Körpers, die ohne einen Reiz auch keine Empfindung signalisieren. Die Variationen von Farben entstehen durch Mischungen miteinander. Es werden zwei verschiedene Vorgänge von Farbmischungen gesehen, welche zu unterschiedlichen Ergebnissen kommen:

1. Die **additive** Farbmischung:

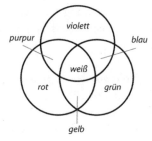

} **Licht kommt zu Licht:**
Farben*licht* (addiert) übereinander gemischt
wird immer heller bis zum Weiß.
(Das Licht der Farben wird dadurch
immer stärker.)

2. Die **subtraktive** Farbmischung:

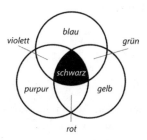

} **Substanz kommt zu einer anderen Substanz:**
Farb*substanzen* (z. B. Malfarben)
übereinandergemischt werden immer dunkler
bis zum Schwarz.
(Die Farben nehmen [subtrahieren]
sich gegenseitig das Helle heraus.)

Ihre Augen, ein biophysikalisches Wunderwerk, nehmen das Licht in Form der unterschiedlichen Wellenlängen von Blau, Grün, Rot wahr (siehe Übersicht „*Die Wahrnehmung von Farben*", Seite 60). Nach einem hochspezialisierten System werden die Werte untereinander verrechnet (siehe unter *Sachwort ‚Retinex-Hypothese'*). Dadurch können Sie die vielen Erfahrungen aller möglichen Farbnuancen über das Sehzentrum ins Gehirn aufnehmen.

Es gibt circa 7 Millionen *farb*empfindliche Zäpfchen:
• Diese wählen aus zwischen Blau (Violett), Grün, Rot; Mischungen ergeben Farbnuancen, zum Beispiel eine Anregung von Blau und Rot = Purpur; von Rot und Grün = Gelb usw. Sind alle Zapfen gleichzeitig angeregt, empfinden Sie „unbunt" = Weiß.

Zusätzlich kommt das Hell-Dunkel dazu.

Es gibt circa 120 Millionen *helligkeits*empfindliche Stäbchen:

• Diese verursachen alle Nuancen farbloser Hell-Dunkel-Empfindungen.

Zum Beispiel: Die über die Augen erkennbare Beleuchtung sollte über 2.500 Lux Helligkeit haben (Beleuchtung von normalen Büros hat circa 500 Lux, das Licht eines Sommertages 100.000 Lux).

Dabei sieht der Mensch nur einen kleinen Ausschnitt aus der weitreichenden Skala elektromagnetischer Wellenstrahlungen. Bis zu 40% werden als Farben wahrgenommen. Farbensehen liegt in der Mitte des Sehbereichs. Abgesehen davon, wie beschränkt der Mensch sieht, sind die Dinge nur in einem winzigen Sehwinkel von 5° aus 180° Augenradius klar erkennbar. Darüber hinaus ist die Sehkraft kläglich. Am Rande des Blickfeldes ist alles schwach schwarz-weiß oder gar nicht mehr zu erkennen.

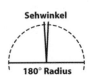

3.1
Sie sehen nur, was Sie gelernt haben

Nur wenn „normales" Sehen von Geburt an einsetzt, kann der Heranwachsende später „sehen". Blindgeborene, die im Erwachsenenalter durch medizinische Eingriffe ihr Augenlicht erhielten, können kaum jemals so „sehen" wie Normalsichtige. Denn das Sehen geht über eine isolierte Empfindung, den einzelnen Reiz, hinaus und vermittelt ganze Zusammenhänge im Raum. Diese wahrgenommenen Ganzheiten erhalten dementsprechende Bedeutungen. Man lernt dadurch die Welt. Auch unsere Fähigkeit, die Farben einzuschätzen, hat sich im Laufe der menschlichen Entwicklung entsprechend den Umständen, in denen wir sie wahrnehmen, verändert.

Nehmen wir als Beispiel die Farben von Sonne und Mond. Das Sonnen-Gelb verbinden wir mit der Mittagshitze, also denken wir uns Gelb als warme Farbe. Das Mond-Gelb, das sogar intensiver erscheint, nehmen wir hingegen in der Kühle der Nacht wahr. Hier führt der Kontrast des warmen Gelb auf dem blauen Himmelsgrund zu der Annahme, Blau sei eine kalte Farbe. Diese Farbempfindungen werden global auch mit unterschiedlichen Vorstellungen verknüpft. In den nördlichen Regionen mit langen

Winternächten bevorzugen die Völker Blau-Weiß, in den südlichen Regionen wählen sie mehr Gelb-Orange. Nicht jeder sieht also die Farben so wie Sie. Das hängt mit Ihren persönlichen Farberfahrungen zusammen. Das Anschauen kann zwar bei allen gleich sein, doch ist die Wahrnehmung teilweise unterschiedlich. Zum Beispiel bemerkt der Bergbauer den schmutzigen Grauschleier über dem weißen Schnee, der Städter nicht. Bestimmte Farben unterschiedlicher Wellenlängen können bei Ihnen auch Empfindungen auslösen, welche mit früheren Erlebnissen verbunden sind. Mit Ihrem inneren Auge tasten Sie Ihren Erfahrungsschatz ab. Darum sehen Sie nur, was Sie gelernt haben. Jede neue Sichtweise wird äußerlich und innerlich als Erfahrung neu aufgenommen (dementsprechend: grau = der Schnee der Städte, rot = der Schnee der Kriege im Winter, gelb = der Schnee im Park mit Tieren, weiß = der Schnee/das Eis der Eskimos mit rund 100 Weißabstufungen). So werden Ihre Gefühle mit Farben verknüpft und bleiben in Ihnen erhalten. Deswegen können Farben Gefühle in Ihnen wieder aufleben lassen, die mit ihnen verknüpft worden sind. Oder umgekehrt: Gefühle nehmen durch die mit ihnen verbundenen Farben Gestalt an. Das heißt auch, daß nicht nur rein optische Reize Farben auslösen können, weshalb auch Ihre Träume bunt sind. Daran können Sie erkennen, daß Farben etwas über das Leben vermitteln.

3.2
Das unwirkliche Farben-Nachbild

Ihr inneres Auge sieht die unterschiedlichen Farbstrahlen anders. Sie kennen das sicher. Sehen Sie sich eine Farbe einige Sekunden an und schließen Sie die Augen, dann sehen Sie vor Ihrem inneren Auge die ergänzende/komplementäre* Farbe. Warum das so ist, konnte bisher nicht genau erklärt werden. Angeblich wird durch Licht/Farbreize auf das Auge das sogenannte Sehpurpur in der Netzhaut abgebaut, weshalb als Gegenreaktion eine Komplementärfarbe zwischengeschaltet wird. Wahrscheinlich ist es ein kluger Schutzmechanismus des Organismus, weil in der Natur ein **starker** Lichtreiz das Wachstum verlangsamt, sogar abtöten kann, und ein **schwacher** Lichtreiz es fördert. Farben-Nachbilder könnten also einen inneren Schutz gegen zu viel Farbigkeit aufbauen. Wenn beispielsweise Orange in

---

* s. Sachwortregister

Ihr Auge dringt, führen die orangen Lichtwirkungen nach einer Weile zu einer warnenden, übermäßig erregenden Reizüberflutung Ihres Inneren. Ihr Organismus wehrt sich dagegen und baut zum Schutz eine Abwehrreaktion dagegen auf. Dafür wird das grüne Blau (beruhigend, ausgleichend) im inneren Sehvorgang hervorgerufen. Umgekehrt würde es wie folgt aussehen: Fällt Ihnen zuerst Blau ins Auge, wird Orange-Gelb zur Abwehr (im Nachbild erkennbar) erzeugt – damit Sie nicht zu stark beruhigt werden oder gar einschlafen (siehe Übersicht *„Die Wahrnehmung von Farben"*, Seite 60).

Hinweis: Verwenden Sie zur Erholung Ihrer Augen das Lichtspeicher-Vitamin A. Dadurch fördern Sie den Wiederaufbau des Sehpurpurs Ihrer Augen.

3.3
Das verborgene Licht in den Dingen

Farben agieren wie Geheimagenten. Diejenigen, die in einen Gegenstand eindringen, sind nicht die gleichen, die Sie von außen wahrnehmen. Warum sehen Sie eine Farbe an einem Gegenstand überhaupt so, wie sie Ihnen erscheint? Nach physikalischer Erklärung dringen Schwingungen der Lichtfarben in Gegenstände ein. Wenn Licht etwas beleuchtet, wird zum Beispiel ein bestimmter Teil der Farbschwingungen verschluckt (absorbiert) und der Rest bleibt draußen vor; er wird zurückgestrahlt (reflektiert).
Fällt Licht beispielsweise auf einen Gegenstand, der sich Blau und Grün einverleibt, so bleibt Rot außen. Der Gegenstand erscheint Ihnen dann rot. Stellen Sie sich eine gemischte Gruppe **roter** Männer und **blauer/grüner** Frauen vor einer Tür vor. Gehen die **bunten** Frauen hinein und die **roten** Männer bleiben dicht gedrängt davor stehen, würde ein Foto nur einen rot bedeckten Eingang zeigen.
Warum aber bleiben Farben draußen? Wohl darum, weil das kosmische Gesetz der Entstehung eines Gegenstandes aus Licht diesen für die Aufnahme/Verwendung bestimmter Energie-/Farbwerte zur Erhaltung seines Lebens zuvor geprägt haben kann. Würde die Energie zum Beispiel stärker oder schwächer sein, dann könnte sich der Lebensprozeß nicht mehr aufrechterhalten. Die Quanten des kurzwelligen Lichtes besitzen eine höhere Energiemenge als die langwelligen Quanten. Da jedes Geschöpf ausreichen-

de Lichtenergie in eine ihm zuträgliche Energie für sein Leben verwandeln muß, wird es die passenden Lichtbestandteile oder auch Farbenergien aufnehmen; der Rest bleibt draußen.

So benötigen die Pflanzen für ihren Lebens**prozeß** (Photosynthese) vor allem die Lichtenergien von Rot/Blau und Gelb, welche sie durch den Blattfarbstoff (Chlorophyll) aufnehmen.

Extrem ist dieser Vorgang bei Schwarz/Weiß: Wirft ein Gegenstand alle Frequenzen des sichtbaren Lichtes, das heißt alle Farben, zurück, erscheint er Ihnen weiß. Nimmt er dagegen alle Farbschwingungen auf, sehen Sie schwarz. Das hat durchaus etwas Philosophisches an sich. Das Gesetz des Kosmos erscheint im übertragenen Sinne: Wer sichtlich alles abgibt, erscheint weiß; wer alles selbst behält, wirkt schwarz/dunkel.

Normale Augen empfinden die Farben der verschiedenen Licht-Wellenlängen sehr unterschiedlich. Nach der Judd-Farbdifferenz-Formel unterscheidet das menschliche Auge unter günstigsten Bedingungen circa 10 Millionen Oberflächenfarben (Farbvarianten) und erkennt 152 Spektralfarben. Wahrscheinlich ist das etwas zu hoch gegriffen. Andere Experten meinen, der Mensch könne „nur" bis zu 500.000 Farben unterscheiden. Das sind zumeist namenlose Farben. Denn nach welchem System wollte man sie bezeichnen, so daß jeder farblich dasselbe versteht? Es stellt schon eine ungeheure Leistung des menschlichen Geistes dar, diese Prägung überhaupt in sich aufnehmen zu können!

Die Wahrnehmung von Farben

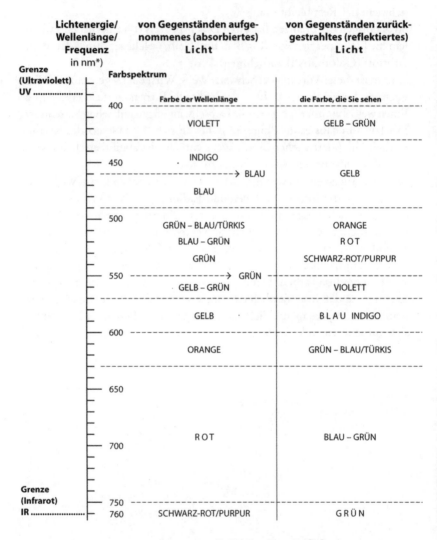

Lichtenergie/ Wellenlänge/ Frequenz in nm*)	von Gegenständen aufge-nommenes (absorbiertes) Licht	von Gegenständen zurück-gestrahltes (reflektiertes) Licht
Grenze (Ultraviolett) UV	**Farbspektrum**	
400	Farbe der Wellenlänge	die Farbe, die Sie sehen
	VIOLETT	GELB – GRÜN
450	INDIGO	
	------------------------> BLAU	GELB
	BLAU	
500	GRÜN – BLAU/TÜRKIS	ORANGE
	BLAU – GRÜN	R O T
	GRÜN	SCHWARZ-ROT/PURPUR
550	----------------> GRÜN	
	GELB – GRÜN	VIOLETT
	GELB	B L A U INDIGO
600		
	ORANGE	GRÜN – BLAU/TÜRKIS
650		
700	R O T	BLAU – GRÜN
Grenze (Infrarot) IR		
750		
760	SCHWARZ-ROT/PURPUR	G R Ü N

Die Farbübergänge sind fließend

*) Nanometer = Lichtmaß, milliardster Teil eines Meters

Wie wertvoll sind Farbenlicht, Naturfarben oder künstliche Farben?

Licht wirkt unter anderem im Farbenlicht direkt über seine Frequenzen. **Naturlicht** enthält Frequenzen, die in der Natur lebendige Prozesse bewirken, welche in Farben offenbart werden. Diese vitalen Farben wirken direkt (zum Beispiel über naturbelassene Nahrung). **Kunstlicht** enthält nicht alle Lichtfrequenzen.

Künstlich hergestellte Gegenstände enthalten keine Farbenkräfte aus sich selbst, denn ihr farbiges Aussehen entsteht nicht durch lichtbedingte Kraft aus natürlichen Prozessen. Dennoch haben ihre Farben in Verbindung mit den verschiedenen Frequenzen des natürlichen Lichtes eine gewisse Wirkung. Dadurch beeinflussen künstliche Farben indirekt. Dies geschieht aber in künstlicher Beleuchtung ohne Vollspektrum-Anteil nicht in ausreichendem Maße. Der Mensch kann also durch die Farben künstlicher Gegenstände nur in Verbindung mit den Lichtfrequenzen der Umgebung beeinflußt werden. Ohne Licht gibt es selbstverständlich keine Wirkung. Daher empfehlen sich zur Selbstanwendung der Wertigkeit nach:

1. das Licht in der reinen, gesunden Natur. Dieses ist am wertvollsten

2. die Verwendung von sogenannten Lichtvollspektrum-Lampen oder Farblicht-Beleuchtungen sowie durch Fenster-Farbfolien oder Farbspektrum-Lampen

3. die gezielte, vorübergehende, kurzfristige Farblicht-Bestrahlung

4. die Aufnahme von Farben über mit Farblicht bestrahltem Wasser, Öle, Getränke usw.

5. die Lichtenergie-Aufnahme durch ausgewählte Nahrungsmittel

6. durch Farben visualisieren, imaginieren und zeichnen, indirekt hören, sprechen, singen

7. Farben aus der Umgebung in Verbindung mit natürlichen Lichtquellen auf sich einwirken lassen.

Über die Wirkungsweise der Farben orientieren Sie sich am besten an *„Die zwölf Farben-Portraits"*, ab Seite 197.

Kapitel III

Testprogramme

Wie stark sind Sie wirklich?

Signale für Mangel, Blockierung und Verlust an Farben

Farben bestimmen Ihr Leben und verraten viel über Sie. Ihre Haltung, Ihre Gefühle, Wünsche und Handlungen anderen gegenüber beeinflussen Ihr Leben Tag für Tag. Werden Sie von Ihrer Umwelt nicht positiv aufgenommen, oder scheinen andere Sie nicht zu verstehen, geraten Sie in Streß, fühlen sich gehemmt oder werden aggressiv. Ihr unterschiedlicher Bedarf an Farben ist abhängig von Ihrer Empfangsbereitschaft, das heißt Ihrer körperlichen Verfassung sowie der Situation, wieviel Farbe Sie beispielsweise aufgrund von klimatischen Bedingungen brauchen. So kann es sein, daß die 3-Farben-Quelle Ihrer Lebenskräfte ganz versiegt oder teilweise blockiert ist.

Die 3-Farben-Quelle Ihrer Lebenskräfte

Sie liegt in Ihren drei Daseins- oder auch Hauptfarben-Bereichen:

1. Grün   →   Ihr Gefühl   = Seele/Fühlwelten ....
das heißt, Sie erahnen, erfühlen etwas.

2. Blau   →   Ihr Intellekt   = Geist/Denkart, Haltung ....
das heißt, Sie setzen Ihre Gefühle verstandesmäßig um.

3. Rot   →   Ihr Wille   = Körper/Zusammenspiel der organischen Kräfte ....
das heißt, Sie setzen alles Verstandene über Ihren Willen in Taten um.

Ziel für ein erfülltes Leben muß ein ausgeglichenes, kraftvolles Wirken dieser 3-Farben-Quelle in Ihnen sein. Sehr oft arbeiten diese drei Bereiche jedoch nicht harmonisch zusammen, weil sie irgendwo blockiert sind:

1) im *Grünbereich* blockiert das Gefühl (Herz)
2) im *Blaubereich* blockiert der Intellekt
3) im *Rotbereich* blockiert der Wille

Wenn davon zwei oder alle drei Bereiche teilweise blockiert sind, entsteht durch diese Disharmonie eine besonders nachhaltige Energieschwäche der entsprechenden Bereiche.

Mangel oder Überfluß an Farben – beides schwächt

Wenn Sie Ihr Herz (von Grün gefördert), Ihren Verstand (von Blau gefördert), Ihr körperliches Wohlergehen (von Gelb gefördert) unterschiedlich versorgen oder gemeinsam nicht gut und ausreichend kräftigen, entsteht daraus zunächst eine Disharmonie in Ihrem körperlich wirksamen Gelbbereich, was allmählich zu einer allgemeinen Schwächung ihrer Lebensenergie führt.

4) Im *Gelbbereich* blockiert – dadurch lahmgelegte Lebensenergien

z. B. durch mangelhafte Ernährung (weil Sie nichts Besseres suchen oder finden), unzureichende Auswertung Ihrer Nahrung oder durch Aufnahme falscher Nahrungs-/Genußmittel. Das führt wiederum rückwirkend zu Farbschwächen in Grün, Blau, Rot. Die Folge: Wenn Sie nicht (richtig!) essen, werden Herz, Verstand und Willen lahmgelegt.

Die rückwirkenden Schwächen aus der Blockierung von Gelb:
↓

- Schwäche im Grün (siehe oben unter 1) =	Verlustgefühle, Depressionen
- Schwäche im Blau (siehe oben unter 2) =	fremde Meinungen „wiederkäuen" (z. B. Althergebrachtes ohne eigene freie Meinungsbildung)
- Schwäche im Rot (siehe oben unter 3) =	sich anhaltend einem fremden Willen unterwerfen

Sie sehen daraus, wie ein Mangel oder Überfluß an Farben zu unausgeglichenen Farbwirkungen im Organismus führen können und welche Folgen das für Sie haben kann. Jeder sollte darum versuchen, solche Farbblockierungen oder Farbschwächen auszuschalten, bevor die Folgen ihm zu viel Energie rauben. Vielleicht ist es schon so weit gekommen, daß sich diese Unausgewogenheit der Farben bereits störend auf Ihre zwischenmenschlichen Beziehungen auswirkt. Dann sind sie auch das Mittel der Wahl, um Spannungen in Ihnen wieder auszugleichen. Dadurch erhalten Sie ein harmonischeres Innenleben, das sich dann auch auf Ihre Umwelt positiv auswirken wird. Die Energie jeder Farbe verbreitet sich auf einer bestimmten Wellenlänge. Als elektromagnetische Schwingung wirkt sie energiespezifisch auf Ihren Organismus bis in die kleinsten Energiepotentiale Ihrer Zellen. Auf jeden Farbreiz in der Außenwelt folgt eine Reaktion in Ihrer Innenwelt. Eine zu geringe Abwechslung an Farben bringt Energieverluste. Diese führen zu Dissonanzen wie Mißstimmungen, gestörten Funktionen, Fehlentwicklung und Krankheit. Ein so entstandener Energiemangel kann und muß daher durch Farbenkräfte ausgeglichen, gestörte Energie wieder harmonisiert werden. Wenn Sie sich also einmal nicht wohlfühlen, kann das durchaus auf einen Energieverlust an Farben schließen lassen.

Anzeichen von Farbenmangel in Ihrem Körper

Die Farben wirken gleichermaßen auf Gefühl, Verstand und Körper. Dementsprechend werden Sie eventuelle Farbmängel auch in diesen Bereichen erkennen:

Rot-Mangel: Schwächezustände, Energiemangel, Antriebsschwäche. Depressionen, Bewegungsfaulheit, Muskelerkrankungen, Rheuma, Gicht, Ischias, niedriger Blutdruck. Auf die Haut bezogen: blasse Hautfarbe, schlecht abheilende Hautunreinheiten/Akne, Allergien; zu stark gerötete, gereizte Haut, oft Entzündungen bei Pickelchen, rote/geplatzte Äderchen, Couperose und Besenreiser.

Blau/Indigo-Mangel: Unruhe, Übererregbarkeit, Schlaflosigkeit, Nervosität, Angstgefühle; höherer Blutdruck, Entzündungsbereitschaft, stärkere Schmerzgefühle.

Gelb-Mangel:	Andauerndes Kältegefühl oder leichtes Frösteln, große Müdigkeit (körperlich und im Denken), Nervenschwäche, Abgespanntsein, Appetitmangel, schwaches Verdauungssystem (Verstopfungen, Blähungen), nachlassende Leberkraft, Neigung zu Allergien. Auf die Haut bezogen: atrophische (anspruchsvolle) Haut, Hautfalten, grobes Hautbild/zu große Poren
Grün-Mangel:	Verlust der inneren Mitte und Lebensfreude, Herzprobleme, Gefühle von Streß, Überforderung, hohe Nervosität. Erhöhter Blutdruck, Abgespanntsein mit Übermüdung und Schlafstörungen. Auf die Haut bezogen: schlaffe, überempfindliche Haut, gerötet und gereizt
Orange-Mangel:	Orange als Mischung aus Rot (= Tat und Wille) und Gelb (= Lebensenergie) führt bei Unterversorgung zu Potenzstörungen und geschwächten zwischenmenschlichen Beziehungen
Violett-Mangel:	Violett als Mischung aus Blau (= Verstandeskräfte) und Rot (= Wille) führt bei Unterversorgung zu Schwierigkeiten im geistigen Durchsetzungswillen
Türkis-Mangel:	Türkis als Mischung aus Blau (= Verstandeskräfte) und Grün (= Ausgleichsbestrebungen) führt bei Unterversorgung zu einem nachlassenden Harmoniegefühl, Mutlosigkeit und zu Auseinandersetzungen mit Ihren Mitmenschen.

Wenn Sie in einem oder mehreren dieser Bereiche einen Farbenmangel erkannt haben, hilft Ihnen ein genauer Test weiter.

1. TEST:
So finden Sie Ihre Farbblockaden

Wo haben Sie Farbschwächen? In Ihrerm Körper, Ihrer Seele oder Ihrem Verstand?

1. Fehlen Ihrem Körper Farbenergien?

a) Wo liegt diese Stelle genau? (siehe „*Farben ent-decken die Schöpfung*", Seite 19)

....

– An welcher Farbe hat Ihr Körper einen Mangel?

....

b) Was soll Ihnen dadurch bewußt werden? Wogegen rebelliert Ihr Organismus?

(Lesen Sie dazu alles über diese Farbe, an der es Ihnen mangelt – siehe „*Die zwölf Farben-Portraits*", ab Seite 197)

Denken Sie über die Bereiche nach:

....

2. Fehlen Ihrer Seele Farbenergien?

a) Was haben Sie seelisch durchgestanden? (Eifersucht, Neid, Lieblosigkeit usw.)

....

b) In welcher Farbe fühlen Sie sich schlecht?

....

(Lesen Sie nach, was diese Farbe in Ihnen bedeuten kann.)

c) Auch wenn es Ihnen merkwürdig erscheinen mag, versuchen Sie, auch folgendes ernsthaft herauszufinden:

Welche Vorteile haben Sie, wenn Sie gekränkt sind?

– Wollen Sie jemanden damit umstimmen?　　　　ja ○ gelb

– Soll man Mitleid mit Ihnen haben?　　　　　　ja ○ blau

– Wollen Sie sich rächen?　　　　　　　　　　　ja ○ grün

– Verändern Sie dadurch eine gewisse Situation?   ja ○ rot

– Ist Ihr Selbstwertgefühl (Stolz) verletzt?   ja ○ orange

– Fühlen Sie sich nicht mehr wert, als der Umstand
Ihrer Kränkung Ihnen zu verstehen geben kann?   ja ○ schwarz

d) Warum ist Ihre Seele so stark beteiligt?

– Sind Sie jemandem hörig?   ja ○ grün

– Will man Ihre Gefühle zerstören?   ja ○ grün

– Sind Ihre Gefühle echt?   ja ○ blau

– Hat Ihr Lieben einen Sinn?   ja ○ violett

3. Fehlen Ihrem Verstand Farbenergien?
a) Will man Ihnen nichts zutrauen?   ja ○ türkis

b) Hat man Ihnen einen Strich durch
verheißungsvolle Pläne gemacht?   ja ○ indigo

c) Verstehen Sie angeblich nicht, was man Ihnen sagt?   ja ○ türkis

4. Haben Sie geistige Energieverluste?
a) Glauben Sie nicht mehr an Ihre eigene Zielsetzung?   ja ○ gelb

b) Halten Sie sich für überflüssig?   ja ○ gelb

c) Werden Sie geistig mit Phrasen oder Parolen traktiert
und wehren Sie sich zu wenig dagegen,   ja ○ schwarz

d) oder können Sie sich nicht dagegen auflehnen?   ja ○ rot

Alle angekreuzten Farben bedeuten fehlende Energien, die Sie mehr zu sich
nehmen sollten. Zu welchem Ergebnis sind Sie gekommen? Wo fehlen
Ihnen Farbenergien? In Ihrem Körper? An welcher Stelle? Sehen Sie sich
den Farbbereich in den Abbildungen im Farbteil an. Oder hat Ihre Seele
zu geringe Farbenkräfte? Dann lesen Sie die Ausführungen über das Gehirn (Seite 37 f.). Wenn Ihr Verstand mehr Farbenergien benötigt, werden
Sie sich wohl auch besonders mit dem Licht-Verstand Ihres Herzens beschäftigen müssen (Seite 41 f.). Geistige Energieverluste können dagegen

nur durch den Verstand verhindert beziehungsweise wieder ausgeglichen werden. Schauen Sie sich hierzu die folgende Übersicht „Die **Signale** von Farbmängeln" an.

Die Signale von Farbmängeln

Signale von Farbmängeln	weiß	violett	← MANGEL-FARBEN →							
			indigo	blau	türkis	grün	gelb	orange	rot	schwarz
gehemmt/verklemmt/frustriert						⊗				
hemmungslos, triebhaft, verantwortungslos, Machtmißbrauch				⊗						
Egoismus, Eitelkeit, Undankbarkeit			⊗		⊗					
Unlustgefühle, Mangel an Durchsetzungskraft									⊗	
Angst, Verkrampfung, Sehnsüchte			⊗				⊗			
Antriebsschwäche, Bewegungsfaulheit							⊗			
Haß, Aggressionen, Wut, Eifersucht			⊗			⊗				
Verlangen nach Liebe, Anerkennung, Mitleid; Liebeskummer, Hunger					⊗	⊗				
Depressionen, Apathie	⊗								⊗	
Einsamkeitsgefühle, Verlust der Mitte, Langeweile		⊗				⊗				
unehrliches Fühlen, Reden, Denken (Lügen, Neid u. dgl.), auch Eigentumsdelikte (wie Stehlen u. a.)			⊗		⊗					

69

Fortsetzung:

Signale von Farbmängeln	← M A N G E L - F A R B E N →									
	weiß	violett	indigo	blau	türkis	grün	gelb	orange	rot	schwarz
Eigensinn, Machtstreben			⊗							
Lernschwierigkeiten, Konzentrationsschwäche			⊗	⊗						
Denkschwäche, „Nervenbündel"	⊗		⊗							
Willensschwäche; Streß			⊗						⊗	⊗
Trauer, Melancholie, Schmerz, Enttäuschung						⊗				⊗
Lust am Untergang, Selbstmordneigung, Scham, Furcht	⊗						⊗			⊗
Kurzschluß (seelisch, geistig)	⊗				⊗					
Appetitlosigkeit, fadenscheinige Ausflüchte, Verbitterung						⊗		⊗		
zu geringes Anpassungsvermögen; Geiz, Willensschwäche; bei Gelbmangel organisiertes Verbrechen u.a.			⊗				⊗			
fehlende Liebe zu Kindern; schwächliche Natur, Verantwortungslosigkeit, unmoralisches Verhalten			⊗					⊗		
„eingebildete" Kranke; schlechte Laune, auch Boshaftigkeit		⊗						⊗		
Feigheit, Angst vor Versagen, Unruhe, Existenzprobleme						⊗	⊗			
tollkühne Ruhelosigkeit	⊗									⊗
Potenzmangel						⊗		⊗		
Minderwertigkeitsgefühle						⊗	⊗	⊗		

Fortsetzung :

Signale von Farbmängeln	← M A N G E L - F A R B E N →									
	weiß	violett	indigo	blau	türkis	grün	gelb	orange	rot	schwarz
Gekränktsein, Vergeltungsstreben					⊗	⊗				
sich eingesperrt oder ausgeliefert fühlen; Neigung zu Intrigen u.a.				⊗	⊗					
festklammern, sich nicht lösen können von anderen					⊗		⊗			
sich um andere sorgen und bemühen				⊗					⊗	

Mangel an Farben ruft Farbmängel hervor. Stellen sie fest, durch welchen Farbmangel sich Gefühle, Gedanken und Verhalten verändern können. Die jeweils angekreuzten Farben müssen dem Organismus wieder zugeführt werden. Für alle diese Zustände und Situationen gibt es Möglichkeiten zur Wiederherstellung der Farbharmonie (siehe auch die Tabelle *„Die Therapien im Farben-Rhythmus"*, Seite 123).

2. TEST:
Testen Sie Ihre Farbenverluste

Dieser Test gibt Ihnen einen Aufschluß darüber, wie stark Sie wirklich sind. Die Übungen zeigen Ihnen, wie gut die Kraft der Farben Sie motiviert, und wie weit Ihr Organismus Ihnen Folge leisten wird.

Lesen Sie bitte die Übungen zuerst gut durch, bevor Sie anfangen. Überlegen Sie als nächstes Ihre Motivation dazu:

• Übungen abgelehnt	= Indigo-Mangel
• wenig Lust zum Üben	= Mangel an Rot und Gelb
• Übung verschieben wollen	= Mangel an Orange
• Befürchtung von Muskelkater oder zu wenig Kraft oder dgl.	= Mangel an Violett

Die Übungen:

links   rechts

1. Kopf weit zur Seite drehen
   Behinderung (ankreuzen):   ....

2. Bein auf einen harten Stuhl stellen,
   Fuß und Knie fest durchdrücken
   mit der linken Hand zur rechten Fußspitze,
   mit der rechten Hand zur linken Fußspitze;
   *Behinderung (unangenehmes Muskelgefühl,
   Oberschenkel usw.):*   ....

3. Auf den Boden setzen,
   Unterschenkel/Bein überkreuzen,
   mit dem Kopf erst zum rechten Knie,
   dann zum linken Knie;
   unangenehmes Muskelziehen oder blockiert: ....

   Becken: ....

   Schulter: ....

4. Breitbeinig hinstellen,
Füße ca. 40 cm voneinander entfernt,
beide Arme hoch,
langsam möglichst weit nach hinten beugen; links   rechts
unangenehmes Muskelziehen oder blockiert: ....

Nacken: ....

Taille: ....

Bauch: ....

5. Breitbeinig stehen wie zuvor,
mit hocherhobenen Armen nach rechts beugen
zur rechten Fußspitze, dann wieder aufrichten
und zur linken Fußspitze hinabbeugen;
unangenehmes Muskelziehen oder
wenig beweglich: ....

Beine: ....

Taille: ....

6. Hinsetzen; Beine weitestmöglich grätschen.
Dann mit beiden Händen rechten Fuß fassen,
Kopf vornüber zum rechten Knie beugen,
wieder aufrichten. Dann mit beiden Händen
linken Fuß fassen und Kopf vornüber zum
linken Fuß beugen, wieder aufrichten;
unangenehmes Muskelziehen oder blockiert: ....

Oberschenkel Innenseite: ....

Knie: ....

Schulterblätter: ....

Taille: ....

Nacken: ....

7. Aufrecht hinstellen,
   Arme seitwärts ausstrecken,
   Hände/Fingerspitzen nach oben anwinkeln,
   Handflächen nach außen.
   Arme rückwärts/nach hinten drücken,
   anspannen und beide Handflächen wie   links   rechts
   gegen eine imaginäre Wand gleichzeitig
   nach außen drücken:
   unangenehmes Muskelziehen oder blockiert: ....

Arme: ....

Schulterblätter: ....

Handgelenke: ....

Hatten Sie Schwierigkeiten, die Übungen auf Anhieb leicht, gut und schnell durchzuführen? Dann können Ihnen dabei folgende Farbmängel zu schaffen machen:

- wenig Ausdauer beim Üben   = Orange-Mangel
- Übungen in der Mitte abgebrochen   = Rot-Mangel
- Schwierigkeiten in der Koordination
  der Körperteile   = Blau/Indigo-Mangel
- Durchführung der Übungen
  nur unter Seufzen und Schimpfen   = Gelb-Mangel
- Schwäche bei der Durchführung   = Grün- oder Rot-Mangel

- Übungen anderen empfohlen   = Grün-Liebhaber

Diese Testübungen können Sie als Einzelübung wöchentlich mehrmals unter dem jeweils für Sie notwendigen Farblicht durchführen. Dadurch lockern Sie Ihre Farbblockaden und gleichen Ihre Farbmängel aus. Nehmen Sie stets die Farben, mit denen Sie sich während der Übung wohlfühlen. Dann wird es Ihnen zunehmend besser gehen.

3. TEST:
Wohin Ihre inneren Farben Sie führen

Für diesen Test sollten Sie innerlich und äußerlich gelöst sein. Wählen Sie bequeme, lockere Kleidung, legen Sie Ihren Schmuck ab, und suchen Sie sich einen ruhigen Raum, wo Sie nicht gestört werden. Stellen Sie vor sich auf den Boden oder auf den Tisch eine Kerze. Legen Sie Ihre Hände zusammen oder in den Schoß.

Legen Sie eine der von Ihnen als wichtig ausgewählten Farben vor sich hin.

Betrachten Sie diese aufmerksam 1–2 Minuten lang und prägen Sie sich die Farbe ein.

Schließen Sie die Augen und sehen Sie sich die Nachbilder der Farbe, die in den verschiedensten Farben auftreten werden, vor Ihrem inneren Auge an. Denken Sie dabei an gar nichts, sondern warten und erfühlen Sie, was die Farben jeweils in Ihrem Inneren bewirken. Lassen Sie sich von Ihrem Gefühl für die einzelnen Farben führen.

Sollte eine Farbe immer wieder beharrlich auftauchen, so daß Sie diese wirklich „satt" haben, dann öffnen Sie die Augen und brechen die Übung ab. Lesen Sie nach, was diese Farbe alles bewirken kann *(„Die zwölf Farben-Portraits",* Seite 197 f.). Sehen Sie nach, in welchem Körperbereich (siehe Abb. 1, 5/*Farbteil,* Seite 258 und 260) die Ihnen als unangenehm aufgefallene Farbe wirkt, und wo sie im Gehirn die entsprechenden Motivationen auslöst. Kommt Ihnen dabei das eine oder andere bekannt vor? Eröffnet es Ihnen Erkenntnisse? Wählen Sie sodann zur eventuellen Selbstbehandlung diejenige Farbe aus, die in der Übersicht *„Die Signale von Farbmängeln"* (siehe Seite 69) für Sie zutrifft. Angekreuzte Farben müssen zugeführt werden.

Die Wahl der Ur-Wege Blau und Gelb – Geist oder Materie

Sie können leicht herausfinden, wie Ihre Farben Sie beeinflussen. Täglich stehen Sie vor der Wahl, sich immer wieder zu entscheiden, sozusagen zwischen einem Leben im materiellen Fortkommen oder im Erweitern Ihres geistigen Horizonts.

III

Die Ur-Wege des Menschen

A	B
einerseits	andererseits
Geist zugewandt	Materie zugewandt
VIOLETT	**ORANGE**
(aus Rot und Blau)	(aus Rot und Gelb)
Das ist der Wille, mit Phantasie im geistigen Licht zu wandeln und schöpferische Fähigkeiten auszubilden und/oder zu verwirklichen.	Das ist der Wille nach Dasein im Strom der Lust auf alles Neue und die sinnliche Erfahrung.
Dieser Weg schenkt Frieden und Ausgeglichenheit. Sein Ziel ist, andere zu erfreuen. Man empfindet Freude bei der Beschäftigung mit geistigen und/oder mystischen Interessen. Manchen mag dieser Weg der dauernden Selbstversenkung zu weltfern erscheinen.	Dieser Weg sichert das materielle Sein. Er ist anregend und aufregend bis explosiv. Er ist zugleich erschöpfend und ruhelos.

Beide Farbrichtungen werden mehr oder weniger häufig im Leben gewechselt. Die Bewegung verläuft einmal zu dem oberen Blau-Pol, ein andermal zum unteren Gelb-Pol hin, und dies jeweils gemeinsam mit dem aktivierenden Rot. Je nach den gesammelten Erfahrungen wird früher oder später ein Weg überwiegend oder ausschließlich bevorzugt. Ihre Wahlfarben und deren Verwendung im Alltag werden dann mehr den einen oder anderen Weg und die Sehnsucht nach A oder B in Ihnen fördern oder hemmen, auch wenn Sie dies bisher noch nicht so genau feststellen konnten. Der Empfindungsreichtum im Erleben einer Farbe ist an Ihr Herz und Ihren Verstand gebunden. Sie haben Ihre persönliche Vorstellung von Farben im Laufe Ihres Lebens in sich eingeprägt. Es sind Empfindungen, die sich aus persönlichen Anmutungen entwickeln und die von vielfältigen Erlebnissen durchflutet sind. Sie werden feststellen, wie Sie sich danach sehnen, jener Farbe den Vorrang einzuräumen, deren Wirkung Sie befriedigt haben möchten. Genauso werden Sie das Gefühl der Ablehnung einer Farbe, begründet oder nur als Vorurteil, voll ausleben. Dabei liegen die mit den Farben verbundenen Gefühle hauptsächlich im Unbewußten vor, und Sie können diese deshalb auch selten begründen.

Testen Sie Ihre Beziehungen zu Farben

Diese Gefühlsbeziehungen, die mit dem Erlebnisreichtum Ihrer Farbenwelt angefüllt sind, können Sie ohne kostspielige Farbvorlagen mit unendlich vielen Nuancierungsmöglichkeiten testen, indem Sie sich die Hauptfarben einfach und klar vorstellen. Sie testen also die Farbe Ihrer eigenen Vorstellung in sich selbst und nicht eine vor Sie hingelegte Farbe!

Damit Sie sich die Farbe Himmelblau vorstellen können, benötigen Sie keine Vorlage davon. Sie kennen das Bild entsprechend Ihrer eigenen Erfahrung. Bei der Farbwert-Beurteilung spielen nur Ihre individuellen Vorerlebnisse mit Farben eine Rolle. In Wirklichkeit ist es ganz unbedeutend, ob Sie „Ihr" Blau dunkler fühlen oder zarter. Auch Ihre Ablehnung bezieht sich ganz auf die Farbe, welche Sie Ihrer Meinung nach als erlebtes Blau (oder eine andere Farbe) klar erkannt haben und erfühlen. Die Auswahlkriterien zwischen vielen Blautönen kommen nicht näher in Betracht, sondern nur Ihr eigenes positives oder negatives Gefühl für Ihr „inneres Blau" (oder eine andere Farbe).

Sind Sie farbsatt oder farbhungrig?

Die Ablehnung einer Farbe kann bedeuten, daß eine Farbsättigung vorliegt. Die spezielle Charakteristik dieser Farbe wäre dann so stark in Ihnen eingeprägt, daß sie zum gegenwärtigen Zeitpunkt nicht mehr durchgesetzt, verarbeitet, konsumiert zu werden braucht. Eine stark abgelehnte Farbe könnte ein „Kapitel" sein, das Ihnen nicht mehr wichtig erscheint. Die Entwicklung darin ist zunächst – manchmal auch nur vorübergehend – als abgeschlossen anzusehen, so wie Gartenarbeit von irgendeinem Zeitpunkt an nicht mehr dringend nötig ist, aber immer wiederholt werden muß. Das heißt jedoch nicht, daß Sie diese Farbenergie nicht weiter benötigen. Fest steht, daß auch die Abneigung beispielsweise gegenüber Salat oder Fisch auf längere Zeit zu einem Defizit an Nährwerten im Körper führt. Das gleiche gilt für die Farben. Da Farben von Ihrem Organismus in bestimmten Bereichen ausreichend konsumiert werden müssen, setzt hier ebenso ein Nachholbedarf ein. Andernfalls bleiben Sie „farbhungrig".

Es ist wichtig, daß Sie auf Ihre sich wandelnden oder für längere Zeit unklaren Farbempfindungen achten und diese untersuchen. Das Ergebnis könnte Ihnen bereits offenkundige Alltagsbeschwerden oder auch bestimmte Verhaltensweisen anderer gegenüber deuten. Sie können unter anderem feststellen, daß Ihr Körper Ihnen vielleicht etwas zu verstehen geben will: daß Sie sich nicht mehr so gut fühlen, und daß Ihre Leistungsfähigkeit in bestimmten Bereichen zu wünschen übrig läßt (siehe *„Farben entdecken die Schöpfung ...“* Seite 19 f. und Abb. 2/*Farbteil,* Seite 258). Wenn Sie beispielsweise stark gegen Schwarz eingestellt wären, würde das beispielsweise auch Vergeßlichkeit durch zu geringe Regeneration des Gedächtnisses erklären. Mittels Selbsterkenntnis werden Sie sich bewußt mit dem Ausgleich von Farbenergien beschäftigen und dadurch die Ursachen und Wirkungen daraus verändern können.

Wenn Sie Farbenergien gezielt einsetzen, verbessern Sie deren Wirkungen in Ihnen. Dazu sollten Sie aber Sie die Wirkungen der Farben in Ihnen erkennen. Daraus werden Sie auch Ihr Verhalten verstehen. Fast täglich ändert sich Ihr Gefühlsbarometer anderen gegenüber. Dies hängt damit zusammen, wie viele Lichtenergien und Farben auf Sie einwirken, ob Sie gerade farbsatt oder -hungrig auf Licht sind, und wieviel Ihr Körper von welcher Energie aufnimmt oder sich dabei übernimmt. Selten befinden Sie in sich in einem Idealzustand von Energieausgleich. Mit Streß und Müdigkeit, Aggression und Depression gleiten Sie in Gefühlsschwächen. Mangelndes Selbstbewußtsein ist die Folge. Wenn Sie Ihre Harmonie wiedererlangen wollen, testen Sie, ob und wie Sie durch bestimmte Farbenergien zu wenig oder zu viel beeinflußt werden. Ist Ihre Lieblingsfarbe auch wirklich lieb und gut für Sie, oder schadet sie Ihnen gar? Oder schreit Ihr Inneres förmlich nach einer Farbe, die Sie nie berücksichtigt haben?

Ihre abgelehnte Farbe schleicht durch die Hintertür

Der vorliegende Test hilft Ihnen, Ihren jeweiligen Farbzustand schnell festzustellen. Wenn Sie ihn durchgeführt haben, erkennen Sie Ihr wesentliches Verhalten. Die Farbe, welche Sie am intensivsten bevorzugen, überfordert Sie am stärksten. Jene Farbe, welche Sie am wenigsten mögen, übt ihren Einfluß sozusagen über die Hintertür auf sie aus. Solange Sie die Farbe immer wieder oder lange Zeit übergehen, werden Sie nicht zur kraftvollen inneren Ausgeglichenheit gelangen.

Die zu testende Kombination von Farben deckt Gefühlswerte, Erlebnis-
fähigkeiten, eine bestimmte Haltung und Einstellung sowie die Begrün-
dung von Entscheidungen auf. Wer beruhigende Farben liebt (wie Grün),
fühlt sich vermutlich angeregt genug. Wer anregende Farben liebt (wie
Orange), fühlt sich ausgeglichen genug und sucht Kontakt zum Nächsten.
Hier gilt: Wer Warmes sucht, der friert. Wer Kühles sucht, dem ist anschei-
nend warm genug. Zwischen diesen beiden Gefühlswerten entscheiden Sie
sich, meist unbewußt, Tag für Tag – je nachdem, von welchen Farbkombinationen Sie in verschiedene Richtungen gezogen werden, welche Sie entweder behindern oder Ihnen helfen, über Ihre Alltagshürden hinweg zur
inneren Harmonie zu gelangen.

4. TEST:
Unlust und Lust – Ihre Farben-Pole im Farben-Kompaß
Gewinnen oder verlieren Sie mit *Ihren* Farben?

Testen Sie Ihre Farben-Pole, so erkennen Sie das Spannungsverhältnis zwischen Ihrer Bevorzugung und Ablehnung von Farben. Bestimmte Farbkombinationen zeigen gewisse Übereinstimmungen mit Ihrem Verhalten. Ihre ausgewählten Farben-Pole spiegeln Ihre seelischen Reaktionen auf Bedingungen in Ihrem Umfeld oder Ihr Verhalten in zwischenmenschlichen Beziehungen wider. Die damit zusammenhängende notwendige Anregung oder Beruhigung durch eine betreffende Farbe ist daraus ebenfalls zu ermitteln.

Dieser Test in Verbindung mit dem Farben-Kompaß schenkt Ihnen ganz schnell die Informationen über den Reizzustand zwischen Ihren beiden Farben-Polen: Sie entscheiden nur zwischen zwei Gefühlen: Lust und Unlust gegenüber einer Farbe. Zwischen diesen beiden Gefühlspolen – Plus oder Minus – entscheiden Sie sich meist unbewußt. Dazwischen liegt Ihr Geschick oder Ungeschick im Umgang mit Ihrer Umwelt. Ihre Harmonie hängt davon ab, wie Sie sich ausbalancieren können: zwischen den Gefühlen von (ein wenig) Zuviel vom einen und (ein bißchen) Zuwenig vom anderen. Je nach Ergebnis erkennen Sie hierdurch, wie Sie sich für ganz neue Farbenkräfte öffnen und entscheiden können. Sie wählen entweder mehr Farbe für den Ausgleich oder wesentliche Farbimpulse für kraftvolle Anregungen.

Dieser Test ist aus einem großen Erfahrungsschatz mit vielen Personen hervorgegangen. Es geht dabei um die Unlustgefühle, die Reaktion auf das Unangenehme im Alltag und um das, was hauptsächlich abgelehnt wird. Will man da mit sich zurechtkommen, muß man immer zuerst das unangenehme Gefühl deuten, zum Beispiel: Warum reagiert man übersensibel, wütend usw.? Darüber erhalten Sie Auskunft durch Ihre Farbhaltung. Finden Sie durch Überlegung und Gefühl Ihre Farbhaltung heraus.

Wählen Sie die Ihnen unangenehmste **Farbe (zum Beispiel Grün) und kombinieren Sie diese mit der für Sie** angenehmsten **Farbe (zum Beispiel Violett).**

Ihre Wahl :

      IHRE unangenehmste Farbe (zum Beispiel – Grün) : ....

      IHRE angenehmste Farbe (zum Beispiel + Violett) : ....

Die Deutung finden Sie in den Kompaß-Tabellen (Seite 92 f.) unter Ihrer Minus-Farbe:

....

(hier zum Beispiel Grün*(–)* mit der *(+)*Farbe Violett)

Möglich, daß Sie sich als machtvolle Persönlichkeit entdecken oder als Angsthasen. In beiden Fällen sind Lebensaufgaben eventuell anders zu meistern. Sehen Sie nun bei der Deutung des Farben-Kompasses nach, wie Sie der gegenwärtige Energiewert Ihrer beiden Farben beeinflußt. Kombinieren Sie, in welcher Weise diese Aussage auf Ihren inneren Zustand zutrifft, wie Sie dahin gelangt sind. Im Programm: *„Heilkräfte der Farben in der Selbstanwendung"*, (Seite 117), finden Sie alles, was Sie für Ihre Gesundheit, zur Verbesserung Ihres Verhaltens im Umgang mit Ihren Mitmenschen tun können. Beschäftigen Sie sich auch mit Ihren beiden Farben im einzelnen, damit Sie deren Wirkungen in Ihnen besser deuten können. Alles dafür Notwendige finden Sie in *„Die zwölf Farben-Portraits"*, Seite 197 f.

5. TEST:
Entdecken Sie Ihr Farben-Profil

Entdecken Sie sich. Es bieten sich mehr als 6.600 mögliche Profile und darüber hinaus noch viele weitere Variationen[3] an. Ihre Polarität zwischen Unlust oder Lust an den Farben deutet Ihre Motivation. Darum herum gruppieren sich Ihre anderen Empfindungen, Erwartungen, Haltungen Ihrer Umwelt gegenüber. Ihr Profil setzt sich zusammen aus den Komponenten zwischen Ihrer Unlust und Lust.

Durchführung:

1. Zuerst setzen Sie in die Farbskala für Ihre Unlust-Farbe ein Minus– ganz rechts außen unter –10. Diese Reihe ist nur für die unbeliebteste Farbe bestimmt. Hier kann also für keine andere Farbe mehr ein Minuszeichen stehen.

2. Dann setzen Sie in die Farbskala für Ihre Lust-Farbe ein Plus+ ganz links außen unter +1. Auch in dieser Spalte kann also keine weitere Farbe mehr stehen.

3. Setzen Sie anschließend für jede andere der übrigen Farben nur einen Punkt an die Stelle, an der sie Ihrem Gefühl nach stehen könnte.

4. Verbinden Sie die Markierungen von oben bis unten. So erkennen Sie Ihr Farben-Profil und Ihr gegenwärtiges Verhalten Ihrer Umwelt gegenüber.

5. Lesen Sie dann unter den „Deutungen" im folgenden Kapitel, wie der Energiewert der zwei gegensätzlich auf Sie wirkenden Farben Sie beeinflussen kann. Als Beispiel für Grau und Blau: „Versucht in Gelassenheit, mehr aus seinem Leben zu machen ...". Überlegen Sie dann, wie die Aussagen zu Ihren Farben-Polen auf Ihren Zustand zutreffen, wie es so weit kommen konnte und was Sie tun könnten, um sich entweder körperlich, seelisch oder geistig wieder fit und froh zu fühlen.

Eine nähere Beschäftigung mit den Farben im einzelnen ist empfehlenswert, um die genaue Wirkung in Ihrem Inneren erkennen zu können. Ziel muß es sein, mit allen Farben in größtmöglicher **Harmonie** zu leben. Das zeigt sich darin, **je mehr Farben Sie auf die linke Plus-Seite wählen konnten.**

---

[3] Jeder Beliebtheitsgrad (außer +/–) auf der Farbskala kann theoretisch von allen anderen Farben besetzt werden, z. B. könnten mehrere Farben (außer +/–) auf Platz 2 stehen.

	Ihre Wahl										Praxis-Beispiel:									
	+					−					+					−				
	1	2	3	4	5	6	7	8	9	10	1	2	3	4	5	6	7	8	9	10
Violett																				(−)
Indigo											●									
Blau												●								
Türkis											●									
Grün											(+)									
Weiß													●							
Gelb														●						
Orange																	●			
Braun																			●	
Rot											●									
Grau											●									
Schwarz																		●		

Sie haben nun fünf Tests ausgeführt – und was haben Sie dadurch herausgefunden?

Test 1: Sie kennen die Signale Ihrer Farbmängel – beseitigen Sie diese wie angegeben.

Test 2: Sie kennen die Farbblockaden – lösen Sie diese auf.

Test 3: Sie ersehen, wohin Ihre inneren Farben Sie führen – lernen Sie daher die Farben zu meistern. Das ist besser, als gemeistert zu werden.

Test 4: Sie haben Ihren Farben-Kompaß – damit steuern Sie zielgerecht durch Ihre Umwelt.

Test 5: Sie kennen nun Ihr Farben-Profil und damit Ihre Motivationen – dies ist das Ergebnis aus den Tests 1–4. Wenn Sie hier Fortschritte erzielen, dann verändert sich auch Ihr Profil. Damit haben Sie einen weiteren Schritt nach vorne getan. Das ist nötig, um voranzukommen.

Anregungen aus Praxisbeispielen

Eva M., 33 Jahre alt, im Beruf erfolgreich, strebte immer nach Höchstleistungen. Sie war wegen der ungerechten Beurteilung ihrer Leistungen im Job besonders frustriert und trug sich lange mit Kündigungsplänen. Privat lebte sie zufrieden mit ihrer Mutter zusammen, die ihr den gesamten Haushalt führte, sie jedoch stark bevormundete. Gesundheitlich baute sie immer weiter ab und litt unter häufigem Kopfweh und Konzentrationsmangel.

Ihre Farben-Pole waren Blau-(Minus) mit Gelb+(Plus) = Blau(–) 7+. Bei der Deutung brauchte sie keine Sekunde, um zuzugeben, daß sie stimmte: „Will eine Lösung von Umständen/Verhältnissen/Personen – sucht Kontakte/Hilfen für Probleme".

• **Farbbehandlung**
Sie mußte lernen, sich in der folgenden Zeit mit der Farbe Blau auseinanderzusetzen. Wir überlegten gemeinsam ihre neue Farbrichtung, was sowohl ihre Ernährung, Kleidung, Wohnungseinrichtung und Arbeitsplatzgestaltung als auch die Anwendung bei der Farbmeditation und Farblichtbestrahlung betraf. Ein erfolgreiches Integrieren dieser Farbe machte aus der übernervösen Gelb-Liebhaberin in einem halben Jahr eine Frau, die sich erfolgreicher als zuvor in einem neuen Beruf verwirklichte. Sie veränderte ihre Haltung zum Gelb und lebte dafür im Orange+(Plus). Ihre Gefühle im Blau–(Minus) blieben bestehen, so zum Beispiel „Schafft das Pensum wider Erwarten" usw.

Yvonne P., Abiturientin, älteste Tochter einer Geschäftsfamilie, total überlastet mit Familienproblemen. Die Familienangehörigen schätzten die Abitursvorbereitungen nicht gerecht und aufbauend ein. Sie wählte Grün–(Minus) mit Blau+(Plus) = Grün (–) 3+: „Will in Frieden gelassen werden …"

• **Farbbehandlung**
Nachdem sie sich mit den Farbwirkungen intensiv vertraut gemacht hatte und ihr von mir Gelb empfohlen wurde, blieb sie zwar bei ihrer Grün-Ablehnung, lernte jedoch bei familiären Auseinandersetzungen, daß ihr mit der Farbe Gelb eine Lösung der Konflikte gelang. Sie förderte von da an das Gelb in ihrer persönlichen Umgebung und der Kleidung.

Klaus S., starrsinniger Teenager, Klassenerster, Karate-Sportler, mit keinem befreundet wegen seiner Rechthaberei. Er wählte: Weiß–(Minus) mit Rot+(Plus) = Weiß (–) 10+: „… geht mit keinem, der ihn beherrschen kann …"

• **Farbbehandlung**
Nachdem er auf den Einfluß der Farbwirkungen aufmerksam gemacht worden war, blieb er wohl bei seiner Einstellung gegen Weiß, wollte jedoch sein Rot „umpolen" und es im leuchtenden Violett beibehalten. Er veränderte allmählich seine spontane Natur, wurde deshalb auch von den anderen als angenehmer empfunden und wieder in die Gruppe aufgenommen.

Kapitel IV

Ihr Farben-Kompaß

Liegen Sie richtig?

Deutung Ihrer Farben-Pole für Ihr Daseinsprofil

Hinweise zur Deutung Ihrer Farben-Pole

Meine über 20jährige Erforschung und Erfahrung psychologischer Deutungsrichtlinien nach diesem System hat eine große Anzahl von grundlegenden Farbpolaritäten ergeben, die in unterschiedlichen Ländern Bestätigung finden konnten. 2.500 farbeninteressierte Personen aller Altersgruppen zwischen 4 und 98 Jahren beiderlei Geschlechts, aller erdenklichen Berufe in Lehreinrichtungen, Betrieben und Pflegeinstitutionen, auf der Straße und auf Reisen, im In- und Ausland gaben vergnügt ihre Zustimmung zu den Farbdeutungen im Farben-Kompaß.

Sie selbst könnten jetzt zwar einwenden, daß die bloße Kenntnis Ihrer bevorzugten und abgelehnten Farbe und des Spannungsverhältnisses zwischen beiden etwas wenig Material für eine vollständige Diagnose Ihrer Persönlichkeit sei. Dafür wurde dieser Test aber gar nicht entwickelt. Es läßt sich daraus jedoch ein zum Zeitpunkt Ihres Eigentests erkennbares Verhalten feststellen, das aus symptomatischen Unlust- und Lustgefühlen herrührt. Das Spannungsverhältnis zwischen den gegensätzlichen Farbwert-Polen kann demnach den gegenwärtigen Zustand Ihres Gefühlslebens aufzeigen. Durch diese Erkenntnis haben Sie eine einfache Hilfe bei Alltagsentscheidungen. Denn wer oder was wir sein wollen, müssen wir ständig entscheiden. Schließlich wird unser ganzes Dasein durch unser Verhältnis zu den anderen mitbestimmt. Dieser Test zeigt Ihnen, welche Einstellung und Haltung Sie zum Testzeitpunkt sich selbst und anderen Menschen und Umständen gegenüber haben. Jede Energie einer Farbe, welche Sie Ihrem eigenen Wesen nach beurteilen, spielt sowohl eine für Sie wichtige symptomatische als auch eine auslösende Rolle, welche Sie zu einem bestimmten Verhalten veranlaßt. Wählen Sie zum Beispiel eine Farbe, die Sie besonders gern haben, so können Sie im allgemeinen leicht herausfinden, inwieweit diese Energie Sie mehr als alle anderen beeinflußt hat (siehe unter *„Die zwölf Farben-Portraits"*, Seite 197 f.).

Die Deutung der Farben-Pole verallgemeinert nicht, sondern versucht, eine bestimmte Grundhaltung und -empfindung zu beschreiben. Die Auslegungen sind kurz und leicht verständlich. Die anschließenden Möglichkeiten, Farben gezielt anzuwenden, bieten Ihnen einen einfachen und guten Weg, Ihre Situation zu harmonisieren. Sie werden erkennen können, ob schwierige oder angenehme Umstände, in denen Sie sich befinden, passiv oder aktiv entstanden sind. Dabei können Sie überlegen, ob Sie maßgebliche Entscheidungen selbst getroffen haben, oder ob andere Menschen mitbestimmt und Sie beeinflußt haben.

Es ist wichtig, nicht nur Vorteile, sondern auch die Nachteile herauszufinden, besonders dann, wenn diese leicht oder lieber übersehen werden. Ein schlechter Kompaß taugt nicht. Er kann Sie nicht zum Ziele führen. Grenzen und Klippen müssen erkannt werden, wenn Sie die Anforderungen in Ihrem Alltag zielstrebiger und erfolgreicher erfüllen möchten.

Mit diesem Test können Sie sich natürlich auch schnell und indirekt mit jedem anderen beschäftigen. Erkundigen Sie sich einfach nach seiner am wenigsten beliebten Farbe und dann nach der Lieblingsfarbe. Was das Ergebnis betrifft, sollte man jedoch nie mit zweierlei Maß messen. Mit jeder Erkenntnis schuldet man sich selbst gegenüber Achtung und anderen gegenüber Liebe. Nur so kann auch das eventuell als nachteilig Erkannte in ein heilsames Konzept umgewandelt werden.

Veranschaulichen Sie sich, daß das rechte Wissen über die Farben und damit die tatkräftige Verwendung Ihrer schwachen Farbwerte oder ein Ausgleich für die eventuell überpotenzierten Farben Ihnen helfen kann, Ihren Alltag ruhiger, streßfreier oder wieder energiegeladen zu meistern. Damit würden Sie Ihre Harmonie gefunden haben, und das wünsche ich Ihnen vor allen Dingen.

Der Einfluß der Farben

Minus- und Plus-Impulse

Violett

(–)   • Möchte nur noch cool erscheinen
   • hat einen inneren Abstand zu bestehenden Dingen
   • will nur noch klare Verhältnisse haben
   • und die Dinge im Griff behalten
   • macht nicht mehr mit

(+)   • Empfindsam, überempfindlich; reagiert schnell, ohne gleich „tabula rasa" zu machen
   • gibt vor, begeistert zu sein
   • wünscht, als gefühlvoll angesehen zu werden
   • möchte manchmal nicht der sein, der er ist
   • würde gern unter einem Pseudonym leben
   • sich verbergen, verstecken und nur im Geheimen da sein
   • fühlt sich irgendwie hilflos
   • Entsagungsgefühl (in der Pubertät oder Schwangerschaft oft die Lieblingsfarbe)

Indigo

(–)   • Rastlos Suchender nach einem Lebenssinn
   • hat dunkle Ahnung von nicht endenwollender Ich-Verschwendung an vermutlich Nutzloses
   • hält den Kopf trotzdem hoch

(+)   • Frieden in sich selbst
   • Güte im Umgang mit den Seinen
   • sensible Beobachtung aller von ihm Abhängigen

Minus- und Plus-Impulse (Forts.)

Blau

(–) • Will sich keine Ruhe mehr gönnen
• rastlos, unruhig gereizt
• will sich trennen von irgend etwas/irgend wann
• hat keine Lust mehr
• eventuell nervöse Organbeschwerden

(+) • Gesteigerte Empfindsamkeit
• gesteigerte Hautsensibilität
• Erschöpfung, evtl. krank oder nach einer Erkrankung
• soll Ruhebedürfnis nachgeben

Türkis

(–) • Hat eine Idealvorstellung von sich selbst
• Sehnsucht nach grenzenloser Freiheit
• intellektuell schillernd

(+) • Gefühlsmäßig stärker engagiert für eigene Ziele
• kühle, repräsentative Persönlichkeit
• witzig-intellektuell
• schauspielernd

Grün

(–) • Will sich befreien von Druck und Zwang
• geschwächt, erschüttert, enttäuscht
• hat sozusagen die „Nase voll" von den uneinsichtigen Anderen und denen, die nicht mehr mitmachen wollen
• hält die Anderen für Intriganten
• fühlt sich mißverstanden
• will aber weiter durchhalten, „koste es, was es wolle"

(+) • Arbeitet an den Grundlagen zu seiner Existenzsicherung, will der Erste werden
• glaubt, „man muß alles selber machen", sonst ist es nicht so gut
• Streber, „grüner Ehrgeiz"
• kennt seine Grenzen
• wagt zu glauben, er sei gut und ausreichend kompetent

Weiß

(–) • Angst vor Leere
• Angst vor Gewaltanwendung
• weicht aus
• glaubt nur das, was er sieht

(+) • Höchst empfindsam – hingebungsvoll bis zum Tod
• unnahbar, korrekt, kühl nach außen
• will vergessen
• „Wolkenkuckucksheim"
• Sehnsucht nach außerirdischen Welten
• Glauben an übernatürliches Gelingen

Gelb

(–) • Hat das Gefühl, es will nicht weitergehen
• verpaßte Gelegenheiten machen ihm zu schaffen
• Angst vor Enttäuschungen und Verrat
• enttäuschte Hoffnungen
• sucht nach dem bewußten „Strohhalm"
• hat das Gefühl, einem Trugbild aufgesessen zu sein, besonders in
finanziellen Dingen
• überreizt, launenhaft

(+) • Erwartungshaltung auf Veränderung/Lösung/Loslösung/Befreiung
• tatenfroh vorwärtsdrängend
• Auswege suchend

Orange

(–) • Fühlt sich müde und will Ruhe
• nicht genügend motiviert
• leicht gestreßt
• alles ist zuviel gewesen

(+) • Vital
• fühlt sich machtvoll über andere eingesetzt
• glaubt, daß er kann, was er will
• will, was er kann

89

Minus- und Plus-Impulse (Forts.)

Braun

(–) • Fühlt Langeweile, weil lustlos
• Anhängliche „hängen ihm zum Hals heraus", Wurstigkeit gegenüber Bindungen
• empfindet Gemütlichkeit als spießig
• „Hang-over" führt auf längere Zeit zu einem Energiedefizit und zu einem Verlust der Genußfähigkeit
• Raucher wählen angeblich oft Braun als die Farbe, welche sie nicht leiden können

(+) • Gesteigertes Bedürfnis nach Erholung
• beurteilt sich und seine Umwelt zweckbetont
• hält sich aus Problemen heraus
• erstrebt gesicherte Existenz und befriedigende Bindungen
• befürwortet Sinnengenuß

Rot

(–) • Mangel an Kraft und Vitalität
• kann sich nicht recht durchsetzen
• fühlt sich überfordert
• fühlt sich angegriffen
• fühlt sich hilflos

(+) • Voller Lebenslust
• will begehren und erobern
• will umgestalten
• will beeinflussen/belehren

Grau

(–) • Gibt sich zu erkennen
• Angst, zu kurz zu kommen
• Angst vor der Zukunft
• will keine Langeweile
• verfolgt seine Ziele kontinuierlich

(+) • Geht in Deckung
• will sich nicht zu erkennen geben

- sagt nicht seine Meinung
- Ermüdung/Zurückhaltung
- will nicht Farbe bekennen (vor Prüfung usw.)
- will sich verstecken

Schwarz

(–) • Angst vor Entbehrungen und Verlusten
- wendet sich gegen Intellektuelles
- liebt das Leben
- will sich arrangieren

(+) • Fühlt sich in Konflikt mit etwas bedrohlich Unlösbarem
- protestiert gegen Beeinflussung
- lehnt Gefühle als etwas Unberechenbares ab
- will seine Besonderheit nicht mehr ändern

Violett *(–)*
mit Ihrer *(+)*Farbe:

Indigo
- Hat Frieden in sich selbst
- verfügt über inneren Abstand zu bestehenden Dingen
- ist gütig und sensibel im Umgang
- Unseriöses wird strikt abgelehnt

Blau
- Leidet darunter, daß Gefühle „sterben"
- fühlt sich immer einsam
- bleibt in sich, und andere finden keinen Zugang zu seiner Psyche
- der klare Kopf mit wenig Gefühl für die Eigenarten der anderen

Türkis
- Hält sich für liebenswürdig
- Hingabe ist exaltiert und ohne Selbsthingabe
- starke Eigenliebe

Grün
- Hält alles für „machbar"
- meistert Situationen mit Witz und Schlagfertigkeit
- versucht das zu glauben, was er sieht und fühlt

Weiß
- Ist sehr korrekt, kühl und unnahbar
- will vergessen
- beschäftigt sich mit parapsychologischen Dingen

Gelb
- Kann Schluß machen, ohne sich einmal umzudrehen
- sucht viele neue Kontakte
- spielerischer Mensch
- läßt sich nicht binden

Orange
- Zeigt, daß er machtvoll über andere eingesetzt ist
- glaubt, daß er kann, was er will

Braun
- Benötigt eine gefühlvolle Bindung
- läßt sich aber nicht vor den Karren spannen
- möchte „wahre Liebe"
- lehnt undurchsichtiges Verhalten in einer Partnerbeziehung ab
- bekennt sich zur Ehe

Rot
- Ist stolz darauf, sich im Griff zu haben
- kann sich durchsetzen aus Überlegung
- Aufsteiger, Erfolgsmensch

Grau
- Taktiker
- verfolgt seine Ziele nach Plan
- gibt sich nicht zu erkennen
- Verstandesmensch

Schwarz
- Lehnt Gefühle als etwas Unberechenbares ab
- hält sich für etwas Besonderes
- Konfliktbewältigung durch Schaffung klarer Verhältnisse

Notizen:

_____

_____

_____

_____

_____

_____

_____

_____

_____

_____

Indigo *(–)*
mit Ihrer *(+)*Farbe:

Violett
- Äußerst empfindsam
- versteckt seine Trennungsabsichten geschickt, löst heimlich ausweglose Gefühlsbindung und entweicht

Blau
- Erschöpft, evtl. schon kränklich
- sucht Halt, ohne zu wissen wo
- versinkt vor Empfindsamkeit ins ausweglose Fühlen
- schwere depressive Lasten

Türkis
- Ausweglosigkeit wird erkannt
- getarnt nach außen
- wartet auf Auswege
- nervöse Beschwerden

Grün
- Fühlt sich kompetent, sein Leben in die eigenen Hände zu nehmen
- will sich nicht mehr Nutz- oder Bedeutungslosem hingeben
- strebt Befreiung an

Weiß
- Redet mit niemandem mehr über sein Ich
- verliert den Kontakt mit anderen
- vergeht ohne eigene Beteiligung

Gelb
- Sucht und drängt nach einem Ausweg aus sinnlos empfundenem Zustand
- Konzentrationsmangel
- Angst vor Eingrenzung
- Abschirmen von Gefühlen

Orange
- Fühlt sich vital genug, den erkannten Sinn seines Lebens in die Tat umzusetzen
- vergeudet keine Zeit mehr mit Nutzlosem

Braun
- Eigene Vorstellungen von Erholung und Ruhe werden zwanghaft ausgekostet
- ichbezogen, lehnt Gefühlsaufregungen ab
- sehnt sich nach gesicherter Existenz und einem Zuhause

Rot
- Wünscht Lebenslust ohne Grenzen und Beschränkung
- lehnt Zwang zu einer Bindung ab
- will sein Fühlen durchsetzen

Grau
- Verschwindet auf der Suche nach Lebenssinn
- undurchschaubar in seiner Planung
- verändert sich dauernd
- Ausweglosigkeit wird besonders stark empfunden

Schwarz
- Schwerste depressive Phase/Verlust der Welt der Gefühle
- lehnt Hilfestellungen ab
- will alleine sein
- bleibt versunken in sich selbst

Notizen:

_____

_____

_____

_____

_____

_____

_____

_____

_____

Blau *(–)*
  mit Ihrer *(+)*Farbe:

Violett

- Ist bereit, sich um des lieben Friedens willen anzupassen (aber: „Wie's da drin aussieht, geht niemand was an")
- will Luststeigerung durch ästhetische Beschäftigung (Kunst, Literatur)

Indigo

- Sehr nervös und gereizt
- ist unkonzentriert
- hat keine Lust mehr, sich aufzuopfern
- wandert aus oder weg

Türkis

- Zwanghaftes Imponiergefühl
- uneinsichtig
- ungeduldig mit anderen

Grün

- Analysiert seinen Zustand
- versucht, seinen Reizzustand zu sublimieren

Weiß

- Will vergessen
- will sich trennen
- will sich opfern

Gelb

- Will eine Lösung von Umständen/Verhältnissen/Personen
- sucht Kontakte/Hilfen für seine Probleme

Orange

- Fühlt sich machtvoll über andere eingesetzt
- glaubt, daß er kann, was er will
- will, was er kann
- schafft sein Pensum wider Erwarten

Braun
- Versucht, seine Ruhe dadurch zu behalten oder zurückzugewinnen, daß er sich sagt, Sicherheit und Geborgenheit seien im Grunde genommen wichtiger als das unerklärliche Bedürfnis nach Ausweitung
- will seine Probleme nicht in den Vordergrund stellen

Rot
- Setzt seine Kräfte ein für einen Umbruch
- treibt Raubbau mit seiner Gesundheit

Grau
- Verheimlicht Trennungspläne
- will sich nicht zu erkennen geben
- Antriebsschwäche
- fühlt sich gestreßt

Schwarz
- Protestiert gegen Zumutungen
- hart im Verfolgen seiner Ziele
- kann nur Kraft schöpfen aus der Tiefe seiner Besonderheit

Notizen:
_____
_____
_____
_____
_____
_____
_____
_____
_____

Türkis *(–)*
mit Ihrer *(+)*Farbe:

Violett
- Kompensiert seine Wünsche
- paßt sich an, leidet aber
- sucht gutherzig Halt bei sehr starken Vorbildern
- wird selten enttäuscht, weil er intuitiv richtig fühlt

Indigo
- Hält seinen inneren Frieden für einen Idealzustand
- sucht die Ruhe durch Abstand zu den Seinen
- überstarkes Pflichtgefühl
- geistreich

Blau
- Weltflucht
- Selbstvergessenheit
- braucht die Ruhe in sich selbst

Grün
- Will über seine Gefühle und Abhängigkeit hinauswachsen
- vertröstet sich damit, daß seine Freiheit erreichbar sein wird

Weiß
- Einsam in sich selbst verloren
- steht auf einsamem Posten
- findet die „guten Mächte"
- ist medial

Gelb
- Will und kann sich von Zwängen lösen
- springt über seinen eigenen Schatten

Orange
- Edel
- gibt sich einem großen Ziel hin
- sucht und findet die Lösung für ein Ideal

Braun
- Hält sich zurück mit seinen Plänen
- verschenkt sich mit seiner Freiheit einem Raum voller Behaglichkeit

Rot
- Will und kann dominieren
- risikofreudiger Selbsteinsatz

Grau
- Undurchsichtiges Naturell
- geschickt im Spionieren und in Geheimplänen
- sucht Vergeltung
- nüchtern, wach, intellektuell und doch auch äußerst reizbar

Schwarz
- Lehnt sich auf gegen Egoismus und Wahn
- hart im Verfolgen seiner Ziele
- Erahnen schöpferischer Umgestaltung

Notizen:

_____

_____

_____

_____

_____

_____

_____

_____

_____

_____

_____

Grün *(–)*
mit Ihrer *(+)*Farbe:

Violett
- Kompensiert seine Wünsche
- kommt ohne Selbstbehauptung in ein Stadium der Frustration
- will sich mit Erotik oder Diplomatie besondere Anerkennung verschaffen

Indigo
- Ein stiller Beobachter von anderen, fühlt sich selbst aber mißverstanden
- enttäuscht von den Seinen
- will sich befreien von Druck und Zwang, damit er seinen inneren Frieden wahren kann

Blau
- Will in Frieden gelassen werden
- Braucht Erholung, eventuell auch Schonung
- sucht Ausgleich
- ruhig im Umgang mit Uneinsichtigen mit dem Ziel, diese auf seine Seite zu ziehen
- genauer Beobachter der Taktik anderer

Türkis
- Täuscht sich selbst und andere, um der Welt den Rücken kehren zu können
- hoffnungslos einseitige Denkungsweise
- „Laß fahren dahin"-Einstellung
- sollte einen realistischen Neubeginn anstreben

Weiß
- Unnahbar, kühl, korrekt
- höchst empfindsam
- glaubt an das Gelingen einer guten Sache

Gelb
- Erkennt blitzschnell Vor- und Nachteile sowie geeignete Lösungen für Konflikte
- kann sich um eines Zieles willen klug anpassen

- findet noch weitere Lösungen und kann daher auf unangemessene Forderungen verzichten

Orange
- Fühlt sich machtvoll über andere gesetzt
- fühlt sich ab und zu nicht recht verstanden
- glaubt, daß er weiterhin kann,was er will

Braun
- Versucht es sich gemütlich zu machen
- Probleme werden umgangen
- gibt sich voll und ganz dem Bedürfnis nach Ausspannen hin

Rot
- Erkämpft sich Freisein von anderen
- springt über Hürden und alles, was ihm in den Weg kommt (der guten Sache wegen!)
- hat Freude daran, den Widerstand zu überwinden
- stolz, frei, ungezwungen

Grau
- Verbirgt seine Ziele
- verfolgt seine Ziele im Geheimen und planmäßig
- übt Vergeltung gegen jene, welche ihn erniedrigen

Schwarz
- Protestiert gegen alles und jeden
- geht im Alleingang aus der Unterjochung
- fühlt sich im Konflikt mit Intriganten

Notizen:

_____

_____

_____

_____

_____

Weiß *(–)*
mit Ihrer *(+)*Farbe:

Violett
- Kriegsdienstverweigerer
- wünscht, als gefühlvoll angesehen zu werden
- urteilt aber möglichst mit Verstand
- taucht unter bei Gefahren

Indigo
- Ist bestrebt, seinen inneren Frieden zu finden und auch zu halten
- lehnt Gewalt ab und ist grundgütig im Umgang mit seinem Nächsten
- skeptischer Beobachter seiner Umwelt

Blau
- Überempfindlich, ängstlich, glaubt keinem Arzt so schnell
- kann Hypochonder (eingebildet Kranker) sein
- traut der Ruhe (vor dem Sturm) nicht

Türkis
- Stellt sich selbst vor die Welt
- hält seine Maxime für unbedingt richtig
- glaubt, verfahren zu können, wie es ihm beliebt
- ist einerseits auf sich selbst ausgerichtet, andererseits auf „leben und leben lassen"

Grün
- Sicherheitsstreben incl. Rücksicherung
- starker Einsatz für eine edle Sache (bedingungslos)
- glaubt, er muß alles selber machen
- kennt seine Grenzen

Gelb
- Will Frieden aus Angst vor Gewalt
- sucht Auswege vertraglich zu sichern

Orange
- Vital
- glaubt, daß er kann, was er will, und will alles, was er kann
- schaltet Gegner aus

Braun
- Will Sicherheiten vor allem anderen
- versteht zu leben mit Herz und Verstand
- Gesundheitsvorsorge ist sein großes Hobby

Rot
- Will begehren, erobern, umgestalten, aber in Grenzen
- geht mit keinem, der ihn beherrschen kann
- stark ausgeprägtes Rechtsempfinden
- begeistert sich für Freizeitaktivitäten

Grau
- Sehr vorsichtiger Mensch
- fühlt sich sozusagen ausgelaugt
- verbirgt seine eigenen Pläne
- traut anderen nicht so schnell

Schwarz
- Demonstriert gegen Krieg und Gewalt
- lehnt Gefühle als etwas Unberechenbares ab
- geht in Deckung vor etwas bedrohlich Unlösbarem
- Angst vor dem Tod

Notizen:

_____

_____

_____

_____

_____

_____

_____

_____

_____

Gelb *(–)*
mit Ihrer *(+)*Farbe:

Violett
- Kann abwarten
- hat einen Traum von Erlösung und Freiheit
- wünscht und sucht neue Gelegenheiten

Indigo
- Sucht Erholung
- hat ein Gefühl von Unabänderlichkeit
- fühlt sich getäuscht, besonders in materiellen Dingen

Blau
- Empfindet Beschränkung wie Eingesperrtsein
- sucht in Ruhe und Sanftmut die Situationen zu meistern

Türkis
- Erwartet Hilfen nur von außen, ohne eigene Hingabe
- muß Initiative ergreifen lernen

Grün
- Will Unangenehmes schnell bereinigen
- will andere von seinem Wert überzeugen
- will sich Verlorengeglaubtes wiederholen

Weiß
- Kompromißbereit
- will vergessen
- sehr empfindsam, nach außen kühl
- glaubt an das Gelingen einer guten Sache

Orange
- Fühlt sich machtvoll über andere eingesetzt
- glaubt, daß er kann, was er will
- rächt sich
- „Nun-gerade"-Mentalität

Braun
- Zieht sich zurück
- will sich erholen und sich leiblichen Genüssen gern und voll hingeben
- „Morgen ist auch noch ein Tag"

Rot
- Will tatkräftig retten, was noch zu retten sein kann
- Glaube versetzt Berge
- kann seinen Mut manchmal nicht begreifen

Grau
- Will unerfüllte Wünsche nachträglich realisieren
- entlarvt jene, die ihn betrügen
- geheimnisumwittert

Schwarz
- Fühlt sich in einer Falle
- protestiert gegen sein Schicksal und gegen Beeinflussung
- setzt seine ganze Persönlichkeit, die er für etwas Besonderes hält, für die Lösung aus Konfliken ein
- versucht, seine Gefühle zu meistern

Notizen:

_____

_____

_____

_____

_____

_____

_____

_____

_____

_____

_____

_____

Orange (–)
mit Ihrer (+)Farbe:

Violett
- Überempfindlich, haßt das Vulgäre
- verzagt
- fühlt sich krank und will sich verbergen, verstecken und nur im Geheimen da sein

Indigo
- Wünscht, in Ruhe gelassen zu werden
- fühlt sich müde im Umgang mit den Seinen
- hat sich zu sensibel für andere eingesetzt

Blau
- Gesteigerte Empfindsamkeit und Hautsensibilität
- erschöpft
- wünscht, daß man ihm Ruhe verschafft und Rücksicht nimmt
- wünscht Schonung und Erholung

Türkis
- Wird ausgenutzt
- schwache Vitalität, Erschöpfung
- will, was er nicht kann

Grün
- Kennt seine Grenzen
- läßt einen anderen – vorübergehend – unter seiner Leitung Pflichten übernehmen
- glaubt, er sei nicht ersetzbar
- erfindet in der Ruhepause das Urlaubsparadies als neues Geschäft

Weiß
- Kehrt sich ab von allem Gewesenen, tritt in einen Orden ein
- empfindsam, hingebungsvoll, läßt sich von einem Medium beeinflussen
- kühl nach außen

Gelb
- Erstrebt Befreiung von den Kraftakten in seinem Leben
- will Schlußstrich setzen
- sucht Erlösung von seinem Leiden

Braun
- Gibt sich voll und ganz dem Bedürfnis nach Ausspannen hin

Rot
- Ambivalente Verhaltensweise zu Ehrgeiz
- er scheint kraftvoll viel zu tun, die Begeisterung erlahmt aber schnell aus innerer Schwäche
- gestaltet sich ein ruhiges Dasein, braucht sehr viel Anregung

Grau
- Sagt nicht, daß es ihm nicht gut geht
- lehnt Angebote zu neuen Unternehmungen geschickt ab
- verbindet Urlaubsaufenthalt mit Geschäft

Schwarz
- Hat das Gefühl von einer unheilvollen Krankheit
- sucht die Ursache seiner Störungen verstandesmäßig herauszufinden
- protestiert gegen jede Ruhestörung
- will nur bleiben, falls erforderlich

Notizen:

_____

_____

_____

_____

_____

_____

_____

_____

_____

_____

_____

Braun *(–)*
mit Ihrer *(+)*Farbe:

Violett
- Eigenwilliger Geschmack
- fühlt sich einsam
- will auf alle Fälle „nicht so sein wie alle anderen"
- fühlt sich allein gelassen und unverstanden

Indigo
- Zu sensible Beobachtung steigert die Abwehr gegenüber Genuß und Freiheit
- sanft im Umgang mit den Seinen
- lehnt jede überstarke Anhänglichkeit und alles „Spießige" kategorisch ab

Blau
- Will seine Ruhe haben und Abstand gewinnen
- will seinen eigenen Kopf durchsetzen

Türkis
- Freiheit ist ihm wichtiger als Gemütlichkeit
- pausenloses Dominanzstreben ohne Entspannung
- verausgabt sich sichtlich

Grün
- Dominiert
- ist sehr exzentrisch
- hat hohe Ansprüche
- herber Kritiker

Weiß
- Arbeitet an sich, um sich zu vervollkommnen
- opfert sich für einen Plan
- fühlt sich auf einsamem Posten, sozusagen wie „auf Schneeschuhen durch Grönland"
- will vergessen

Gelb
- Zielstrebig, rastlos um Lösung bemüht

- will etwas Neues erreichen
- freut sich auf neue Beziehungen
- ist unabhängig
- braucht ehrliche, aufrichtige Beziehungen

Orange
- Vital, will über viele herrschen
- glaubt, daß er kann, was er will

Rot
- Will begehren, durchdringen, umgestalten, erobern
- will sich durchsetzen
- manchmal hektisch
- originelle Lösungen in der Lebensform
- Tramp – Abenteurer

Grau
- Taucht unter
- will keine Bindungen
- braucht kein bequemes Leben
- hart mit sich selbst
- benötigt sehr großes Lob und Anerkennung

Schwarz
- Protestiert gegen sogenanntes Biedertum und Gefühlsduselei
- hält sich für überragend
- sein Verstand ist sein ganzer Stolz
- die Lebenseinstellung führt nach einiger Zeit zu hohem Energiedefizit durch Verlust am „Glück im Leben"

Notizen:

_____

_____

_____

_____

_____

Rot *(−)*
mit Ihrer *(+)*Farbe:

Violett
• Entsagungsgefühl
• Verlust der Mitte
• verschweigt seine Hilflosigkeit
• verschwindet eventuell

Indigo
• Friedfertig, aber ohne Durchsetzungskraft
• gütig, aber ohne Gegenliebe
• fühlt sich etwas hilflos

Blau
• Braucht dringend Ruhe
• kann nur mit äußerster Anstrengung seine Ziele erreichen
• sollte Urlaub machen

Türkis
• Will keinen Druck
• löst sich von Spannungen
• bleibt, wer er ist

Grün
• Versucht durchzuhalten
• bemüht sich, es noch zu schaffen
• sollte seine Lebensumstände nicht überschätzen

Weiß
• Überästhetisch
• korrekt
• will vergessen
• müde
• Traumwelt darf vorübergehend Realität ersetzen

Gelb
• Will sich von Spannungen oder aufzehrenden Lebensumständen befreien

Orange
• Fühlt sich machtvoll über andere eingesetzt

- Impulse aus Kraftreserven
- kann andere mit Lösungen beauftragen

Braun
- Will sich körperlich verwöhnen
- bleibt bei dem, der ihm hilft

Grau
- Schlau
- sucht im verborgenen Ziele zu erreichen
- vermeidet Konflikte
- leidet unter Ohnmacht und sucht geschickt andere für sich arbeiten zu lassen

Schwarz
- Kurz vor dem Zusammenbruch
- Ereignisse überrollen ihn
- keine Kraft mehr, um sich zu ändern

Notizen:

_____

_____

_____

_____

_____

_____

_____

_____

_____

_____

_____

Grau *(–)*
mit Ihrer *(+)*Farbe:

Violett
- Will sich nicht ausnutzen lassen
- sehnt sich nach Verständnis
- möchte Vertrauen und Mitgefühl
- braucht Ermutigung

Indigo
- Fühlt den Frieden in sich und verbreitet ihn um sich
- ständig bemüht um die Zukunftssicherung der Seinen
- verfolgt kontinuierlich seine Ziele

Blau
- Versucht in Gelassenheit, mehr aus seinem Leben zu machen
- wägt Chancen genau ab
- aufmerksamer Zuhörer
- versenkt sich in Philosophie/Religion
- strebt Rücksicherungen an

Türkis
- Erlebnishunger – beruflich oder privat
- fürchtet sich vor Stagnation

Grün
- Hält fest, was er hat
- läßt sich nicht mehr weiter auf andere ein
- wird sich beharrlich durchsetzen

Weiß
- Kühl nach außen
- Aufsteiger mit Charisma
- will vergessen
- unnahbar

Gelb
- Sucht immer weiter einen neuen Ausweg
- sucht dringend Kontakte
- stellt sich zur Verfügung und verlangt dafür Sicherheiten

Orange
- Vital
- herrscht über andere
- kann, was er will
- will, was er kann

Braun
- Fällt von einem Extrem ins andere
- zwischen Erholung und Betriebsamkeit
- sucht einerseits die Ruhe im behaglichen Heim und versucht andererseits, beruflich in mehreren Sätteln zu sitzen

Rot
- Wird aktiv, um nicht zu versagen
- erfüllt seinen Plan: begehren, durchdringen, umgestalten
- ist erregt, eventuell verärgert, wenn es nicht so klappt, wie er will
- leidet unter Ohnmacht und wagt den Sprung nach vorn

Schwarz
- Zukunft kann ihm bedrohlich erscheinen
- interessante Persönlichkeit
- in Beziehungen überwiegt der Verstand
- läßt sich nicht mehr beeinflussen

Notizen:

_____

_____

_____

_____

_____

_____

_____

_____

Schwarz *(–)*
mit Ihrer *(+)*Farbe:

Violett
• Übersensibel, ersehnt nur gefühlvolle Kontakte
• liebt ein sehr geheimnisvolles Leben
• ist rätselhaft
• geht mit jedem, der ihm Sicherheit bietet

Indigo
• Liebt seinen inneren Frieden und das lichte Leben
• kümmert sich gütig um die Seinen
• haßt Spitzfindigkeit, intellektuelles Gerede und Getue

Blau
• Regt sich nicht auf über „Gernegroße" oder Besserwisser
• versteht es, eine wahre, gute Beziehung aufzubauen
• läßt sich nicht einengen

Türkis
• Lehnt Konsequenzen aus der Einsamkeit ab, denkt sich frei
• fühlt sich allein
• sucht heimliche Auswege aus unbefriedigender Verbindung

Grün
• Sehr grüner Ehrgeiz, der nicht welkt
• Gesundheit und ein besseres/langes Leben hält er für ein „heilig Gut"
• geht mit jedem, der ihn ehrt

Weiß
• Unnahbar und kühl
• kann vergessen
• Astronauten-Natur

Gelb
• Wird Mittel und Wege finden, seinen Anspruch geltend zu machen, „Glücksritter"
• bietet dem die Hand, der ihm hilft
• befreit sich von „Gernegroßen"

Orange
- Glaubt, daß er können wird, was er will
- denkt, er sei der Mächtigste von allen
- will stets alles, was er kann

Braun
- Erfreut sich des Lebens
- erstrebt gesicherte Existenz
- hält sich aus Problemen heraus

Rot
- Will begehren, durchdringen, umgestalten, erobern
- will sich mit aller Kraft gegen Phrasen und Intellektualismus vital durchsetzen
- verfolgt sein Ziel entgegenkommend vital
- belohnt die, welche zu ihm stehen

Grau
- Diplomat
- Verschleierungstaktik
- großes Ausgleichsbestreben
- heimliche Neigungen

Notizen:

_____

_____

_____

_____

_____

_____

_____

_____

_____

Kapitel V

Heilkräfte der Farben in der Selbstanwendung

Programme nach Empfehlungen aus der Praxis

Farben wirken auf Sie, ob Sie wollen oder nicht, denn überall sind Sie von Farben umgeben. Der Einfluß der Farben und ihre unterschiedlichen Energieanteile im Menschen wurden in den 60er Jahren von russischen Wissenschaftlern nachgewiesen mittels Hochfrequenz-Bildtechnik, der sogenannten Kirlian-Fotografie. Dadurch wurde zum erstenmal „Farb-auf-weiß" bestätigt, daß im Körper des Menschen Anteile und Ausstrahlungen von Farben existieren, was übrigens in Indien schon vor rund 3.000 Jahren hellsichtig vermutet worden war.

Inzwischen ist die Kirlian-Fotografie bereits in einigen therapeutischen Bereichen verbreitet. Mittels Farbwert-Diagnostik in dieser Technik können seelisch-körperliche Störungen festgestellt und durch Behandlungen mit Licht-/Farbquanten für Ihre Gesundheit eingesetzt werden. Das Besondere dabei ist, daß auch die Fortschritte der Heilung feststellbar sind. Die Veränderungen der Farbwerte können wie mit Röntgenblick wahrgenommen werden.

Die Anfänge der Farben-Heilanwendung liegen rund fünf Jahrhunderte zurück:
- Im 14. Jh. Pockenseuchenbehandlung mittels Farbtherapie (intensive Rotbehandlung)
- Im 18. Jh. in Frankreich, Indochina, Japan, Rumänien: bei Infektionskrankheiten, besonders der Pocken (Rotbehandlung)
- Im 19. Jh. Farbtherapien des amerikanischen Arztes Dr. Edwin D. Babitt sowie des Dänen Niels Finsen (1860 – 1904), einem der ersten Farbtherapeuten (mit allen Farben)
- Im 20. Jh.: Krankenbehandlungen mit Farbtherapie in einer Privatklinik in München durch Dr. F. Peipers (1900 – 1920). Bis heute die am weitesten ausgearbeitete Farbtherapie durch die Beratung von Dr. Rudolf Steiner.
- Seit 1921 bis heute ausgefeilteste Farbtherapien nach Dr. Rudolf Steiner in anthroposophischen Kliniken. Sie gründen auf vielseitige Erfahrungen und unterstützen bisher erfolgreich die Allgemeinmedizin.

Bis heute hat sich der gute Trend, Farben anzuwenden, in immer mehr klinischen und anderen Heilbereichen fortgesetzt. Maltherapien sind darunter erfolgreicher als viele andere Anwendungen. Auch die Konzentration auf und mit bestimmten Farben hat fördernde Wirkungen auf die Bewußtheit, was nachweislich zur Lösung von bewußtheitsverändernden Ursachen, wie beispielsweise Angst, führen kann.

1.
Verbessern Sie die Kräfte Ihrer Farbenvorliebe und Farbabneigung

Für die richtige Auswahl der Farben zur Eigenbehandlung sehen Sie im 3. Kapitel Ihre Farbmängel nach oder testen Ihre Farben-Pole. Dann erkennen Sie, welche Bereiche oder Fähigkeiten Sie in sich verstärken möchten. Dies gilt beispielsweise für den Fall, wenn Sie der Meinung sind, daß Sie innerlich bereits der Mensch sind, der Sie gerne wären, aber nicht so ganz aus sich herauskommen. Es könnte sein, daß Sie sich durch diese einfachen Farbtests in jeder Situation über Ihre Vorlieben und Ablehnungen bewußter werden. Das kann Ihnen mit Sicherheit helfen, wie vielen Testanwendern bisher auch, Fähigkeiten und Strategien zu entwickeln, aus Ihrer gegenwärtigen Lage das Beste für Sie selbst und Ihre Mitmenschen zu machen.

Wenn Sie Farbmangelzustände haben, können Sie diese durch einen entsprechenden Farbausgleich wieder in Ordnung bringen. Beispielsweise lehnen Sie Rot ab und bevorzugen Indigo (siehe Tabelle, Seite 110 f.). Dann sind Sie „friedfertig, aber ohne Durchsetzungskraft". Dazu benötigten Sie aber gerade Rot, was Sie jedoch nicht leiden können. Wie können Sie nun rote Energien aufnehmen? Da Sie die Farben Ihrer Umwelt nicht nur durch die Augen wahrnehmen, haben Sie viele ausgezeichnete Möglichkeiten, fehlende Lichtenergien aufzunehmen, zum Beispiel Rot im Essen und Trinken, Schlafen oder Singen, Denken oder Fühlen, mit Atmen und Gymnastik usw. Oder ein anderes Beispiel: Wenn Sie schlechte Laune haben, sich erregt, disharmonisch oder schlapp fühlen, dann testen Sie zunächst, welche Farbe Sie im Moment total ablehnen, und danach Ihre bevorzugte Farbe. Die Deutung wird Ihnen rasch zeigen, in welchem Spannungsfeld zwischen diesen beiden Farben-Polen von Plus(+) und Minus(-) Sie sich gerade befinden. Daraus erkennen Sie Ihr persönliches Manövrieren in Ihrem Umfeld.

Es ist ganz leicht, im richtigen Umgang mit Farben zu leben. Zuerst sollten Sie den Charakter, die Energie der Farben erkennen (siehe unter *„Die zwölf Farben-Portraits"*, Seite 197 f.). Möglichkeiten der Anwendungen in den verschiedenen Bereichen sind einfach, vielseitig und wirkungsvoll. Sie sind erprobt und haben sich bewährt. Die Farben Ihrer Wahl gegen Reizüberflutung oder auch Farbmangelzustände wenden Sie vorbeugend, beruhigend oder anregend, lindernd und Heilung unterstützend an. So werden Sie Ihre Kräfte stabilisieren und harmonisieren.

Wenn Sie Ihren Plus- und Minus-Farbpol kennen, überlegen Sie einmal, warum und wie diese Farben Sie beeinflussen. Ziehen Sie dazu auch die Farben-Portraits heran. In der Harmonie der Natur wird ein Mensch in der Regel keine einseitigen Energieschübe von Farben bekommen. Im Alltag der Berufs-, Stadt-, Medien- oder sogar der Freizeitwelt gibt es dagegen kaum einen Ausgleich.

1. Der geheime Machthaber in Ihnen:

Bei einem Zuviel an Farbe:	Bevorzugen Sie eine Farbe sehr, zum Beispiel Blau, dann werden deren Energieleistungen in Ihnen überpotenziert. Daraus erfolgt die Gegenreaktion in Ihrem Organismus durch eine, diesen Vorgang ablehnende Gegenfarbe; im Falle von Blau ist dies Gelb (siehe unter Übersicht *„Die Wahrnehmung von Farben"*, Seite 60). Die sich ergänzenden Kräfte einer Mischung aus diesen beiden Farben (in diesem Falle Grün) wird Sie insgeheim dominieren, antreiben oder zeitweilig auch blockieren. Die Komplementärfarbe der von Ihnen sehr bevorzugten Lieblingsfarbe ist demnach der geheime Machthaber in Ihnen.

2. Der Verlierer in Ihnen:

Bei einem Zuwenig an Farbe:	Als nächstes analysieren Sie Ihre Minus-Farbe. Wie lange schon und warum gefällt sie Ihnen nicht? Am besten wäre es, Ihre einseitige Betrachtungsweise über Ihre Minus-Farbe zu ändern. Mit der

119

Farbe, die man ablehnt, sollte man sich möglichst wieder anfreunden. Lehnen Sie eine Farbe ab, verlieren Sie die ihr zugehörigen Energieleistungen, weil Sie durch Ihr ablehnendes Verhalten entsprechende Farbschwächen in Ihrem Organismus programmieren. Es ist so, als würden Sie die Sonne ablehnen und die Dunkelheit bevorzugen. Die gesundheitlichen Nachteile daraus können Sie sich sicher leicht vorstellen.

Sie sollten nicht meinen, daß Sie die Farbe, die Sie nicht leiden können und ausschließen, nicht nötig hätten. Das Energiefeld der abgelehnten Farbe wird nämlich blockiert; beispielsweise führt Gelb-Ablehnung zur Einbuße von lösenden Kräften, etwa in Ihrer Leibesmitte (Verdauungsorgane). Die daraus entstehenden Disharmonien in diesem Bereich werden Sie schwächen bis hin zu einer unregelmäßigen Verdauung. Dabei verschwindet allmählich auch die normalerweise zu Gelb dazugehörende gute Laune. Dieser Entwicklung entgehen Sie, indem Sie die von Ihnen abgelehnte Farbe bewußt wieder aufnehmen. Möglichkeiten dazu bieten sich genug an.

Sie können also mit diesem Schnelltest Ihrer Farben-Pole zielgerichtet kontrollieren, ob Ihr Körper oder Ihre Seele/Gefühlsbereich irgendwelche Energieveränderungen braucht.

Vielleicht möchten Sie aber Ihr Verhalten ändern. Dann schauen Sie sich zuerst die Bereiche des Gehirns an (siehe *„Farben ent-decken die Schöpfung im Weltraum und im Menschen"*, Seite 19 f.). Daraus sind die Gründe Ihres Verhaltens in entsprechenden Farbbereichen zu ersehen. Deshalb müßten Sie dort einen neuen Standpunkt in Ihrem Verhalten wählen (siehe auch Übersicht *„Die Signale von Farbmängeln"*, Seite 69).

Versuchen Sie immer, die größtmögliche Farbharmonie in Ihrem Umfeld einzurichten. Wählen Sie dabei möglichst förderliche Farben im Verhältnis zu Ihren beiden Farben-Polen aus (Beispiele siehe weiter unten). Gehen Sie Farbdissonanzen aus dem Wege, zum Beispiel dem ständigen Einfluß von Leuchtreklamen. So gelangen Sie zu neuen Kräften und vermeiden, daß Sie sich in Streßsituationen überfordert oder zu schwach fühlen. Bei einer Ablehnung von Rot und Vorliebe für Grün wäre es beispielsweise gut, nicht ganz auf Rot zu verzichten, wenigstens in Kleinigkeiten. Ein roter Blumenstrauß, Schmuckstein (Rubin), Schal oder auch Duft können dabei helfen, Ihr Durchhaltevermögen zu steigern.

Werden Sie sich zunächst über Ihre Einschätzung der Farben klar. Danach suchen Sie eine passende Verwendung aus. So können Sie Ihr Wunschbild von sich selbst oder Ihrem Umfeld am besten fördern.

Praxisbeispiele: Verbesserung Ihrer Farbenergien

Sie können die Auswahl der Farben für Ihre Selbstbehandlung anhand der von Ihnen erkannten Farbmängel feststellen. Ich will Ihnen einige Beispiele aus meiner Praxis geben, die Ihnen das verdeutlichen können:

1. *Renate R.*

Farben-Polarität:	*abgelehnt:* Violett –
	Lieblingsfarbe: Rot +
Erkenntnis/Charakter:	Erfolgsmensch, Aufsteiger usw.
Dissonanz-Erscheinung:	*geistig-seelisch:* Aggressivität, Streß, Konflikte mit der Umwelt
	körperlich: Kreislaufschwäche, erhöhter Blutdruck
Selbstbehandlung:	vor allem mit Grün (bei Überforderung), abwechselnd mit Blau (bei Gereiztheit)

2. *Erik L.*

Farben-Polarität:	*abgelehnt:* Rot –
	Lieblingsfarbe: Indigo +
Erkenntnis/Charakter:	friedfertig und gütig ohne Gegenliebe, Gefühl von Hilflosigkeit
Dissonanz-Erscheinung:	*geistig-seelisch:* Frustration
	körperlich: Verdauungsstörungen, besonders häufige Magenkrämpfe
Selbstbehandlung:	Orange (bei Depressionen)

3. *Eva B.*

Farben-Polarität:	*abgelehnt:* Türkis –
	Lieblingsfarbe: Grün +
Erkenntnis:	Will über Gefühle und Abhängigkeit hinauswachsen, vertröstet sich mit einer Freiheit in der Zukunft

121

Dissonanz-Erscheinung: *geistig-seelisch:* Leidensdruck (durch häufige Bronchialbeschwerden), wechselnde Gefühle, teilweise auch Angstzustände
körperlich: Abwehrschwäche, Bronchialasthma

Selbstbehandlung: besonders Blau, ab und zu auch Schwarzlicht

4. Ihre eigene Behandlungs-Strategie (Datum: ....)

Farben-Polarität: abgelehnte Farbe: ....

Lieblingsfarbe: ....

Erkenntnis/Charakter: (siehe unter *Farben-Kompaß/*Deutung)

....

Dissonanz-Erscheinung: geistig-seelisch: ....

körperlich: ....

Selbstbehandlung: Farben: ....

Möglichkeiten: ....

2.
Die Therapien im Farben-Rhythmus

Die praktischen Möglichkeiten in der Anwendung von Farben vertiefen deren Wirkungen. Dabei werden die unterschiedlichen Rhythmen der Farben durch unterschiedliche Formen der Selbstbehandlung verbessert.

Farben	Farbenbedingte Anwendungen
Weiß (übergeordnet)	fördert das Ruhenwollen, sich neutralisieren müssen **Verwendung:** Schlafen/Schlafraum-Farbe
Violett	fördert das Träumen im Wachen; **Verwendung:** natürliches Licht/Kerzen; farbige Vorhänge, Buntglas. Besonders einwirken lassen: natürliches Licht
Indigo	fördert die Konzentration **Verwendung:** Farbvisualisieren, Musizieren
Blau	fördert das Formen von Ideen **Verwendung:** Malen, Farbabbildungen/Fensterbilder anschauen
Türkis	fördert Selbstvertrauen **Verwendung:** Selbstversenkung in der Stille; Farbe schmecken in Säften oder nur in Wasser; Farben intonieren (summen und singen)
Grün	fördert das rhythmische Sein **Verwendung:** Farb-Atemtherapie; Singen im Grünen; Massage unter Farblicht oder mit Edelstein
Gelb	fördert das lösende Sein **Verwendung:** Essen/Farbnahrung *bunt* Farblichtbehandlung; Farbatmen
Orange	fördert das Vergnügen am Dasein **Verwendung:** Essen/Farbnahrung *gezielt* Farbbehandlung/Seidentücher/Baden/Teilbäder in Farbe; Farbtrinken

Rot	fördert Lust und Willen **Verwendung:** rhythmische Bewegung Tanzen mit ausgewählten Farbtüchern; Gymnastik auf ausgewähltem Farbboden mit farbigen Geräten
Schwarz	fördert bewußtes, hingebungsvolles Sich-versinken-lassen **Verwendung:** Tasten, Fühlen, Riechen von Farben; farbige Fensterfolien; Massage mit Farblichtstiften, Farblasern

2.1 Die therapeutischen Wirkungen im Farben-Rhythmus

Führen Sie Ihrem Körper mit Farbbehandlungen harmonisierende Energien zu, um Ihre Kräfte wieder aufzubauen. Aus den fließenden Energien kann sich der Organismus an energieärmeren Stellen das entnehmen, was er benötigt. So gleicht er selbst seine unterschiedlichen Energieanforderungen in sich aus. Die Kräfte der Natur ermöglichen es immer wieder, daß Ihr Körper sich von Grund auf in allen Zellbereichen regenerieren kann. So können Sie in gewissen Zeitabständen einen in allen Zellen wieder erneuerten Organismus bekommen, sofern Sie nicht Raubbau mit Ihren Kräften treiben. „Einwandfreies, vitales, harmonisches Funktionieren Ihres Organismus, das Zusammenspiel all Ihrer Kräfte im körperlichen, seelischen und geistigen Bereich ist nicht gewährleistet, wenn Sie sich durch Überlastung, Haltung und Lebensstil Ihr Defizit einhandeln" (Semjan Kirlian). Diese Harmonie im Zusammenspiel der Farben in Ihnen gilt es aufrechtzuerhalten. Einen leichteren Weg dürfte es wohl kaum geben.

Einsatz von Farben und ihre Wirkungen in der Therapie:

1. Weiß
Linderung von Krampfzuständen und Schmerzen

2. Dunkelstes Violett
Befreiung von Schwermut und Unglücksgefühlen im Sinne einer Neugeburt, weil sich im dunkelsten Violett das Schwarz auflöst. Man wird dem Leben „neu geschenkt"

3. **Blau-Violett**
Schmerzlinderung, Befreiung vom zwanghaften Konzentrieren auf Schmerz

4. **Dunkelblau-Indigo**
fördert Geduld und Einsicht in die Behandlung

5. **Blau**
beruhigend, Entzündungen entgegenwirkend

6. **Grün**
Rhythmus fördernd, rhythmisch wiederaufhebend/verändernd/ vereinigend z. B. das Gestern (evtl. Unangenehme) mit dem Morgen (z.b. Ziel in der Gesundheit)

7. **Gelb**
eine Lösung herbeiführend; fördert, was durchgeführt werden muß

8. **Rot**
Erweiterung der Blutgefäße, Verbesserung der Durchblutung

9. **Schwarz**
Regeneration der Kräfte von Körper/Seele/Geist durch rechten Schlaf oder in Ruhe versinken, in Dunkelheit vergessen, Ausschalten aller Erregungen (Licht).

3.
Zeichnen Sie Ihr Farben-Diagramm

Gewinnen Sie Sicherheit auf Ihrem Farbenweg. Für Ihren Umgang mit Farben ist es gut, den Rhythmus Ihrer täglichen Farbempfindungen für eine bestimmte Zeit zu beobachten und diese in einem Farben-Diagramm einzutragen. Dadurch erkennen Sie die vermutlichen Einflüsse der Farben auf Ihre Stimmungen und möglicherweise Ihr Handeln.

Nach einiger Zeit der Erfahrung durch Selbstbeobachtung gewinnen Sie Sicherheit und können so gezielt Ihr Verhältnis zur Umwelt durch den Einsatz von Farben verbessern.

1. Möglichkeit: Monatsdiagramm Farben

Tragen Sie die jeweilige bevorzugte (+) und abgelehnte Farbe (–) unter den entsprechenden Tagesdaten fortlaufend ein.

Monat: z.B. April		2	3	4	5	6	7	8	9	10	11	usf.
Violett	(+)–	–(+)–	–(+)–	–(+)								
Indigo												
Blau							(–)					
Türkis												
Grün												
Weiß												
Gelb	(–)	(–)			(–)							
Orange			(–)									
Braun				(–)		(–)						
Rot												
Schwarz												
Grau					(+)–	–(+)–	–(+)					
Tagesbemerkung:												

Anhand solcher Tagesübersichten ergeben sich Ihre Behandlungsmöglichkeiten. Erforschen Sie den Charakter der Farben. Erkennen Sie die Wirkungen auf Sie selbst, damit Sie beispielsweise keine Fehlentscheidung treffen. Berücksichtigen Sie die Farben, die Sie ablehnen, damit Sie diese wieder mehr einbeziehen und ganz bewußt aufnehmen.

2. Möglichkeit: Jahresdiagramm Farben

Sie können in allen Situationen (körperlich, seelisch, geistig) mit den Farben leben. Nehmen Sie einen Farbstift Ihrer entsprechenden Wahlfarbe (als Beispiel Lieblingsfarbe = Blau, abgelehnte Minusfarbe = Gelb) und zeichnen Sie unter dem entsprechenden Zeitraum ein „x" für den Beliebtheitsgrad (am meisten oder neutral bis am wenigsten) ein.

Beispiel:		Jan	Feb	Mär	Apr	Mai	Jun	Jul	Aug	Sep	Okt	Nov	Dez
am meisten:	+5			blau				blau					
	+4											gelb	
	+3		blau								gelb		
	+2								gelb	gelb			
	+1	blau						gelb					gelb
neutral													
	−1	gelb					gelb		blau			blau	
	−2												
	−3												
	−4												
am wenigsten:	−5												blau

Verfolgen Sie den Grad Ihrer Farbvorliebe oder Farbabneigung während eines Monats oder Jahres. Daraus können Sie interessante, wichtige, nötige, gesuchte Hinweise für Ihr gesundheitliches Gefühl sowie Ihre Temperamentslage im Umgang mit Ihren Mitmenschen beruflich oder privat (siehe auch *„Die zwölf Farben-Portraits"*, Seite 197 f.) erkennen.

4.
Kräftigen Sie sich durch Licht und Farben der Natur

Ihre Gesundheit steht und fällt mit einem ausgeglichenen Tages- und Nachtrhythmus, den Sie durch ausreichend langen Konsum von Tageslicht (natürliches Sonnenlicht) im Gleichgewicht halten. Reicht das Tageslicht nicht aus, verändert sich Ihr biologischer Rhythmus, was zu psychosomatischen, also seelisch bedingten körperlichen Störungen führen kann. Künstliches

V

Licht ist kein Ersatz für Tageslicht, weil es keine ausreichenden Farbenanteile und zu schwache UV-Anteile enthält. Die normalerweise gelblich scheinenden Lichtquellen (Glühbirnen, Neon u.a.) belasten Kopf und Augen, welche weißes/bläuliches Licht brauchen. Als Folge davon treten Kopfschmerzen, Ermüdung und Konzentrationsschwäche auf. Das Gelbe im Licht impulsiert den Verdauungsbereich und führt dadurch zu Übelkeit und dauerndem Hunger. Kunstlicht wirkt auf Ihren Organismus verwirrender als Tageslichteinfluß. *Farben sollten bei einer künstlichen Beleuchtung ähnlich aussehen wie im Sonnenlicht, sind jedoch bei Glühbirnen meistens etwas anders.* Unvollkommenes Licht liefert Ihrem Körper unvollkommene Farbenergien. Vorwiegender oder ausschließlicher Aufenthalt in künstlich beleuchteten Räumen beeinträchtigt Ihre Gesundheit, weil auch Ihr Hormonhaushalt und Ihr Stoffwechsel dadurch geschwächt oder nachteilig verändert werden. Mögliche Folgen davon sind: Schlaflosigkeit und Depressionen, Schwächung der Abwehrkräfte und des Bindegewebes (äußert sich beispielsweise in alternder, faltiger Haut). Vorwiegender Aufenthalt in Kunstlicht während der Wintermonate verringert die Fähigkeit des Organismus, Kalzium aufzunehmen (davon sind Zähne und Knochen betroffen). Energiedefizite sollten durch zusätzliche Licht- und Farbkräfte, wie kurze Sonnenbäder unter Bedingungen von Tageslicht, ausgeglichen werden. Dazu gehört vor allem die Beleuchtung Ihrer Räume. Empfehlenswert ist dafür zum Beispiel TRUE-LITE*. Die – ursprünglich für die Raumfahrt zur Simulation von Tageslicht entwickelte – neue Vollspektrumlampe True-Lite, welche alle Wellenlängen des natürlichen Lichtes enthält, schließt die Nachteile künstlicher Beleuchtung aus. Am wertvollsten ist es, so oft wie möglich mit der Sonne aufzustehen und bei Sonnenuntergang zu Bett zu gehen. Tanken Sie zusätzliche Licht- und Farbkräfte in der Natur, etwa durch Spaziergänge oder 20minutige Luftbäder, eventuell eingehüllt in eine Decke mit Ihrer Wunschfarbe.

---

* Bezugsquellen s. Anhang

5.
Sehnsucht durch Farben stillen

Die folgenden Farben können nach den Gesichtspunkten der Energiezufuhr für bestimmte Bereiche bei verschiedenen Sehnsüchten und Defiziten gut eingesetzt werden:.
- Wer sich nach Hause/Zuhause-Sein sehnt, wähle Schwarz (sich kleiden oder darin einhüllen)
- Sehnsucht nach Liebe: mit Grün stillen (essen und trinken)
- Sehnsucht nach Verständnis: mit Gelb ausgleichen (vorwiegend betrachten und sich damit kleiden)
- Sehnsucht nach Rechtschaffenheit: mit Rot ausgleichen (Wohnfarben)
- Sehnsucht nach Ruhe: mit Violett ausgleichen (Wohnfarben)
- Sehnsucht nach Veränderung: mit Blau ausgleichen (Wohnfarben und Kleidung)
- Sehnsucht nach Distanz: mit Weiß ausgleichen (Kleidung).

6.
Farben gegen Wetterbeschwerden

Generell wirkt jedes Wetter unterschiedlich stimulierend auf Körper, Seele und Geist. Je nach Befindlichkeit kann man sich mehr oder weniger gut anpassen. Wenn Wetterfaktoren Sie allerdings stark beeinflussen und Sie sich teilweise oder gar nicht wohlfühlen, können Sie sich mit Farbreizen entsprechend einpendeln.

Wetterumschwünge verändern den Spannungszustand im vegetativen Nervensystem. Das kann bei Wetterempfindlichen zur Beeinträchtigung des Denkens, des Reaktionsvermögens und der Leistungsfähigkeit führen.
- Wer sich dabei unruhig und gereizt fühlt, nimmt Violett bis Dunkelblau.
- Wer sich entmutigt, traurig, gehemmt fühlt oder keine Lust auf irgendeine Tätigkeit verspürt, kann sich mit Gelb umstimmen.
- Bei häufigen Stimmungsschwankungen wählen Sie Grün.

- Wenn Sie sich durch das Wetter überfordert fühlen und der Wille zum Durchhalten erlahmt, suchen Sie sich rote Kleidung aus oder umgeben sich mit roten Gegenständen, beispielsweise Blumen.
- Fühlen Sie sich bei einem Wetterumschwung schneller gekränkt, ängstlich oder in die Enge gedrängt, suchen Sie sich Türkis aus, das vor allem in Seide als Schal wirksam ist.

Lesen Sie hierzu auch die Deutungen der Farben-Portraits (ab Seite 197) und suchen Sie sich eventuell Beschäftigungen aus der Aufstellung „Die Therapien im Farben-Rhythmus" (siehe Seite 123).

7.
Farblichtbestrahlungen –
Steigern Sie Ihre Lebensenergien

Zusätzliche Bestrahlungen mit Farben harmonisieren Ihr Energiegleichgewicht, wodurch Sie gelassener, vitaler und schöner werden. Die milden, sanften Reize des Farblichtes unterstützen Ihren Stoffwechsel, stärken Ihre Abwehrkräfte und fördern allgemein Ihre Lebensenergien. Die Körpersäfte fließen besser und verteilen die lebensnotwendigen Hormone, Enzyme und Aufbaustoffe nachhaltiger in Ihrem Organismus. Diese natürlichen Energien der Licht- und Farbschwingungen regen sanft alle Zellen Ihres Körpers an und stärken Ihre Lebenskraft. Erschöpfte Gewebe werden straffer, wirken frischer und sehen gesünder aus.

Zusätzliche Farbkräfte erhalten Sie durch lichtdurchflutete Farbscheiben* und farbige Lampen. Farbscheiben können Sie selbst herstellen durch mit Farbfolien überzogene Glasscheiben, die Sie vom Glaser zuschneiden lassen und – nach Wunsch in Rahmen gefaßt – vor ein Fenster oder eine Lampe stellen.

Wenn Sie diese einfachste aller Möglichkeiten nehmen – die Behandlung mittels Farblicht –, sollten Sie dabei allerdings auch ein wichtiges biologisches Grundgesetz (Regel von Arndt-Schulz) berücksichtigen: Kleine Reize regen die Lebenstätigkeit an, mittlere Reize fördern sie, starke Reize hemmen sie, und sehr starke Reize heben sie auf. Aus diesem Grunde ist es

auch nicht nötig, für eine Eigenbehandlung die Farben besonders aufzu-
heizen. Sie wirken, wie in der Natur vorhanden, gemäß ihrer Wellenlängen ruhig aus sich selbst heraus.

Das Grün der Wiesen und Bäume strahlt Sie nicht aufgeheizt an, die Blumen und Felder schenken Ihnen Farbkräfte ohne zusätzliche Wärme usw.,
und dennoch wirken alle farbgemäß tief auf Sie ein. Die Farben-Licht-
schwingung – ganz gleich, wie schwach diese ist – verändert auf jeden Fall
die Energielage Ihres Organismus, weil die Energie der Elektronen nicht
von der Farblichtwärme abhängt, sondern von der Frequenz. Demzufolge
kann auch eine schwache Strahlung mit einer hohen Farbfrequenz zu einer Veränderung der Energielage in Ihrem Körper führen. Die kurzwelligen Strahlen sind stärker gestreut als langwellige, Blau 16fach stärker als
Rot. Deswegen können Sie sich vor ein passendes Fenster schnell auswech-
selbare farbige Tücher, Vorhänge, Folien (aus dem Bastelladen), Buntglas-
scheiben (aus der Glaserei oder dem Bastelladen) für Ihre Farbbehandlung
anbringen. Normale farbige Glühbirnen ab 25 W reichen für die ganz einfache Farbzufuhr aus. Soll allerdings eine gezielte, umfangreichere Behandlung im Rahmen einer medizinischen Therapie durchgeführt werden, dann
sind die Farbbirnen nicht immer passend, weil es recht schwierig ist, dafür
Farben in spektraler Reinheit entsprechend ihrer Wellenlängen zu bekommen. In diesem Fall sind besondere Scheiben oder Leuchten besser, zum
Beispiel „Vitacolor Farbstrahler"*.

Außer der Eigenbestrahlung mit Farben bietet sich auch zusätzlich noch
die entsprechende Farbenbeleuchtung zum Trinken, Baden und Duschen
an (siehe Seite 175).

---

* Bezugsquellen s. Anhang

Ihre Farblichtbestrahlung für alle Fälle

Durch Ihre Eigenbehandlung können Sie sich mit den ausgleichenden
Energien der Farben beruhigen, harmonisieren, anregen, kräftigen, gesund
erhalten oder eine Genesung fördern

Violett

Anwendung	Bestrahlungsdauer	Zusatzinformationen
1. Gesundheitspflege		
Langschläfer (evtl. verquollene Augen)	10 Min. morgens abwechselnd mit Gelb: erst 5 Min. Gelb, dann Violett	in Verbindung mit Kompressen, Nackenmassagen, Wechselduschen
Nach Medikamenteneinnahme	2 Tage bis zu 2 Wochen tgl. abends 3–9 Min. Ganzkörperbestrahlung; oder den Bereich, der mit einem Medikament behandelt wurde	zur Kräftigung der medizinisch behandelten Gewebe und Verbesserung der Abwehrlage im Organismus
2. Schönheitspflege		
Überbeanspruchte Haut	10–20 Min. abwechselnd mit Rot: zuerst Violett 10 Min., dann Rot	zur Gewebekräftigung bei Schwangeren und nach einer Entbindung
Bindegewebsschwäche	wöchentlich 3 x 20 Min.	in Verbindung mit Spezialpräparaten (Ampullenkuren, Packungen, Masken)

und zur Verbesserung
der Ernährung, z. B.
Kieselerde-Präparate

Blau

Anwendung	Bestrahlungsdauer	Zusatzinformationen
1. Gesundheitspflege		
Unruhe und Schlaflosigkeit	10 Min. abends	abends: zusätzlich Wechselfußbäder, Apfelblütentee; Apfelessig mit Honig
Angst	10 Min. abends	generell: Eiweiße reduzieren; evtl. nur abends: 1 gekochtes Ei essen (und Senf/beruhigt)
Konzentrationsmangel (nervöse Ursache)	tgl. 8–12 Min./Kopf zuerst, dann Rücken/ Brust	Lecithin-Produkte/ Kapseln
Schmerzempfindlichkeit oder Überempfindlichkeit	jeweils 20 Min.	kräftigende Ernährung; sehr viel Wasser/Tee trinken
Kopfschmerzen (nervöse Ursache) (bei Schwäche s. Orange)	bei Bedarf 1/2 Std. anschließend 1/2 Std. ruhen	Ernährung beachten und siehe unter Seidentuch-Behandlung
Kopfweh während der Periode	20 Min. (nach Bedarf)	dabei hinlegen, ruhen, evtl. kühle Nackenkompressen

133

V

Fortsetzung: BLAU

Schlechte Laune	2x tgl. (mittags/abends) 12 Min. Kopf und Herz	Wechselduschen unter Farblicht
Gereiztheit	10 Min. Hals und Gesicht, dann Nacken	Fencheltee trinken u. a.
Wetterfühligkeit	8–10 Min. Nacken	Blasentee trinken und siehe unter Wetterbe-schwerden, (Seite 129 f.)
Haarprobleme (vor allem fettendes Haar)	ca. 20 Min.	gut mit Haarkuren/ Haarwasser
Nackenschmerzen	20 Min., je nach Bedarf bis zu 1 m Abstand	Massagen, Gymnastik
Unruhe und Schlaflosigkeit	10 Min. abends	für jeden, der Schwarz(+) oder Blau(+) mit Rot(–) wählt, (alle anderen wählen Grün)

2. Schönheitspflege

Bei Hautunreinheiten	5x wöch. 20 Min. 4x tgl. Gesichtsreinigung (keine Seife verwenden!)	Ernährung beachten
Bei Entzündungen	5x wöch. 20 Min.	Nieren-Blasentee trinken; antiseptische Behandlung/ Cremes

Fortsetzung: BLAU

Rote Flecken/ rote Stellen/Quaddeln	5x wöch. 20 Min. im Wechsel mit Gelb: zuerst ca. 10 Min. Gelb, dann 10 Min. Blau	Anti-Histamin oder Calcium einnehmen
Augenlider (geschwollen)	10 Min. Abstand ca. 1/2 m	evtl. in Verbindung mit Augenkompressen (Ophtopur oder Wala) Ernährung beachten
Schlupflider mit Rötungen der Augen	10 Min.	
Tränensäckchen	10 Min.	
Hals (zur Hautverbesserung)	2x tgl. 5 Min. Gesicht mit Oberkörper von vorne, 5 Min. Rückseite und 4 Min. den Hals nur von der Seite (rechts und links)	gut nach Halswickel- packung und in Verbin- dung mit Cremes

Türkis

Anwendung	*Bestrahlungsdauer*	*Zusatzinformationen*
1. Gesundheitspflege		
Mutlosigkeit	6x wöch. 7–12 Min. Kopf, Hals, Brust	Hopfen-Präparate
Müdigkeit (anfallsweise oder bei anhaltender Müdigkeit)	bei Bedarf 10 Min. das Herz bestrahlen, ca. 12–20 cm Entfernung	Luftfeuchtigkeit und Beleuchtungskörper verbessern

Müdigkeit (bei Schwäche siehe unter Gelb)

135

Grün

Anwendung	Bestrahlungsdauer	Zusatzinformationen
1. Gesundheitspflege		
Überarbeitung	10 Min. Brust, dann Rücken, mittags und abends	Leber-Galle- und Nierentee trinken kalte Duschen/Wechsel-fußbäder abgedunkelt schlafen u. a.
Aufregung	5–12 Min. Brust, auch Rücken	Milchprodukte essen; Milchmixgetränke mit Honig, häufig Birnen, auch Bananen essen usw.
Reisekrankheit (Übelkeit, Schwindel)	das Herz 20 Min. vor der Abfahrt	
Frauenbeschwerden	8-20 Min Körpervorder-seite und Rücken	Frauentees/Hopfentee trinken; Moorbäder
Blaue Flecken/ Druckstellen auf der Haut	je nach Bedarf jeweils 10–12 Min. Grün im Wechsel mit Blaulicht	Einreibe-Präparat (homöopath.) „Lotio pruni"/Weleda (Apotheke)
2. Schönheitspflege		
Orangenhaut (u. a. wenn Abnahme-kuren durchgeführt werden)	3 x tgl. 8–10 Min.	Lebensweise ändern; Tees trinken; Massagen

Gelb

Anwendung	Bestrahlungsdauer	Zusatzinformationen
1. Gesundheitspflege		
Allgemeine Überreiztheit/ schlechte Laune	20 Min. je nach Bedarf morgens oder mittags	für alle mit der Farbwahl Weiß(+),Violett(+), Blau(+) und dabei Orange (–); oder für alle mit Gelb (–)
Hände (überbeansprucht)	bei Bedarf jeweils 20 Min. im Wechsel zuerst Rot 10 Min., dann Gelb	gut in Verbindung mit Handpflegepackungen/ Cremes
bei Lichtmangel bei Müdigkeit, vorwiegender Arbeit bei künstlicher Beleuchtung sowie Schicht- oder Nacht-arbeit und jahres-zeitlich bedingt	nach Bedarf jeweils 10–12 Min.	Johanniskrauttee und Pfefferminztee trinken
Ärger	7 Min. zuerst Bauch, dann Rücken	s. a. „Farbmeditation" (S. 166) und „Stärkung der guten Gedanken-kräfte" (S. 169)
Müdigkeit (aus Schwäche)	20 Min., nur morgens immer den Rücken bestrahlen	Ernährung wesentlich verbessern
Verstopfung, anhaltend	10–20 Min zuerst die Leibesmitte, dann den Rücken	zur Regeneration der Darmflora Eugalan forte LC/Töpfer s. a. unter „Farb-nahrung", (S. 143 f.)

V

Fortsetzung: GELB

... bei Fehlernährung	tgl. 1x3 Min.	Arzt nach Ergänzungsstoffen fragen
... bei zu geringer Flüssigkeitszufuhr	tgl. 2x10 Min.	2 l Wasser (möglichst heiß) über den Tag verteilt; zusätzlich 1/2 l Molke trinken

2. Schönheitspflege

Anspruchsvolle Haut zur Verbesserung von reifer Haut	tgl. mind. 2x20 Min.	gut zusammen mit Ampullenkuren und Packungen (z. B. Ginseng)
... zur Verbesserung von energieloser Haut	tgl. mind. 3 x 10 Min. über 1/4 Jahr; danach Pause 1/4 Jahr; Wiederholung bei Bedarf	bei Müdigkeit, vorwiegend Arbeit bei künstlicher Beleuchtung sowie Schicht- oder Nachtarbeit
Ältere, energielose erschöpfte Haut	7x wöch. 3x tgl. 10 Min.	vollwertige Ernährung, Kuren
Überempfindliche Haut mit roten Flecken trockenen, roten Stellen	5x wöch. 10 Min. im Wechsel mit Blau, d. h. ca. 10 Min. zuerst Gelb, dann Blau	Antihistaminpräparat (innerlich) und Calcium, Badekur, Luftkur (s. a. *„Farben im Wasser"*, S. 175 f.)

Orange

Anwendung	Bestrahlungsdauer	Zusatzinformationen
1. Gesundheitspflege		
Appetitmangel	6 x wöch. 15 Min. Leibesmitte	Orangensaft/Tees vor den Mahlzeiten; zusätzlich trinken
Blähungen	tgl. um die Mittagszeit 12 Min. Leibesmitte	Magentees trinken; Kümmel/Koriander
Konzentrationsmangel aus Schwäche	tgl. 8–20 Min. Rücken	Tees trinken/Hopfen
Rote Äderchen	3–10x wöch. 7 Min. im Gesicht oder am Körper	Vitamin K/Rutin nach Bedarf einnehmen
Depressionen und Belastungen	3–7x wöch. im Wechsel mit Grün: zuerst Grün 20 Min., danach Orange 10 Min.	Vollwerternährung, Biokost, Magnesium
Kummer	3-7x wöch. 20 Min. morgens	Johanniskrauttee trinken, tierische Eiweißnahrung verringern
Schwächegefühle	3x wöch. morgens 20 Min.	Vollwerternährung beachten Arzt befragen
Allergien	10 Min. nach Bedarf, tgl.	kombinieren mit Antihistamin und Calcium

Fortsetzung: ORANGE

Bei Lichtmangel	10x wöch. 12 Min.	Johanniskraut einnehmen
… vorwiegende Tätigkeit bei künstlichem Licht		je nach Bedarf
Funktionsschwäche der Verdauungsorgane, bei schlechten Zähnen und Zahnersatz (Nahrung wird durch schlechtes Kauen nicht vorbereitet)	10 Min. morgens und mittags, zuerst Kopf und Oberkörper, anschließend Unterleib 8–10 Min.	Tees trinken zur Kräftigung der Verdauung

2. Schönheitspflege

Anspruchsvolle Haut	10 Min. morgens/mittags	Vollwerternährung ausreichend Wasser und Tee trinken
Falten/ zur Hautkräftigung	2x tgl. 12 Min. morgens zusätzlich mit Blau, um die Sauerstoffzufuhr der Zellen zu erhöhen Dauer: 4–7 Wochen, dann eine Pause bis zu 3 Wochen	gut in Verbindung mit Hautkur-Dragées
zur Hautverbesserung bei erschöpfter, schlaffer Haut	3x wöch. 10 Min. morgens regelmäßig über 1/4 Jahr, danach Pause 2-3 Wochen, und von vorne beginnen (bei Bedarf)	in Verbindung mit Packungen und inneren Kuren

Fortsetzung: ORANGE

Überempfindliche Haut	3-7x wöch. nach Bedarf 10 Min. täglich	besonders bei Streß, Angstgefühlen, seelischen Belastungen; wichtig: Umstellung auf Vollwertkost, besonders bei Allergien
Haarausfall	10x wöch. 8 Min., gut im Wechsel mit Gelb: zuerst Gelb 7–8 Min., dann Orange 7–8 Min.	Ernährungsumstellung vornehmen und Haarkurpräparate zum Einnehmen; Hefe essen

Rot

Anwendung	Bestrahlungsdauer	Zusatzinformationen
1. Gesundheitspflege		
Allgemeine Körperschwäche	8 Min. abends	für alle mit der Farbwahl Schwarz(+), Braun(–) und Rot(–) mit Ausnahme von Orange(+) und Gelb(+)
Krampfadern	2x wöch. 12 Min. bis zu den Hüften bestrahlen (Vorder- und Rückseite)	Beine hochlagern
Schwere Beine	2x wöch. 12 Min. bis zu den Hüften bestrahlen	Beine hochlagern
Geschwollene Füße	2x wöch. 12 Min. bis zu den Knien bestrahlen	Beine hochlagern

Fortsetzung: ROT

Schwache Knie	1x tgl. 8–10 Min.	
Vitalitätsmangel	6x wöch. 7–10 Min., nicht abends	vor allem Rücken bestrahlen
Hände nach Überanstrengungen	tgl. max. 7–12 Min. Handinnen- u. Außen-flächen der Hände/Finger bestrahlen bis zum Ellenbogen	Hand-, Armbäder
Wirbelsäule und Gelenke Schwächegefühle und Müdigkeit	ein um den anderen Tag im Wechsel mit Blau: 1. Tag = 2–3x Blau je 6–7 Min. 2. Tag = 2–3x Rot je 3–4 Min.	Abstand beachten: Die entsprechenden Bereiche nicht näher als mit 1 m Abstand bestrahlen

2. Schönheitspflege

Anspruchsvolle Haut/ reife Haut	1-2x wöch. max. 10 Min.	zur Vitalisierung
Haarprobleme ... trockenes Haar	3x wöch/10 Min im Wechsel mit Gelb: d. h. ca. 7 Min. Rot, dann 3 Min. Gelb	Mindestabstand ca. 1 m
... Haarausfall	3x wöch/10 Min.	ca. 1 m Abstand; gut in Verbindung mit Haartonikum/Haarwas-ser oder während einer 12minütigen Haarkur

sogenanntes **Schwarzlicht**

Anwendung	*Bestrahlungsdauer*	*Zusatzinformationen*

1. Gesundheitspflege

Seelische Anspannung und unangepaßte Lebenshaltung	nach Bedarf abends oder nachts über längere Zeit mind. 1/4 Jahr je 8–10 Min. Kopf und Gesicht in 2 m Abstand	in Verbindung mit Nervenschlaftee und Beruhigungstees, Apfeltee und Apfelessig mit Honig

8.
Bunt und gesund – Farbnahrung genießen

Die Anwendung von „Farbentricks" in der Landwirtschaft belegt beweiskräftig die Wirkungen der Farben (zum Beispiel sind Rüben unter blauer Schutzplane schärfer, enthalten weniger Zucker und mehr Säuren als solche unter grüner oder weißer Plane). Qualität, Menge und Geschmack von Gemüse und Obst werden durch Farbbeeinflussung wesentlich verbessert. Farbgesunde Nahrungsmittel sehen nicht nur lecker aus, sondern sie machen auch Appetit, weil sie die Verdauungssäfte fördern. Farblose Speisen regen Ihren Organismus dagegen nicht so sehr an – ganz gleich, wie gehaltvoll sie sind. Essen Sie daher natürlicher und bunter. Ernährungsexperten verweisen auf zahlreiche Wirkstoffe, welche nur in farbigen Pflanzen und Früchten reichhaltig vorkommen. Viele Versuche bestätigen die Bedeutung von Farben in natürlichen Nahrungsmitteln. Längst statistisch bewiesen ist auch ein Schutz vor unterschiedlichen Krankheiten und lebensverlängernde Wirkungen. So hat zum Beispiel das Nationale Gesundheitsinstitut in Helsinki über 26 Jahre den Einfluß gesünderer Ernährung an mehr als 5.000 Personen untersucht. Danach wird es unter anderem auch der Wirkung bestimmter Pflanzenfarbstoffe (Flavonoide) in der Nahrung zugeschrieben, daß nur halb so viele tödliche Herzkrankheiten bei Frauen auftraten, die vergleichsweise täglich mindestens einen halben Apfel oder

5 g Zwiebeln aßen. Diese SPS (Sekundäre Pflanzenfarbstoffe) liegen oft in Verbindung mit Vitaminen, Mineralstoffen und Spurenelementen vor. In dieser Form sind sie in Pflanzen der sichtbare Beweis von Schutzstoffen gegen Zellschäden, die durch gefährliche Strahlung aus dem All (zum Beispiel durch das Ozonloch) auftreten können. Darum werden die Farben der Pflanzen bereits therapeutisch eingesetzt und auch von der Pharmazie seit langem angeboten.

Gesunde Ernährung setzt voraus, daß die Produktionsstandorte noch gut und die Pflanzen noch frisch sind. Lebensmittelanalysen brachten Nachweise von „Frische-Ausstrahlung" (ein Maßstab der Höherwertigkeit von Produkten im Vergleich zu naturbelassenem Freilandgemüse), wobei sich herausstellte, daß Tiefkühlkost und Gemüse aus Kunstdünger- und Hydrokulturen nur noch sehr schwache Energien abstrahlen. Wenn pflanzliche Waren länger vom Licht abgeschirmt sind, können sie auf jeden Fall keine wesentlichen Impulswerte des Farbenlichtes in ihrem Stoffwechsel aufnehmen und verwerten. Daraus entstehen natürlich Nachteile für die Nahrungsauswertung.

Aber auch das Erhitzen der Nahrung zerstört über 50% der lebensfördernden Impulskräfte des Lichtes mit seinen Farben. Jeder weiß, wie unansehnlich und wenig appetitanregend gekochtes Gemüse und Obst wirken im Vergleich zu farbenfrohen Frischgemüsen oder Früchten. Essen Sie täglich mindestens 40% frische, naturbelassene Nahrung. Der beste Frischenachweis ist das farbnatürliche Aussehen und der herrliche Geschmack der Lebensmittel.

8.1
Farben führen und verführen Ihren Geschmack

Es gibt noch keine genaue Zuordnung von Geschmack und Farben. „Farben auf der Zunge" ließen sich bisher nicht überprüfen, weil grundsätzliche Zusammenhänge zwischen der Geschmackswirkung eines Stoffes und seiner physikalischen und chemischen Natur noch nicht restlos geklärt sind. Diesbezügliche Zusammenhänge scheinen bisher unbekannt zu sein.

Es ist jedoch eine erwiesene Tatsache, daß in den pflanzlichen Farbstoffen von Obst und Gemüse außergewöhnlich gesunderhaltende Substanzen stekken. Die wichtigsten sind hier kurz zusammengefaßt:

– die grünen (Chlorophyll)
– die gelben (Flavine/Flavonoide)
– die blauen bis violetten (Anthocyane)
– die orangen bis grünen (Carotine/Carotinoide)

Und wie schmeckt Ihnen etwas? Die Geschmacksqualitäten werden von den Nervenfasern aus den Sinneszellen der Zunge aufgenommen und an das Gehirn zur Auswertung weitergeleitet. Bitteres schmeckt man auf dem Zungenhintergrund, Saures und Salziges am Zungenrand, Süßes an der Zungenspitze. Kinder schmecken noch mit der gesamten Zunge und dem ganzen Mundraum, Erwachsene haben die Geschmacksempfindung der Zungenmitte bis auf den Zungengrund verloren. Aber auch durch Rauchen und zu scharfes Essen verliert man immer mehr Geschmacksfähigkeiten. Geschmeckt werden hauptsächlich lösliche Stoffe sowie Aromen in der Natur, die etwa in Wasser, Alkohol und Fetten vorkommen. Deswegen werden Bonbons gelutscht.

Haben Sie auch schon einmal die Erfahrung gemacht, daß Ihre Geschmacksempfindungen mit bestimmten Gerüchen und auch Farben zusammen auftreten? Hier gibt es allerdings individuelle Unterschiede. Fette sind beispielsweise meist gelb und schmecken anders als gelbe Früchte. Rotes Gemüse schmeckt anders als rotes Obst usw. Es läßt sich keine allgemeingültige Geschmackszuordnung zu bestimmten Farben vornehmen. Jede Farbe kann in allen vier Geschmacksrichtungen vorkommen. Fernöstliche Heilweisen beschreiben jedoch interessante Verbindungen: Zum Beispiel sei Grün vorwiegend sauer, Rot soll bitter sein, Gelbes wirke süß, Weiß sei scharf, und Blau könne salzig sein. Für Sie persönlich ist es jedoch sicher vorteilhaft, Ihre Ernährung täglich so auszuwählen, daß jede Farbe ausgeglichen darin vorkommt: 20% Blau, 20% Grün, 20% Gelb, 20% Weiß, 20% Rot. Wie Sie das am besten machen, hängt sicher davon ab, wie die Farben für Ihr Essen und Trinken Sie reizen und verlocken. Entsprechend werden Sie auch verführt. Allerdings hilft die Lebensmittelchemie dabei mit. Darum sollte man mit Überlegung die bunten Farbkräfte in den Lebensmitteln auswählen, beispielsweise nicht zuviel Gelb im Fett/Öl, sondern Grün dazu (Salat). Sehen Sie im Folgenden, welche Bedeutung welche Farben in Pflanzen für Ihren Organismus haben und welche Farben auf welche Weise in den vielen Pflanzenabkömmlingen wirken – in Gemüsen, Obst, Getreide, Gewürzen usw. Danach können Sie alles für sich auswählen, Genüsse kreieren und Ihrem Körper Gutes tun.

8.2
Natürliche Pflanzenfarbstoffe: gesunde Nahrung im Grün, Gelb/Rot, Blau/Violett

1. Das Grün des Chlorophyll – damit beginnt das Leben

Dieser wichtigste, am meisten verbreitete Farbstoff ist in allen Grünpflanzen enthalten. Auf diesen Stoff, der von den assimilierenden Pflanzen aufgebaut wird, ist ursprünglich alles Leben zurückzuführen. Pflanzen verwenden als einzige Organismen die Lichtenergie direkt. Sie bauen dadurch aus Kohlendioxyd, Wasser und Mineralstoffen die Kohlehydrate auf, welche unter anderem die Basis sind für die Fette, Eiweiße, Vitamine und Mineralstoffe. Im Grün wird die Lichtenergie zunächst in chemische Energie verwandelt. Der Aufbau des Chlorophylls ähnelt dem roten Farbstoff Hämoglobin Ihrer Blutkörperchen, sie enthalten jedoch im Unterschied dazu Eisen anstelle des Magnesiums im Chlorophyll.

- *Wirkungen:* Natürliche grüne Nahrung fördert unter anderem den Bestand des Magnesiums in Ihrem Organismus. Es ist wichtig für Blut und Knochen, den Aufbau der genetischen Erbinformationen in DNS[4] und RNS[5] und die Wirksamkeit der Enzyme. Die Wirkungen des grünen Chlorophylls (bakterienabweisend, wundheilend, desodorierend) werden viel und gerne in der Heilkunde und Kosmetik eingesetzt.

- *Vorkommen:* Besonders reichhaltige Chlorophyll-Quellen sind Grünkohl, Rübenblätter, Spinat, Petersilie. Grüngemüse enthalten auch reichlich Carotine (siehe dort), Mineralstoffe und Spurenelemente. Bedeutungsvolle, neu entdeckte Quellen sind: frisch gepreßter Saft des jungen Gerstengrases[6] und der Saft aus grünen Kamutblättern und Alfalfa[7].

2.Das Gelb bis Rot der Carotinoide – ein Hoch für die Immunabwehr
a) Das Orange des Carotin

Carotine sind weit verbreitete gelbe bis rote Stoffe in Pflanzen, zu über 90% in denBlättern.

---

[4] DNS = Desoxyribonucleinsäure

[5] RNS = Ribonucleinsäure

[6] ein Markenname u. a. „Green Magma" (Bezugsquellen s. Anhang)

[7] Markenname „Green Kamut" (Bezugsquellen s. Anhang)

- *Wirkungen:* Farbstoffe in unterschiedlichen Nahrungsmitteln, wichtig zur Gesunderhaltung von Haut, Schleimhäuten, den Haaren, des Sehvermögens sowie zur Verbesserung der Widerstandskräfte. Sie stärken das Immunsystem und das Herz, hemmen Tumore und schützen vor Krebs.

- *Vorkommen:* Carotinoide kommen vor in Gemüsen – wie Broccoli, Grünkohl, Karotten, Kresse, Lattich und Tomaten; in Früchten – wie Aprikosen, Sanddornbeeren, Hagebutten, Kürbis und Paprika; und in Fetten – wie Butter und Palmöl. Ebenso werden sie im Organismus von pflanzenfressenden Tieren gefunden, deren Organismus die Carotine als Provitamin umwandelt in das Vitamin A. Es ist somit auch in Eiern, Milch, in tierischem Fett und Innereien sowie Fischlebertran enthalten.

Es gibt über 400 Carotine, eingeteilt in zwei Sorten:

a) das Provitamin-A-Carotin:
in allen orangefarbenen Früchten
und Gemüsen

beste Carotinquellen:
Karotten, Kürbis, Aprikosen,
Mangos

b) Beta-Carotine:
in gelb-orangen Früchten
und Gemüsen sowie in
dunkelgrünen Blattgemüsen: Je
grüner die Pflanze, desto mehr Beta.

Aprikosen, Melonen, Karotten,
Kürbis, Süßkartoffeln,
Grünkohl, Spinat

b) Das Gelbrot des Lycopin
Dieser ebenfalls carotinoide Pflanzenfarbstoff Lycopin wird von allen Carotinoiden am besten in das Blut aufgenommen. Wenn alles gutgeht, kann es im Blutserum bis zu circa 50% enthalten sein.
- *Wirkungen:* Eine hohe Wirksamkeit soll in der Steigerung der Abwehrkräfte liegen, unter anderem gegen Krebs und zur Vorbeugung von Gefahren durch Klimastrahlung, Arteriosklerose, Herzinfarkt und Schlaganfall (Verminderung um 50%).
- *Vorkommen:* Tomaten und Hagebutten sind sehr lycopinhaltig. Regelmäßiger Verzehr wirkt vorbeugend und hilfreich bei Arterienverkalkung und Herzschwäche.

3. Das Gelb der Flavonfarbstoffe und ihre Schutzwirkungen
A) *Die Flavine* (lat. flavus = gelb)
Flavine sind eine Sammelbezeichnung für bedeutsame gelbe Naturfarbstoffe. Die gelborangen Bestandteile, welche in jeder lebendigen tie-

rischen und pflanzlichen Zelle vorkommen, beschleunigen die chemischen Reaktionen im Körper (= Enzymtätigkeit der Flavinenzyme).

- **Wirkungen:** Hier erscheint eine der typischen Wirkungen von Gelb. Durch die Enzymtätigkeit werden die Stoffe im Organismus umgewandelt und verdaut. Diese wichtigen gelben Naturstoffe fördern das Wachstum und das Körpergewicht. Mangelerscheinungen erkennen Sie an Rissen in den Mundwinkeln sowie Haut- und Schleimhautveränderungen. – Je nach Herkunft werden diese Flavine eingeteilt in Lacto- (= Milch), Ovo- (= Ei), Hepato- (= Leber) Flavine. Unter Lactoflavin versteht man auch Vit. B_2.
- **Vorkommen:** Milch, Ei, Hefe, Getreidekeimlinge und verschiedene Kohlarten, Fischrogen und Innereien wie Leber, Niere.

B) *Die Gruppe der Flavonoide*

a) **Das Gelb in den Pflanzen**
   Diese in Blütenpflanzen weit verbreiteten, hauptsächlich gelben Farbstoffe treten manchmal auch gemeinsam mit anderen Blütenfarbstoffen (Anthocyane, *siehe unten)* auf.

- **Wirkungen:** Hier kommt der von allen Farben lichtesten – dem Gelb – eine große Bedeutung zu. Zur Reihe ihrer Wirksamkeiten gehören ihre antioxidative* und Lichtschutzwirkung sowie eine leichte Wirkung gegen Viren und Bakterien, also vorbeugend gegen Entzündungen, Verbesserung des Blutes (Fließeigenschaft) und dadurch wirksamer Schutz gegen Thrombose (Infarkte).
- **Vorkommen:** Die Flavonoide sind unter anderem enthalten in Weißdornblättern, Holunderblüten, Buchweizen, Linden, Ringelblume, Johanniskraut, Arnika, Mariendistelfrüchten, Gingkoblättern, schwarzen Johannisbeeren, Erdbeeren, Aprikosen, Orangen, Pampelmusen, Zwiebeln, Petersilie, Salbei. Außerdem spielt der medizinische Gelbfaktor eine positive Rolle in Kamille, Hamamelis, Gelbholzextrakt und in gelbem Fingerhut. Sie können sich diese Gelbkräfte in allen möglichen Zubereitungen zunutze machen.
   Sie können Gelbgewürze, pflanzliche Öle und Butter sowie innen gelb aussehende natürliche Nahrungsmittel (Obst, Gemüse, Getreide) verwenden, um dadurch die Gelbkräfte Ihres Organismus zu verbessern.

---

* s. Sachwortregister

b) **Das Blau bis Violett der Anthocyane – gut für das Blut**

Eine etwas anders geartete Gruppe der Flavonoide sind die Anthocyane (griech.: kyaneos = Stahlblau), welche besonders in Blüten, Blättern und Früchten vorhanden sind.

• *Wirkungen:* Anthocyane haben Farbwirkungen vor allem im Blau und im Übergang zum Rot, also auch im Violett. Dadurch haben sie einen farbähnlichen spezifischen Einfluß auf Ihr Blut und die Blutgefäße. Diese Naturstoffe verbessern die Durchblutung der haarfeinen Äderchen bei nachlassender Widerstandskraft. Sie erhöhen die Durchlässigkeit der Blutgefäße und verringern die Kapillarbrüchigkeit (als Vitamin P). Außerdem erscheint die Beziehung der Farbe Blau zum Sauerstoff in der Wirkung der Antioxidantien, das heißt, sie verhindern oder verzögern die Zersetzung oder das Ranzigwerden von anderen Stoffen am Luftsauerstoff. Sie werden daher auch viel als Lebensmittelfarbstoffe verwendet. Es ist jedoch besser, keine künstlich gefärbten Lebensmittel zu essen, sondern naturbelassene Nahrung mit ihren eigenen, natürlichen Farbstoffen zu verwenden.

• *Vorkommen:* Diese blauen bis violetten Wirkstoffe finden Sie in blauen und roten Weintrauben, Blaubeeren, Sauerkirschen, Lavendel, Weißdornbeeren, Himbeeren, Erdbeeren, Preisel-, Holunder- und Brombeeren, Kirschen, Pflaumen, roten Johannisbeeren, Kapuzinerkresse, Blaukohl, Rharbarber, Bohnen, Rotwein. Wählen Sie eine naturgemäße Ernährung mit zusammenpassenden Früchten und Gemüsen von blauer bis roter Farbe, dann fördern Sie die Wirkungen in den obengenannten Bereichen.

Eine besonders ergiebige Blau-Quelle ist die blaue Mikroalge Spirulina platens*, welche bereits vor Hunderten von Jahren bei den mexikanischen Azteken beliebt war und die heute auch von Olympiasportlern zur Leistungssteigerung bevorzugt wird. Sie enthält außerdem Chlorophyll, Carotinoide und viele andere wertvolle Stoffe (Vitamine, Mineralstoffe und Spurenelemente, Eiweiße und Fettsäuren).

c) **Die bunten Catechine – auch gegen Bakterien**

Zu der großen Pflanzen-Farbstoffgruppe der Flavonoide gehören auch die blauen, grünen und gelben Catechine, welche pharmazeutisch in Gerbstoffdrogen verwendet werden.

---

* Bezugsquellen s. Anhang

- **Wirkungen:** Diese Naturstoffe wirken unterschiedlich, teils reizmildernd, teils leicht lokalanästhetisch, entzündungshemmend, fäulniswidrig und dem Eindringen und der Entwicklung von Bakterien entgegen.
- **Vorkommen:** In Hülsenfrüchten, Rosen- und Mimosengewächsen, Buchen, Kiefern, Heidekraut und Knöterich. Wenn Sie hieraus Wasseranwendungen oder Tees und Gemüse zubereiten, können Sie Ihr Farbendefizit in dieser Richtung wohltuend ausgleichen.

8.3.
Zugesetzte Lockfarbstoffe in Lebensmitteln – bedenklich!

Lebensmittel reizen uns dann zum Kauf oder Genuß, wenn sie schön aussehen. Bereits schlechte Beleuchtung in Eßlokalen, Geschäften oder auch zu Hause läßt den Appetit vergehen. Weil bei der raffinierten Herstellung rein natürliche Farben verlorengehen, nutzt die Industrie vielseitig die verlockenden Farben und verwendet über 40 Farbstoffe. Mit ungebremster Phantasie, vor allem in der US-Nahrungsmittelindustrie, werden neuerdings auch Farbwirkstoffe eingesetzt für sogenanntes funktionelles Essen („functional food"): Zum Beispiel sollen grüne Algen in Suppen, Saucen oder Puddings die Hirnleistung und Konzentration erhöhen. Mit Lycopin angereicherte rote Nudeln sollen andere Funktionen stärken usw. Die Weiterentwicklung dieses Trends ist abzuwarten. Ansonsten werden Lockfarben zur Verschönerung fast überall zugesetzt, beispielsweise für Marmeladen und Süßigkeiten, Eis und Süßspeisen, Obstkonserven, Margarine, Käse, alkoholische und leichte Getränke, Bäcker- und Konditorwaren und eine Reihe von Fleisch- und Fischerzeugnissen. Weit über die Hälfte der Lebensmittelfarben dürfen allerdings nur begrenzt verwendet werden. Nahezu unbeschränkt einsatzfähig sind dagegen natürliche Farbstoffe, wie Zuckerkulör (beige-braun), Carotin (gelb-orange), Lactoflavine (gelb). Als naturidentische und damit auch chemische Bestandteile sind sie nicht als völlig unbedenklich anzusehen. Carotine können Allergien auslösen. Je nach Herstellung ist Zuckerkulör (Caramel) unverträglich.

Alle künstlichen Lebensmittelfarbstoffe sind kennzeichnungspflichtig. Sie werden anstelle der chemischen Bezeichnung mit einer E-Nummer in der Zutatenliste angegeben[8]. Da Lebensmittelfarben auch ein Darmferment

---

[8] Buchtip: „E-Nummern, der GU-Kompaß" (GU Verlag, München; „Allergien"/Stiftung Warentest)

(Trypsin) und dadurch die Eiweißverdauung stark herabsetzen, sind sie in Nahrungsmitteln höchst bedenklich. Damit Sie überprüfen können, welche der synthetischen Farbstoffe in Lebensmitteln, zum Teil auch in Pharmazeutika, Sie vertragen können, seien die wichtigsten hier aufgeführt:

Synthetische Nahrungsmittel-Farbstoffe – oft verboten !

a) Das gelbe Tartrazin (E 102)
(z. B. in Dragéehüllen, Lutsch- und Brausemedikamenten), wozu auch „Gelborange S 110" (in Süßwaren und Lachsersatz) zu zählen ist, kann krebsauslösend sein, allergische Reaktionen der Haut und des Atmungssystems (Asthma) hervorrufen. Stärkere allergische Reaktionen treten vor allem dann auf, wenn gleichzeitig Konservierungsmittel (Benzoesäure) oder Schmerzmittel (Acetylsalicylsäure) aufgenommen werden.

b) Das schwachgelbe Pökelsaltz (Nitrite)
in Würstchen, Schinken, Pökelfleisch bewirkt Erweiterung der Blutgefäße (wegen Stickoxydbildung) und dadurch migräneartige Kopfschmerzen etwa eine Stunde nach dem Essen.

c) Der weiße Geschmacksverstärker Natriumglutamat
ist ein weißes Pulver aus dem Klebereiweiß von Mais, Soja, Weizen.
• *Wirkungen:* bei empfindlichen Menschen Kopfschmerzen, bei Allergikern allergieauslösend
• *Vorkommen:* in Fertiggerichten, Tütensuppen, (China)Restaurantspeisen.

d) Blaue Lebensmittelfarben
Patentblau V E 131 und Indigotin I (E 132) sind beide für Allergiker gleichfalls sehr bedenklich (in Getränken, Süßwaren, Glasuren).

e) Die Azofarbstoffe (rot/orange-rot bis gelb) – gefährlich
Die Verwendung von Azofarbstoffen ist ab 1992 sehr beschränkt, dennoch werden sie verwendet. Diese größte Farbstoffgruppe wird aus Teer hergestellt und soll krebsauslösend sein (zum Beispiel das Buttergelb); darum wurde eine Reihe von ihnen bereits verboten. Mit am häufigsten wird das dunkelrot-braune Amaranth E 123 (in Puddings und Likören), das rote Azorubin E 122 (Puddings und Süßwaren) und das rosarote Erythrosin E 127 verwendet (zum Beispiel in Lachsersatz, Eis, Konservenfrüchten, kandierten Kirschen). Der Jodanteil im Erythrosin kann möglicherweise die Schilddrüsenfunktion nachteilig beeinflussen. Eben-

so ist das Cochenille-Rot AE 124 für Allergiker gefährlich (in Brause, Süßwaren, Lachsersatz, Fruchtgelees).

8.4
Die größte Farbenverführung
in Nahrungs- und Genußmitteln

Es gibt viele Verführer in der Farbpalette der häufigsten Nahrungsmittel. Sie können tragische Folgen für Ihre Gesundheit haben. Diese Farben bewirken, in konzentrierter Form konsumiert, teilweise schwere Störungen Ihrer Farbenkräfte im Organismus. Darum werden sie mit aufgeführt: in Weiß – Zucker und Salz; in Braun – Kakaoprodukte und Tabak, Kaffee und schwarzer Tee; in Rot – Alkohol.

1. Die Nachteile der W e i ß – Kräfte in der Nahrung

a) Zucker und Salz sind sicher die stärkste Verführung in der Nahrung.

b) Hinzu kommen die weißen (nicht mehr vitalen) Auszugsmehle mit jedem daraus hergestellten Mehlprodukt (wie Brot, Kuchen, Teigwaren), welche die Substanzen nicht mehr enthalten, die Sie in Ihrer gesunderhaltenden Ernährung benötigen.

c) Milch und die daraus gewonnenen weißen Nahrungsmittel sowie weiße Fische, Eier-Eiweiß und weißes Geflügelfleisch sind ein wichtiger Bestandteil der Ernährung. Beachten Sie jedoch eine risikofreie Herkunft, Verarbeitung und das Maßhalten.

Zu a)
Toter Stoff: Zucker
Der raffinierte weiße Zucker steht mit an erster Stelle von allen Gesundheitsfeinden. Als chemisch aufbereiteter toter Stoff reißt er in Ihrem Körper alles wieder an sich, was ihm bei der Zuckergewinnung entzogen wird, was er aber zu seinem Umbau in Ihrem Organismus braucht: Vitamine, Mineralstoffe und Spurenelemente.
Als Vitalstoffräuber stiehlt er Ihrem Körper das Vitamin B_1 (das die Nerven benötigen) und andere Vitamine der B-Gruppe. Wenn Sie oder Ihre Kinder oft Süßes essen, brauchen Sie zusätzlich viel – möglichst natürliches –

Vitamin B und C, denn Zucker ist ein Kalziumräuber ersten Ranges. Fehlt Ihrer Nahrung ausreichend Calcium, muß es der Körper aus Ihren Knochen und Zähnen nehmen, um das für den Stoffwechsel und die Drüsenarbeit notwendige Calcium verfügbar zu haben. Meiden Sie daher Zucker und die Produkte daraus, wenn Sie sich vor Osteoporose schützen wollen.

Zuckerkonsum kann leicht zu Gärung im Darm und zu Verstopfung führen, wodurch sich schädliche Stoffe im Organismus anhäufen. Wenn Sie zu Blähungen und/oder Verstopfung neigen, sollten Sie Zucker meiden. Zucker soll in der Nahrung so wenig vorkommen wie Salz. Er darf im Blut nur im Verhältnis von 1:1000 vorhanden sein. Mehr schwächt die Leber und die Bauchspeicheldrüse. Die Zuckeraufnahme steigert zunächst den Blutzuckerspiegel, was sich wie ein kurzer Energieschub anfühlt. Zum Schutz, damit der Blutzuckerspiegel wieder normalisiert wird, muß dann die Bauchspeicheldrüse besonders viel von dem Hormon Insulin produzieren und als Gegengewicht ins Blut ausschütten – und zwar vorsorglich auf einen Wert, der vor Aufnahme des Zuckers vorlag. Dieser nun wieder niedrige Blutzuckerwert löst ein Hungergefühl aus, das zum weiteren Essen oder Naschen verleitet. Wenn Sie dann nichts wirklich Nahrhaftes zu sich nehmen, um Ihre Energie vor körperlichen Anstrengungen richtig aufzubauen, veranlaßt dies den Körper dazu, die Energiereserven in den Muskeln anzugreifen.

Dann fühlen Sie sich erst recht schlapp und noch müder als zuvor. Süße Getränke helfen da auch nichts, weil diese versteckten Zucker enthalten. Beispielsweise sind viele Obstsäfte mit 10% Zucker angereichert, Limonade mit noch mehr und Coca-Cola sogar mit 20% Zucker. Ein Liter Cola mit 200 Gramm Zucker enthält die für eine ganze Woche erlaubte Menge an Süßem.

Beobachten Sie doch einmal Ihre Kinder oder sich selbst etwa eine halbe Stunde nach dem Genuß von Süßigkeiten. Erkennen Sie da nicht auch ein Gefühl von Unruhe, Nervosität, Zappeligkeit, Schwäche und sogar einen niedrigen Blutdruck? Das ist das ernstzunehmende Symptom von Unterzuckerung! Es ist das erste Anzeichen für eine schwach arbeitende Bauchspeicheldrüse. Schränken Sie den Zuckerkonsum ein. Es ist medizinisch erwiesen: Wenn Sie Süßigkeiten aus der Ernährung streichen, geht es Ihnen besser, und Infektionen wie Grippe usw., alle Kinderkrankheiten sowie die ernstzunehmenden Erkrankungen heilen schneller.

Umgekehrt verschlechtert sich jeder Krankheitszustand, sobald der Zucker wieder in die Ernährung aufgenommen wird. Auch eine ansonsten gesunde Ernährungsweise kann den Zucker für den Körper nicht verträglicher machen. Raffinierter Zucker im Speiseplan ergibt auch trotz sogenannter Bio- oder Vollwertkost eine Disharmonie im Körper. Dazu sagt der bekannte Arzt Max Bruker seit über 50 Jahren: „Wenn in einem Orchester zwanzig Musiker richtig spielen, und nur einer spielt falsch, ist die ganze Musik verdorben!"

Aufregung mit Kochsalz

Kochsalz bindet das Wasser im Organismus. Ein Gramm Kochsalz benötigt im Körper das 120fache an Wasser. Darum sollten drei Gramm pro Tag nicht überschritten werden. Durch salzangereicherte Lebensmittel versorgen Sie sich jedoch bereits mit mehr als fünf Gramm täglich. Den dafür nötigen hohen Wasserbedarf gleichen Sie aber in der Regel nicht durch ausreichendes Trinken aus. So entzieht das Salz eben Ihrem Körper das notwendige Wasser, was dann unter anderem zu Verstopfung führen kann. Derartig im Darm eingedickt, wird Kochsalz auf die Dauer nicht genügend ausgeschieden und in den Knochen, Knorpeln und im Bindegewebe abgelagert. Damit werden auch andere schädliche, wertlose Stoffe nebst Harnsäure mit eingelagert. Harnsäure ist eine der Hauptursachen vorzeitiger Alterung und vieler chronischer Erkrankungen.

Hinzu kommt, daß in dem durch das Salz entstehenden Milieu die Erregbarkeit der Muskeln sowie des Nervensystems gesteigert wird und sich die Qualität der Empfindungen nachteilig verändert. Auch dadurch werden beträchtliche Gesundheitsschäden ausgelöst. Kochsalz ist, wie der Zucker auch, ein Mineralstoffräuber im Körper. Fertignahrungsmittel wie Wurst, Käse, Brotwaren enthalten mehr als ausreichend Salz. Sie benötigen es also nicht noch zusätzlich. Verwenden Sie statt dessen mehr Gewürze. Kochsalzfreie Kost entwässert die Gewebe. Übergewichtige können dadurch Ihr Gewicht etwas verringern. Gleichzeitig werden die Stoffwechselrückstände und Gifte aus den Geweben mit ausgeschwemmt. Besonders für Frauen ist es wichtig, den Kochsalzkonsum einzuschränken, gerade während der Wechseljahre. Dadurch steuern Sie dem Knochenabbau entgegen, der durch die geringere Östrogenproduktion entstehen kann. (Wollen Sie der Osteoporose vorbeugen, dann sollten Sie kein Kochsalz oder nur bis zu höchstens zwei Gramm täglich verwenden.)

2. Die Nachteile der B r a u n – Kräfte

a) Eisendieb Kakao

Kakaoprodukte enthalten verschiedene Stoffe, die verstopfend wirken und die Leber belasten. Auch die stimulierenden Substanzen (die Amphetamine), welche dem Streßhormon Adrenalin nahestehen, wirken zwar anregend, hemmen aber gleichzeitig den Appetit. Besonders nachteilig ist Kakao auch dadurch, weil das durch die Nahrung aufgenommene Eiweiß nicht mehr voll ausgewertet wird und eine Unterversorgung an lebensnotwendigen Zellaufbaustoffen entsteht. Sogar das für die Blutbildung wichtige Eisen wird Ihnen durch Kakao geraubt. Da in den Kakaoerzeugnissen ebenso raffinierter Zucker verarbeitet ist, sind alle seine Nachteile gleichfalls mit zu berücksichtigen (siehe unter *Zucker,* Seite 152 f.).

b) Abbau bis zum Tod – Tabak

Mit jedem Zigarettenzug überfluten etwa einhundert Billionen Radikale den Organismus. Die ungeheuren Schadstoffrückstände einer Zigarette bleiben in Ihrem Organismus vier Jahre lang eingelagert, ehe sie vollkommen ausgeschieden sind. Das haben viele umfassende Studien und Untersuchungen ergeben. Nikotin greift in die wichtigsten biologischen Prozesse ein. Unter anderem verengt es die Blutgefäße und setzt die Durchblutung herab. In nur vier bis sieben Sekunden gelangt ein Viertel des in die Lungen inhalierten Nikotins in das Gehirn. Zug um Zug.

Durch Rauchen erhöhen Sie das schädliche Kadmium im Körper. Nach zehn Zigaretten ist der Kadmiumgehalt um 30% erhöht. Die fortgesetzte erhöhte Kadmiumbelastung führt unter anderem zu Knochenveränderungen und Organschäden. Nikotin ist auch ein Vitamin-Feind. Beispielsweise greift es das für die Körperabwehr wichtige Vitamin C an, weil der Organismus pro Zigarette rund 25 mg Vitamin C benötigt, um die angerauchten Radikalen wieder loszuwerden. Raucher brauchen deshalb die doppelte Menge an Vitamin C = circa 200 mg/täglich. Amerikanische Wissenschaftler glauben sogar, daß die dreifache Menge notwendig ist, um sich nicht den Risiken von höheren Infektionsgefahren, Kreislauferkrankungen und Herzinfarkt auszusetzen. Nikotin vermindert die Schutzfunktion der Schleimhäute und schwächt die körpereigene Abwehr. Was besonders tragisch ist: Rauchen belastet nicht nur den Stoffwechsel, sondern es verändert sogar den Hormonhaushalt, bremst die Östrogenproduktion und schädigt wachsende und reife Keimdrüsen von Frauen und Männern! Dadurch sind Fehlgeburten und Mißbildungen Neugeborener die möglichen Folgen. Durch das Nikotin werden Östrogene im Blut und im Unterhautfettgewebe verarbeitet. Dadurch baut der Körper Kräfte und Substanzen schneller ab, und es erfolgt nur eine geringe oder gar keine Regeneration. Natürlich entsteht so ein viel schnellerer Alterungsprozeß in allen Bereichen. Leider betrifft dies nicht nur die Raucher selbst, sondern ebenso die in hohem Maß gefährdeten (unfreiwilligen) passiven „Mitraucher".

c) **Konsumabhängigkeit – Kaffee**
Kaffee enthält Koffein, wie jeder weiß, und das ist ein recht giftiges Alkaloid. Dadurch wirkt es teils verdunkelnd oder durch die Braunkräfte nachteilig auf sämtliche anderen Farbbereiche. Unter anderem erweitert es die Herzkranzgefäße, beeinflußt das zentrale Nervensystem und erhöht die allgemeine Erregbarkeit. Geringe Mengen stimulieren zwar einen niedrigen Blutdruck, größere Mengen führen jedoch nach einer Zeit der Gewöhnung zu einer höheren Schmerzempfindlichkeit. Kaffee senkt den Blutzuckerspiegel und greift nachteilig in den Insulinhaushalt ein. Hauterkrankungen, Allergien und sogar Schäden an den Herzkranzgefäßen werden durch Kaffeekonsum gefördert. Nach einer Studie amerikanischer Ärzte steigt das Herzinfarktrisiko ab vier (und mehr) Tassen Kaffee am Tag um 40%.
Koffein beeinflußt unter anderem auch den typischen Braunbereich im Organismus, die Inhalte von Darm und Blase, und ist in diesem Sinne leicht verdauungsfördernd. Weil jedoch gleichzeitig die notwendigen Darmbakterien mit vernichtet werden, erschlafft der Darm in Untätigkeit. Um dennoch einen regelmäßigen Stuhlgang zu haben, bringen sich viele in eine Kaffee-Abhängigkeit. Das hat sehr nachteilige Folgen, denn wie auch im Kakao und Tee wirken die Braunkräfte im Koffein als Eisen- und Vitamin-B-Räuber. Letztlich wirkt sich dies schädlich auf den ganzen Organismus aus, weil er die Nebennierenrinde, die Bauchspeicheldrüse und besonders den Knochenbau schwächt. Kaffeetrinker sollten daher zusätzlich alle lebensnotwendigen Vitalstoffe und ausreichend Calcium einnehmen, um die latente Gefahr beispielsweise einer Osteoporose zu verringern.
Das Alkaloid des Koffeins wirkt, wie auch die starken Rauschgifte, direkt auf das Zentralnervensystem und verführt zur Konsumabhängigkeit. Dies kann echte Entzugserscheinungen zur Folge haben. Innerhalb von 3 bis 4 Tagen nach Absetzen des Kaffeetrinkens sind dann nämlich folgende (oft auch einzeln auftretende) körperliche Beschwerden erkennbar: Übelkeit und Erbrechen, Müdigkeit, migräneartige Kopfschmerzen, Kopflosigkeit, Arbeitsunlust und Desinteresse, Gliederzittern, hochgradige Nervosität.

Aus all diesen Gründen ist es besonders ratsam, Kaffee, als ein Reizgift enthaltendes Getränk, viel weniger und sparsam wie eine Medizin zu konsumieren, und zwar ohne Zucker und ohne Milch. Die Milcheiweiße und Sahnefette können nämlich die Giftwirkung des Koffeins verstärken. Testen Sie sich selbst einmal: Versuchen Sie, einen Tag lang konsequent das Kaffeetrinken zu lassen. Wie geht es Ihnen danach?

d) **Schwarzer Tee – Räuber von B-Vitaminen**
„Schwarzer" Tee hat einen noch höheren Anteil an dem Alkaloid Teein, was dem Koffein im Kaffee gleicht. Auch Tee beeinflußt direkt das Gehirn und Nervensystem, verlangsamt den Stoffwechsel und wirkt dadurch verstopfend und verschlackend. Über einen längeren Zeitraum wird der Stoffwechsel so geschwächt, daß er alle Körperzellen nur schlecht versorgen kann, weil ein Mangel an wertvollen Nährstoffen vorherrscht. Außerdem gilt schwarzer Tee durch die darin enthaltenen Gerbstoffe (Tannine) als „Eisendieb" und „Vitamin-B-Räuber". Diese rauben überall im Organismus das Eisen und binden es fest an sich.
Sie verlieren etwa 60% des Eisengehalts einer Mahlzeit, wenn Sie dabei schwarzen Tee trinken. Darum brauchen passionierte Teetrinker zusätzliche Vitamin-B1-Gaben zum Ausgleich. Wenn Sie Tee mit Zucker süßen, kommen dessen Nachteile noch hinzu. Zu den möglichen Folgen des Teetrinkens gehören unter anderem rheumatische Leiden, Störungen der Hormonbildung, Impotenz und Unfruchtbarkeit.

3. Die Nachteile der R o t – Kräfte

Zu den Rot-Kräften in der Nahrung gehören auch alle durch das Blut geröteten Fleischnahrungsmittel. Diese sollten ebenfalls so maßvoll wie möglich verzehrt werden, um gesundheitliche Nachteile zu verringern. Gerade in der besonders rotbetonten Ernährungsform dürfen alle anderen Farben nicht fehlen. Vor allem Grün und Blau gehören zur roten Ernährung unbedingt zum Ausgleich dazu.
Aber die stärkste Rotkraft verlockt Sie zum Konsum von Alkohol.

„Narkose"mittel Alkohol
Alkohol entsteht durch Gärung, und Gärung ist rot. Der Alkohol ist neben den roten Fleischprodukten unter den Nahrungs-/Genußmitteln der größte Verführer in Rot und schädigt dadurch jede andere Farbe mit. Dies ist nicht

nur deshalb der Fall, weil unter anderem der rote Farbstoff Carmin aus den Cochenilleläusen für die rotfarbenen Alkoholika verwendet wird, sondern vor allem durch den Gärungsprozeß. Das Rot zerstört sich durch seinen Weg im Organismus mittels Alkohol selbst. Alle Rotbereiche gehen durch die Gärung des Rot langsam zugrunde: das Blut, das blutbildende Knochenmark, die Keimdrüsen. Dadurch werden unaufhaltsame, krankmachende Prozesse eingeleitet. Weil nur wenig davon im Verdauungszyklus verarbeitet werden kann, wird er sofort ins Blut (Rotbereich) geleitet und überschwemmt den gesamten Organismus inclusive das Gehirn. Die Veränderung von Sinneseindrükken und Wahrnehmungen bis zur Bewußtlosigkeit sind bekannte Folgen. Im Extremfall führen Atmungs- und Kreislauflähmung dadurch auch zum Tod. Alkohol wirkt wie ein Narkosemittel und schädigt Gehirn, Nerven, Lungen, Herz, Verdauungssystem, Nieren, Leber, Haut, Schleimhäute und Hormondrüsen. Er muß auf jeden Fall von der Leber entgiftet und wieder ausgeschieden werden. Das Energiedefizit der Leber aufgrund dieser Überanstrengung läßt sich allerdings auch nach Jahren der Enthaltsamkeit nicht mehr ausgleichen. Sie bleibt dadurch geschädigt und kann ihre Aufgabe nie mehr voll erfüllen. Normalerweise kann die Leber nur für einige Zeit bis zu einem halben Liter Wein oder Bier pro Tag umarbeiten. Dann ist auch diese Kapazität erschöpft, und die Leber kommt ihren lebenswichtigen Aufgaben im Stoffwechsel nicht mehr nach.

Männer vertragen dreimal so viel Alkohol wie Frauen, die aufgrund ihres Stoffwechsels nicht mehr als 20 Gramm Alkohol täglich verkraften können. Hinzu kommt, daß durch die Einwirkungen des Alkohols auf das Zwischenhirn die Hitzewallungen während der Wechseljahre stark gefördert werden (wie auch beim Rauchen), was ein Grund für Frauen sein sollte, in dieser Zeit weniger als wenig dem Alkohol zuzusprechen.

Da die Farbe Rot die Kräfte der Fortpflanzung beeinflußt (siehe Abb. 2/ *Farbteil*, Seite 258), wirkt sie dort auch durch und mit dem Alkohol. Eine Untersuchung in den USA bewies, daß selbst geringfügigste Alkoholmengen während der Schwangerschaft ausreichen, um die Entwicklung der motorischen Steuerung eines Kindes zu beeinträchtigen. Während der ersten drei Schwangerschaftsmonate entstehen daraus sogar Dauerschäden. Sie sind an geistigen und seelischen Verhaltensstörungen und Wachstumshemmung zu erkennen. Die Anzahl der von „Alkohol-Embryopathie" betroffenen Babys ist zur Zeit im Ansteigen.

Alkohol setzt die Wirkung der D-Vitamine herab. Das führt zu einer Verarmung an Calcium, was sich besonders nachteilig auf das weibliche Knochengewebe auwirkt. Alkoholiker/innen haben wesentlich porösere Knochen. Außerdem kann bei Alkoholkonsum das wichtige Vitamin C nur geringfügig oder gar nicht aus der Nahrung aufgenommen werden. Die Folgen sind, besonders unter Belastungen, große Abwehrschwäche und darum höhere Anfälligkeit gegen Infektionen. Außerdem ist Alkohol auch ein „Vitamin-B-Räuber", weil der Organismus für seine Verarbeitung die Vitamine der B-Gruppe benötigt, die er Ihrer Nahrung entzieht.

Genießen Sie ohne Nachteile buntes Essen und Trinken:
Gesundheit gedeiht mit dem Verstand. Betrachten Sie deshalb wesentlich kritischer den sogenannten „Fortschritt" auch im Hinblick auf Ihre Ernährung. Diese neue Bewältigung des Fortschritts hat uns soweit gebracht, daß wir kränkelnd älter werden und langsamer sterben, was für viele nichts als Plage ist. Das Leiden der Menschen entsteht immer aufs neue, solange die Farbenergien nicht wesentlich mehr beachtet werden und dadurch Harmonien verbreiten können. Gesundheit fördern heißt: keine Farbe zu sehr bevorzugen, keine benachteiligen, sondern alle einander im Wirken ergänzen zum Wohle Ihres Körpers, Ihrer Seele und Ihrer geistigen Natur. Vielleicht erinnern Sie sich daran, daß alles, was Sie sich einverleiben, auch ein Teil von Ihnen werden kann.

9.
Bewußtes Atmen mit Farbenkräften

Man sollte nicht glauben, wie schwer so manchem die einfachste Sache erscheinen kann: gesundes Atmen, im Gleichmaß von Atemholen und Ausatmen. Angeblich atmen 70% der Menschen − besonders im Westen − falsch, und das bei der sowieso schon umweltbelasteten Luft. Gesundes, richtiges Atmen verläuft immer über das Grün. Es verbessert den pH-Wert Ihrer Körpersäfte und reguliert dadurch das Säure-Basen-Gleichgewicht Ihres Organismus. So beugen Sie Infektionskrankheiten vor und fördern Heilungsprozesse. Nur wenn Sie die verbrauchte Luft kräftig ausatmen, können Sie gut einatmen und die Sauerstoffaufnahme (Blau) erhöhen. Damit beseitigen Sie eventuelle Müdigkeit und Depressionen und steigern Ihre

Konzentrationsfähigkeit nebst Gedächtnisleistung. Je besser Sie atmen, desto klarer können Sie denken und fühlen.

1. Übung: Bewußtes Farbenatmen zur Klärung

Stellen Sie sich die von Ihnen gewählte Farbe vor, oder sehen Sie sich eine Vorlage davon an. Versuchen Sie, leicht, bewußt und ohne Krafteinsatz zu atmen. Unbewußtes Atmen bleibt zu flach und führt nicht gleichmäßig genug Sauertoff zu. Nur bewußtes Atmen wird tief verinnerlicht, wenn Sie im Geiste den Atemstrom verfolgen und mit Ihren Gedanken die Licht- und Farbenkräfte an die Bereiche Ihres Körpers verteilen, welche die Energien besonders intensiv aufnehmen müssen.

Erfühlen Sie, wie ein sanfter Atemstrom sich durch die Nase regelmäßig verteilt in die Lungen, zum Brust- und Bauchraum und durch sämtliche Glieder, durch die Beine bis in die Zehen, durch die Arme bis in die Fingerspitzen, über die Schultern breitflächig den gesamten Rücken hinab bis in die Taille und die Hüften. Verfolgen Sie Ihr Atemholen bis in alle Winkel Ihres Körpers. Durchtränken Sie sich innerlich bei jedem Atemzug mit der lichten Lebenskraft der von Ihnen ausgewählten Farbe. Lassen Sie keine Stelle Ihres Körpers ohne diese Energie. Bedenken Sie mit den Energieströmen Ihrer Einatmung besonders intensiv die schwachen, kränklichen oder bereits im Alterungsprozeß weiter fortgeschrittenen Körpergewebe, Organe und die Haut. Klären Sie Ihren Körper immer wieder aufs neue durch Ihre Ausatmung (Gelb!).

2. Übung: Das summende Atmen mit Grün zur Beruhigung

Verwenden Sie während dieser Atemübung passendes Farblicht oder farbige Vorhänge, Glasscheiben oder Farbfolien am Fenster, beispielsweise zur Vertiefung der Atemkräfte grün, zur Verbesserung der Konzentration blau usw. (siehe *„Die zwölf Farben-Portraits"*, ab Seite 197).

Die summende Atmung beruhigt angespannte Kopfnerven und ein überfordertes Gehirn. Wiederholen Sie diese Atemübung 2–3mal.

a) *einfach:* Die Atmung sollte tief und gleichmäßig erfolgen. Halten Sie sich dabei die Ohren zu. Jedesmal beim Ausatmen wird nun deutlich die Luft auf „hmmm ...." hinausgesummt. Lassen Sie die Luft nicht stark, sondern nur gleichmäßig ruhig ein- und ausströmen. Nicht öfter als 3mal wiederholen.

b) *verstärkt:* Sie können den Zustand der Ruhe noch weiter vertiefen, wenn Sie die Ausatmung mit Gedanken ausfüllen, zum Beispiel: ausatmend „hmmm..." summen und dabei „R-u-u-u-h-e..." denken, oder anstelle des Summens ausatmen und „R-u-u-u-h-e..." flüstern, oder flüstern Sie ausatmend „Sch-sch-ö-ö-ö-n-n-n...".
Bleiben Sie dabei tief entspannt.

10.
Farben „hören", sprechen, singen

Bereits 1890 wurde auf dem ersten Psychologenkongreß in Paris über die Erfahrungen der Aufnahmefähigkeit von Farben über das Hören berichtet. Dieses erwiesene Phänomen war bereits damals relativ häufig von Komponisten und anderen erklärt worden. Vielen – auch heutigen – Berichten zufolge können eine ganze Anzahl von Menschen beim Hören von Musik herrliche, sich wandelnde Farben innerlich wahrnehmen. Die neueren Erkenntnisse zeigen Ihnen, daß Sie sich auch über das Hören, Sprechen und Singen wohltuend durch Farben kräftigen können.

Wie Farben auf diesem Wege in Sie eindringen, wird so verstanden: Der Mensch hört nicht nur mit den Ohren allein – diese sind nur eine Pforte –, sondern auch mit dem Gehirn. Durch die Ohren werden nur die Luftschwingungen bestimmter Schallwellen in Vibrationen und diese in Nervenimpulse umgewandelt, welche sodann nur im Hörzentrum der Hirnrinde als prägnante Töne erfahrbar werden. Sie gelangen gleichzeitig zur Bewußtheit (Verstand) und ins Gefühl (Gemüt/Seele).

Genauso wie diese Schallwellen in Schwingungen von 16 – 20.000 Hz als Mosaik von Vibrationen im Gehirn wahrnehmbar sind, werden auch die sichtbaren Lichtwellen als Farbmosaik in Schwingungen von 378 – 756 Billionen Hz vom Gehirn aufgenommen. Der Wellencharakter der Schwingungen von Tönen sowie von Farben läßt Töne sich in Farben und Klangbilder verwandeln. Dadurch ist es auch möglich, in der medizinischen Ultraschalluntersuchung Schallbündel aus dem Körperinneren in Abbildungen auf einen Bildschirm zu bringen. Oder ein anderes Beispiel: Zwei australische Wissenschaftler zeigten kürzlich anhand von Versuchen, daß Töne (von unterschiedlichen Instrumenten) mit einem Aufnahmegerät in Bilder umgesetzt werden können. So wird beispielsweise ein Dreiklang aus den Sinustönen c, g, e – unter optimaler Zeitverzögerung für die Aufzeichnung – zu einer schönen, mehrdimensionalen Kurvengrafik. Bei diesen Tönen in Bildern werden sogar noch die feinsten, für unsere Ohren nicht einmal wahrnehmbaren, Schwingungen bildlich aufgezeichnet. So ergibt sich aus der Möglichkeit, daß Schall zum Farbbild wird oder auch Farbfrequenzen in Ton oder Klangfrequenzen umsetzbar sind, daß Farben über das Hören aufgenommen werden können. Dazu sind bereits unterschiedliche Farbklang-Kassetten-Programme* im Handel. In dieser Form sind Farbe und Klang für den Menschen zwar noch unterschiedlich wahrzunehmen, in der Natur sind sie jedoch vereint. Farben sind Töne des Lichtes und werden durch Sehen und Hören in Wechselwirkungen aufgenommen. Es gibt unterschiedliche Untersuchungen über den Zusammenhang von Farben und Tönen. Die Frequenzen (meßbar in Hz) der Tonskala wurden oft unterschiedlich kombiniert oder auf anderer Ebene mit den Frequenzen der Farben gleichgesetzt. Da hier noch keine Einigkeit erzielt werden konnte, welche Töne welchen Farbfrequenzen entsprechen, sollen sie hier nicht aufgeführt werden.

Sie selbst machen ständig die Erfahrung, daß diese Reize auf Sie einwirken. Der Mensch wird gebildet, formt sich und lebt im Resonanzfeld der Töne und Farben zwischen Ultraschall – Hörschall – Infraschall – Ultraviolett – Sichtlicht – Infrarot. Denn wenn Licht in ein Medium eindringt, verbleibt ein bestimmter Prozentsatz des Lichtstroms darinnen, wo er eine medium-typische Umwandlung erfährt, im Menschen beispielsweise in Wärme und chemische Energie. Genauso wirken auch die Töne und Farben im Menschen. Darum können Sie durch Hören oder Sprechen von Farben ebenso Kraftfelder aufbauen oder auflösen.

1. Farbtöne hören

Farbtöne sind in der Musik aufgereiht wie auf einer Schnur. Hören Sie sich also Musik und auch Klangbilder aus der Natur an, dann fördern Sie die Farbharmonie Ihres Körpers. Weil dissonante, rhythmisch nicht gut oder zu laut modulierte Klänge vermutlich nicht gesundheitsfördernd sind, sollten Sie diese möglichst nicht verwenden. Entspannen Sie sich bei wohltuenden Melodien. Beobachten Sie dabei, ob und in welchen Farben Ihnen die Töne beim Hören erscheinen.

---

* Bezugsquellen s. Anhang

2. Farben-Sprechen

Aus vielen Beispielen (in der Kunst, aus Liebesbriefen, in Liedern) wissen Sie bereits, daß Worte, Silben und Buchstaben voller Klang und Rhythmus sind. Damit sind sie auch Farbschwingungen, denn in solchen Frequenzen sind die Wellenmuster des Lichtes enthalten. Darum ist das Wort vom ersten Tag des Menschen an schöpferisch und wirkt immer – teils heil-, oft unheilbringend. Die Laute in der Sprache oder im Gesang wirken auf Sie selbst oder auf den anderen, an den Sie sich wenden. Die menschliche Sprache ist in ihrer Modulationsfähigkeit in der Schöpfung ohnegleichen. Allerdings muß die Farbigkeit des Sprechens besonders geübt werden, so wie der Gesang auch.

Wählen Sie Klangfarben, die Sie brauchen, und üben Sie sich erst in den Vokalen a-e-i-o-u-ei-ö-ü, dann in Worten. Denken Sie sich dafür selbst Farbsätze aus, sagen und singen und meditieren Sie diese im rhythmischen Wiederholen, mindestens 20mal hintereinander.

Wählen Sie nur jeweils eine Farbe aus, zum Beispiel: • *Es grünt so grün ...* • *es blaut so blau* • *es rötet sich rot* • *weiß wie Schnee* • *violette Viola* • *schwarz ist die nachtschwarze Nacht* • *Orangenduft im Orangenhain ...* usw.

Kombinieren Sie Ihre Übungen mit besonders tiefem Ausatmen der Worte, und versuchen Sie auch, ob Sie singende Worte einatmen können.

11.
Farben-Düfte und Duft-Farben inhalieren

Da die zunehmende Umweltverschmutzung besonders auch den Geruchssinn belastet, wirkt gerade der Einsatz von Farben-Düften und Duft-Farben sehr ausgleichend auf das Nervensystem. Ursprünglich gewinnt der Mensch die Düfte unter anderem aus den Pflanzen. Diese haben durch Photosynthese Licht und Farben in biologisch verfügbarer Energie aufgenommen. Die Energien durchströmen das Pflanzenwesen, und in der Bildung von Düften werden artspezifische Merkmale gezielt komponiert. Aus Farblicht entstehen in den Pflanzen sowohl die Nährstoffe als auch die Düfte. Auch darin ist die ursächliche Verbindung von Düften und Farben erkennbar. Üble Gerüche deuten auf Verdorbenes, Ranziges, Moderndes,

Schlechtgewordenes usw. In Holland ist zum erstenmal eine Gestanks-meßskala über 20 Stinkgrade zur Überprüfung von Umweltbelästigungen entwickelt worden. Die Messungen werden – ein besonders schwerer Job – von Gestanksexperten vorgenommen.

Der Geruchssinn des Menschen ist zwar anderen Mitgeschöpfen sehr oft unterlegen; dennoch nimmt er immerhin eine Duftsubstanz, zum Beispiel von künstlichem Moschus, in einer Verdünnung von 0,000.000.5 (= fünf Millionstel) Gramm noch wahr. Mit seinem feinen Wahrnehmungsvermö-gen kann er angeblich mehrere 1000 Geruchsqualitäten unterscheiden, jedoch kaum mehr als 200 benennen, die oft auch mit dem Geschmack verbunden sind. Das stellen Sie fest, wenn Sie sich etwa während des Es-sens die Nase zuhalten. Dann schmeckt es kaum noch.

Alles, was Sie durch die Lungen einatmen, atmen die sieben Billionen Zel-len Ihres Körpers mit. Eingeatmete Düfte verteilen sich daher schnell über den Lungen-Kreislauf in Ihrem Organismus, passen sich duftgleich den ent-sprechenden Farbbereichen an und können hormonelle und funktionelle Veränderungen auslösen. So können sie durch ihren Einfluß verlocken, war-nen und schützen und dabei gleichzeitig Ihren Verstand ansprechen und/ oder verwirren sowie Gefühle und körperliche Reaktionen auslösen. In der Aromafarbtherapie wird die Fähigkeit der Wahrnehmung von Farben im Einklang mit Düften bereits vielseitig genutzt.

Die Duftklassen werden eingeteilt in:

positive Gerüche: z. B. wie:
1. würzig oder gewürzhaft (Ingwer, Pfeffer)
2. blumig oder duftend (Jasminöl)
3. fruchtig (Äpfel)
4. harzig oder balsamisch (Räucherharze)

negative Gerüche:
5. faulig (Schwefel, Fäkalien)
6. brenzlig (Teer, Angebranntes, Verbranntes)

Es gibt Tausende von duftenden chemischen Verbindungen und immer wie-der neue Duftentwicklungen, welche oft nie gekannte Geruchsempfin-dungen auslösen.

Über eine festgelegte Zuordnung von bestimmten Duftempfindungen zu Farben ist unterschiedlich nachgedacht worden, besonders in der Parfümindustrie. Damit wurde beabsichtigt, ein bestimmtes Duftprofil bildlich darstellen zu können. Meine jahrelangen Erfahrungen mit einem größeren Personenkreis und die Ausdeutung ihrer Wahrnehmung nebst Zuordnung von Farben zu Düften ergaben sehr oft, daß bestimmte feststellbare Verhaltensweisen mit Farben und Düften wechselseitig in Verbindung zu sehen sind. Danach scheint die Zuordnung in Abhängigkeit von den ausgewählten Farbbildern sehr aufschlußreich zu sein (siehe Abb. 10, *„Farbfrequenzkreis im Reich der Düfte"/Farbteil,* Seite 262).

Beispiele für duftende Farbanwendungen
Sie können eine Aromalampe nehmen (ab DM 4,- preiswert im Handel) und dazu entsprechende Duftmischungen oder auch selbst zusammengestellte Badezusätze. Am einfachsten sind ätherische Aromaduftöle zu verwenden, am besten aus Pflanzen gewonnene. Synthetischen Ölen fehlen oft die wichtigen Begleitstoffe, welche die Qualität und Wirkung eines Duftes ausmachen. Für Duftbäder in Farben hüllen Sie den gesamten Körper ein, wobei die Farbschwingungen gemeinsam mit den winzigen Duftbestandteilen wohltuend Ihren Organismus beeinflussen: Nehmen Sie 8 – 10 Tropfen für ein 36° warmes Bad von 10 – 15 Minuten Dauer (siehe *„Farben im Wasser ..."*, Seite 175; für die Farblichtbestrahlung siehe Seite 130 f.).

Aroma-/Farbanwendungen im Alltag:
1. **Unterhaltung mit schwierigen Teilnehmern/klärende Gespräche:**
   Grün – Orange;
   Düfte z. B.: Salbei und Rose

2. **Gesellige Einladung für gelöste Atmosphäre und zur Förderung der Freude an Unterhaltung und angenehmer Raumluft:**
   Gelb – Türkis – Rot;
   Düfte z. B.: Bergamotte und Pfefferminz
   und Rose/dunkel

3. **Abend zu zweit:**   Orange – Rot – Weiß;
   Düfte z. B.: Rose/hell und Rose/dunkel und Jasmin

4. **Konzentration:**   Indigo – Gelb – Schwarz;
   Düfte z. B.: Rosmarin und Zitrone
   und Schwarzwurzel (1 Teel.)

5. **Antriebsschwäche:**   Schwarzrot – Gelb – Orange;
                             Düfte z. B.: Harz und Zitrone und Salbei

6. **Nervosität:**   Blau – Schwarz – Weiß;
                             Düfte z. B.: Myrrhe und Nelke und Salbei

7. **Entspannung:**   Gelb – Türkis – Rot;
                             Düfte z. B.: Bergamotte oder Zitrone
                             und Pfefferminze und Sandelholz

8. **Zum Schlafen:**   Weiß – Blau;
                             Düfte z. B.: Jasmin und Flieder

9. **Während der Arbeit:**   Grün (Wacholder) oder Blau (Rosmarin).

12.
Farbmeditation – stärken Sie Ihre inneren Licht- und Farbenkräfte

Sie können die Farbenkräfte in Ihrem Inneren verbessern und stärken, wenn Sie in Ihrer Vorstellung Farbenbilder hervorrufen. Jede Farbe, die Sie sich intensiv vorstellen, knüpft an Ihre verinnerlichten Gefühls-/Gedankenwerte an, welche mitgeholfen haben, Ihre Persönlichkeit aufzubauen. Wenn Sie beispielsweise negative Erfahrungen gemacht haben, können Sie diese durch gezielte Lichtübungen sogar auflösen. Testen Sie im Laufe von mehreren Tagen alle Farbenvorstellungen – täglich nur eine (!) Farbe – durch. Es ist auch möglich, sich jeweils eine bestimmte Testfarbe dreimal hintereinander klar zu imaginieren:

1. Farbübung:

Schließen Sie die Augen, atmen Sie ruhig und sagen sich:
– Vor meinem inneren Auge entwickelt sich eine Farbe
– Die Farbe wird deutlicher
– Die Farbe steht klar vor mir

– Diese Farbe ist .... (nennen Sie die Farbe).
Halten Sie diese Farbvorstellung 1 – 2 Minuten fest. Erfühlen Sie, welche Wirkungen diese Farbe auf Sie hat.

Zum Abschluß löschen Sie das Farbbild wieder aus. Sagen Sie mehrmals:
– Die Farbe zieht sich allmählich zurück.
– Die Farbe ist verschwunden.
Öffnen Sie die Augen. Verweilen Sie noch ein wenig in der Ruhe und gehen Sie aus der Übung positiv gestimmt, mit einem angenehmen Gefühl von Frische und Kraft heraus.

2. Farbübung:
Heilwirken durch Veränderung der Farbblockaden

Der kontrollierte Ausgleich der Farben, die Sie blockieren können, fördert die seelisch-körperlichen Funktionen. Der Vorgang wird über das Unbewußte in der rechten Gehirnhälfte in Gang gesetzt. Sehen Sie zuerst nach, welche Farben Ihre Blockaden verursachen: im **Grün** = Gefühl/Herz blockiert, im **Blau** = der Intellekt blockiert, im **Rot** = der Wille blockiert, im **Gelb** = lahmgelegte Lebensenergien. Durch diese Vorgänge entstehen Disharmonien, die Ihnen in den entsprechenden Bereichen Energien abziehen. Sie werden mit Ihrer geistigen Vorstellung Ihr Gehirn, welches die Körperfunktionen steuert, beeinflussen können.
Nehmen Sie sich regelmäßig täglich mindestens zehn Tage lang (mehr ist natürlich möglich) sieben Minuten Zeit. Wählen Sie die Farbe, die Sie zur Lösung Ihrer Blockade brauchen. Während Sie sich diese intensiv vorstellen, zählen Sie langsam von 100 rückwärts bis 1. Atmen Sie dabei ruhig und gelassen. Das ist alles. Sie werden bald feststellen, wie sich Ihre Blockaden langsam lösen, denn die vorteilhafte Veränderung der Gehirnwellen begünstigt das Umprogrammieren der Bewußtseinsmuster. Indem Sie die für Sie negativ wirkende Farbe mit ihren Wirkungen bewußt wieder einbeziehen, nimmt Ihre Energie wieder zu.

3. Die Lichtübung:

Diese Übung verstärkt die Energien des Lichtes mit seinen Farben bei Konzentrationsschwäche, bei Mangel an Licht sowie schlechter Atemluft in Ihrem Umfeld. Üben Sie dreimal täglich sieben Minuten:

1. Legen Sie sich hin. Augen schließen, dreimal tief einatmen und leicht ausatmen
2. dabei rechte Hand auf das Herz legen.

Stellen Sie sich nun die lichte Sonne vor. Fühlen Sie den warmen Hauch um sich, atmen Sie diese weiche, sonnendurchflutete Luft durch die Nase ein. Verfolgen Sie den Atemstrom von der Nase zur Stirn hinauf, fühlen Sie nun den Atemstrom sich einer Fontäne gleich über den Brauen zu den Schläfen versprühen ...

Fühlen Sie mit Ihrem ganz langsamen, bewußt tiefen Ausatmen, wie sich die Wärme prickelnd zu beiden Seiten über die Ohren den Hals hinunter in den Brustraum, die Lungen, zum Herzen ergießt, wo Ihre rechte Hand ruht.

3. Legen Sie dann die linke Hand auf den geöffneten Mund,
4. hauchen Sie kräftig den warmen Atem auf die Innenhand,
5. fächeln Sie dann mit der erwärmten Hand die warme Atemluft sanft über das Kinn, den Hals hinunter zum Dekolleté hin.

Während des tiefen Ausatmens strömen die Lichtkräfte in Ihren aufnahmebereiten Organismus ein. Mit etwas Übung durchströmt Sie die Licht- und Farbfontäne bis hinab zu den Füßen. Anschließend werden Sie sich erfrischt und vital fühlen.

Übung nicht mehr als zweimal bis an die Füße durchführen.

4. Üben mit Farbschwingungsbildern:

Verstärken Sie Ihre Farbenkräfte mit Vorlagen von den sehr schönen farbigen Kunstgrafiken in Form sogenannter Lichtmanifestationen. Der Anblick dieser harmonisch-ästhetischen Strukturen von Formen und strahlenden Farben, die als Farbschwingungsbilder wirken, kann die ordnenden Energien Ihres inneren Lichtes entfalten helfen und die Tiefen des Gemüts ausfüllen.

Hängen oder stellen Sie diese Bilder so auf, daß ihre Farbeneinflüsse immer in Ihrer Nähe sind. Nehmen Sie sich auch Zeit, sich täglich einige Minuten in ihre Schönheit zu versenken und dabei ruhig zu atmen.

13.
Stärkung der guten Gedankenkräfte

Stehen Sie im Alltag immer wieder oder vermehrt kontroversen Ansichten oder unausweichlich unangenehmen Begegnungen gegenüber, wird die Stärkung der eigenen guten Gedankenkräfte notwendig sein. Dann gehen Sie so vor:

1. Auftretende Gedanken/Bilder können Sie immer wieder auslöschen mit Grün (Grün in Gedanken vorstellen) und tiefem Ausatmen. In der Erinnerung wird so nach einiger Zeit das Bild/der Gedanke eine umgekehrte Wertung erhalten. Weiter so.

2. Stehen Sie konkret einer Ihnen unangenehmen Person gegenüber, dann hören Sie ihr mit Weiß im Denken bei tiefem, langsamem Ausatmen zu. So verändern sich die Energieströme zwischen Ihnen beiden und werden ohne nachteilige Wertung bleiben können.

Wenn Sie einem unangenehmen Menschen gegenüberstehen, können Sie eine solche Situation nur durch Vernunft oder Ihre Meinung über ihn meistern. Das zweite können Sie immer. Ihr Anteil macht dabei 50% in jeder Beziehung aus – das reicht.

14.
Malen zur Erholung:
die Farben Ihres Gemüts

In Maltherapien können Farben im kranken Organismus eines Menschen auch heilend wirksam werden. Das Malen mit gefühlsangepaßten Farben entspricht der homöopathischen Therapie, bei der auch Gleiches mit Gleichem eine Verbesserung des gesundheitlichen Rhythmus herbeiführt. Auch in der Selbstbehandlung mit den Farben empfiehlt man, beispielsweise Schwächen oder gegebenenfalls auch Störungen im Rot-Bereich des Körpers durch ausgleichendes Rot, Grün zur Verbesserung der Sauerstoffaufnahme, Gelb für vorteilhaftere Auswertung der Energiewerte Ihrer Er-

169

nährung zu verbessern. Machen Sie sich dafür mit den Farbkräften in den Farben-Portraits vertraut, oder sehen Sie sich die Farbbereiche Ihres Körpers in den Abbildungen im Farbteil an.

1. Das einfache Farben-Malen

Bei diesem Malen geht es nur um die Farben. Suchen Sie keine Farben aus, sondern lassen Sie sich von einer Farbe finden.

- Setzen Sie sich und legen Sie alle Malfarben gut überschaubar vor sich hin.
- Schließen Sie die Augen und atmen Sie wiederholt tief und bewußt.
- Öffnen Sie die Augen wieder. Senken Sie Ihr Bewußtsein ganz nach innen und erfühlen Sie nun, welche Farbe sich innerlich nach Kontakt mit einer vor Ihnen liegenden Malfarbe sehnt. Diese nehmen Sie und malen, was Ihnen dazu einfällt. Das Malen nicht über 30 Minuten ausdehnen.

Dabei wird die Farbe, die Sie wählen, den Bereich in Ihnen stärken, auf den sie maßgeblichen Einfluß ausübt (siehe *„Die Farbwirkungen im Menschen"*, Seite 43 und *„Farbwirkungen im Menschen"/Farbteil*, Seite 258).

2. Malen Sie Ihre Farben-Pole

Dieses Malen Ihrer Farben-Pole gleicht das Hoch und Tief Ihrer gegensätzlichen Farbenergien aus. Dabei kann jeder mit Farben malen, denn es setzt keine künstlerische Begabung voraus. Sie können jedes Farbenmaterial wählen: Buntstifte, Kreide, Öl- oder Wasserfarben – ganz nach Belieben.

1. Übung: Malen Sie Ihre (–)Minus-Farbe und Ihre (+)Plus-Farbe
Voraussetzung ist, daß Sie über die beiden Farben Ihrer Farben-Pole Bescheid wissen. Vergewissern Sie sich innerlich noch einmal, daß Sie Ihre Minus-Farbe und Plus-Farbe gerade zu diesem Zeitpunkt genau kennen. Kreisen Sie diese Farben in Gedanken ein. Malen Sie zuerst drei Minuten lang Ihre Minus-Farbe, also die Farbe, die Ihnen am wenigsten gefällt; danach auf einem zweiten Blatt Ihre Plus-Farbe, die Sie positiv stimuliert. Malen Sie beide Farben insgesamt nicht länger als eine halbe Stunde.

Dann sehen Sie sich Ihre gemalten Farbphantasien an und legen sie für drei Tage weit weg auf einen Schrank oder anderswohin. Erforschen Sie am nächsten Tag, ohne nachzuschauen, ob Sie sich innerlich noch gut oder womöglich ablehnend gegenüber Ihrer gemalten (+)Farbe fühlen. Nach drei Tagen versuchen Sie, sich an Ihre beiden Farben zu erinnern und holen die beiden gemalten Bilder wieder hervor. Denken Sie darüber nach, wie diese jetzt auf Sie wirken. Wie beurteilen Sie sie? Unverhofft wird sich Ihre Einstellung zu diesen Farben vermutlich geändert haben. Welche ist davon betroffen? Ihre Minus-Farbe oder Ihre Plus-Farbe? Welche Farbe wählen Sie jetzt an ihrer Stelle aus? Das ist des Rätsels Lösung (sehen Sie unter „Die zwölf Farben-Portraits", Seite 197 f. oder „Die Signale von Farbmängeln", Seite 69 nach). Vielleicht mögen Sie die vor Tagen noch als positiv gemalte Farbe vorübergehend nicht mehr. Zwingen Sie sich dann nicht, die Farbe erneut anzuwenden. Dieser Farbbereich gilt zunächst als gesättigt, er hat seine Schuldigkeit im Energieausgleich geleistet. Erscheint Ihnen eventuell die abgelehnte Farbe jetzt sympathischer? Dann nehmen Sie diese wiederholt zum Malen, damit Sie die Farbenkraft besser Ihrem Organismus mit den Funktionen von Denken, Fühlen, Wollen einverleiben.

2. Übung: Malen Sie Ihr Gefühl

Versuchen Sie zuerst, Ihr vorherrschendes Gefühl zu erkennen: verliebt, traurig, gestreßt usw. Nehmen Sie danach eine Farbe, mit welcher Sie dieses Gefühl auf Papier darstellen möchten. Die Form ist dabei nicht so wichtig. Welches Rätsel werden Sie dadurch in sich lösen? Zum Beispiel: Wenn es Blau wäre, könnte das einen Wunsch nach Ruhe wegen Erschöpfung oder einer möglichen Erkrankung anzeigen. Wenn es Gelb wäre, würden Sie nach einer Lösung suchen. Ist das Gemalte fertig, denken Sie darüber nach. Nehmen Sie die Hinweise der „Die zwölf Farben-Portraits" (ab Seite 197) dazu. Wollen Sie anschließend Ihre Gefühlslage verbessern? Dann wählen Sie eine entsprechende Farbe aus der Tabelle „Die Therapien im Farben-Rhythmus" am Anfang dieses Kapitels (Seite 123). Zum Malen suchen Sie sich die für Sie passende Farbe unter der Spalte „Farbenbedingte Anwendungen" heraus. Im obengenannten ersten Beispiel könnte es – je nach Bedarf – Weiß sein oder Gelb/Orange, im zweiten Beispiel Indigo/Blau.

15.
Hochkarätige Farbkräfte in Edelsteinen

Haben Sie eine Beziehung zu edlen Steinen? Dann können Sie Ihre Farbenergien auf schönste Art und Weise aufladen. Oft brauchen Sie dafür nur einen Edelstein oder entsprechenden Schmuck zu tragen. Dabei wirkt die auf solche Weise getragene Farbe in doppelter Hinsicht. Der Einfluß geht über Sie als Träger hinaus und wirkt ebenso, wenn auch geringer, auf Ihr Gegenüber. Darum ist es wichtig, wie bei der Kleidung oder Einrichtung auch, klar abzuwägen, mit welchen Farben Sie Ihre Mitmenschen beeinflussen wollen. Es ist überhaupt sehr wichtig, bei Farbwahlen niemals an sich allein zu denken, wenn Sie mit anderen in Harmonie zusammenwirken möchten. Der schönste Edelstein gewinnt für Sie wenig positiven Kraftzuwachs, wenn andere ihn mit unguten Gedanken und Gefühlen, wie beispielsweise Neid, Verachtung usw. ansehen. Seine Kraft wird sogar vermindert, wenn er sich bei der Abwehr zu Ihrem Schutze verströmt. Dann kann er nach einiger Zeit erschöpft wie einfaches Glas wirken. Tragen Sie darum Ihre liebsten Farben in Edelsteinen nur dann, wenn Sie diese immer wieder erneuert haben: nach dem Tragen unter fließendem Wasser reinigen und vorübergehend in ein Glas frischen, kühlen Wassers legen, dem Sie manchmal eine Prise Meersalz zufügen können, eventuell über Nacht am Fenster stehen lassen. Im Licht trocknen lassen. Beachten Sie auch, daß unechte, also synthetische Edelsteine recht schöne Farben aufweisen können, ihre Schwingungskräfte jedoch nicht über ihre chemischen Substanzen hinausgehen. Reine Edelsteine können dagegen durch ihre Materialkräfte die Farben noch hochkarätig unterstützen.
Zu empfehlen sind folgende kraftvolle Edelsteine, welche im Sinne Ihrer Farben auch entsprechende Wirkungen auf die farbanalogen Körperbereiche fördern können (siehe auch unter *„Die zwölf Farben-Portraits"*, Seite 197 f.):

* Violett = Amethyst
* Rosa = Koralle, Rosenquarz, Kunzit
* Indigo = Saphir, dunkelblauer Turmalin, Lapislazuli
* Blau = Aquamarin, blauer Edeltopas
* Türkis = Türkis, Chalcedon
* Grün = Smaragd, Turmalin, Chrysopras, Jade
* Weiß = Diamant, Opal, Bergkristall, Mondstein
* Gelb = Edeltopas, Zitrin, Bernstein

- Orange = Karneol
- Rot = Rubin, Granat, Hämatit, Koralle
- Schwarz = Jade

Sie können mit Edelsteinen auch massieren, und zwar die farbentsprechenden Körperbereiche (siehe Abb. 2, *„Farbwirkungen im Menschen"/Farbteil,* Seite 258) und – in Verbindung mit richtiger Atmung – dadurch Energien zuführen oder Disharmonien ausgleichen.

Farbbahnstreichungen

Dazu verwenden Sie einen ausgewählten Edelstein, der zum Farbenausgleich paßt (siehe unter *„Die Signale von Farbmängeln",* Seite 69), und streichen behutsam über den farbentsprechenden Körperbereich:

Therapie:	im Uhrzeigersinn	= anregend
	gegen den Uhrzeiger	= beruhigend

Sie können auch gut mit Blick auf einen Edelstein meditieren. Solch eine Konzentration auf Ihre Gedankenkraft kann sinnvoll die jeweils wichtigen Gefühlsbereiche klären und den Zustand des Gehirns harmonisieren. Geschulte Farbtherapeuten, Heilpraktiker und Mediziner geben auch teilweise Akupunktur mit Edelstein-Farblicht.

Wer sich gezielt und umfangreicher mit dem Thema Edelsteine beziehungsweise Eigenbehandlungen beschäftigen möchte, findet dazu einschlägige Literatur auf dem Buchmarkt.

16.
Farbbehandlung mit Eigenmassage

Sehr wirkungsvoll sind Massagen oder einfache Körperausstreichungen in Verbindung mit Farbenlicht-Beleuchtung. Zur Auswahl der richtigen Farben sehen Sie unter *„Die therapeutischen Wirkungen im Farben-Rhythmus"* (Seite 124) nach. Als Beispiel: Zur Verbesserung der Farbkraft des Gelb im Verdauungsbereich können Sie mit der ausgleichenden Farbe Grün folgende Massagestreichungen durchführen:

Bauchmassage – Übung im Liegen –
Unter Grünlicht: beide Hände auflegen über den Magen bis oberhalb des
Nabels. Je nach nötiger Behandlung entweder Anregung oder Beruhigung
des Magens und der Verdauung.

a) Anregendes Kreisestreichen: im Uhrzeigersinn   } 7 – 10 x
b) Beruhigendes Kreisestreichen: gegen den Uhrzeigersinn } Dabei ru-
                                                           hig atmen

Abschließend: Bauchschnellen, das heißt, ausatmen, Atem anhalten und
die Bauchmuskeln so tief wie möglich einziehen – einige Sekunden lang
anhalten – und wieder hochschnellen/loslassen. 7 – 10 mal hintereinander
wiederholen.
Diese Behandlung verbessert die Kräfte im genannten Bereich in zwei bis
drei Monaten um über 50%.

17.
Farbige Seidentücher –
Behandlung für den Kopf

Zur Verbesserung und Harmonisierung Ihrer Farbenergiewerte im Gehirn
ist die Behandlung mit Seidenfarbtüchern ein erfolgreich praktiziertes
Rezept.
Nehmen Sie ein einfarbiges Seidentuch gemäß Ihrer Farbwahl und legen
Sie es sich so lange über Ihre Augen oder das Gesicht/den ganzen Kopf, wie
Sie wünschen – mindestens eine Viertelstunde lang. Dabei ruhig atmen;
gar nichts denken; allein die weiche, wohlige Wirkung erspüren und er-
fahren.

Tageszeit:	*Seidentuch:*	
Nachts:	dunkelblau	= beruhigend, schlaffördernd
Vormittag:	gelb-grün	= ausgleichend, Unruhe in Kraft verändernd
12.00 bis 16.00 Uhr:	rosa/violett	= herzstärkend, fröhlich machend
16.00 bis 20.00 Uhr:	rot/u. U. grau mit dazu	= stärkend

Farbige Seidentücher sind auch besonders wohltuend bei Kopfschmerzen und Migräne (blau/türkis oder gelb).

18.
Farbbehandlung mit Gymnastik

Gymnastik, Yoga, rhythmische Bewegungen können Sie je nach eigenem Vermögen, Interesse und Bedürfnis besonders wohltuend unter entsprechender Farbbeeinflussung durchführen.
Dazu benötigen Sie nur eine passende, nach Wunsch ausgewählte einfarbige Decke oder einfarbige Beleuchtung. Es reicht auch eine entsprechend farbige Bekleidung. Zum Beispiel:

* Blau: zum Anspannen und   (in der Menopause)
            Verbessern der Muskeln
* Grün: zum Lockern   (bei Verkrampfungen)
* Gelb: gegen Sorgen   (Prüfungsängste u. ä.)
* Violett: gegen Angst   (Partnerschaft und Beruf)
* Rot: bei Schwächegefühlen   (nach Krankheiten, bei
                                     Überanstrengungen und
                                     Potenzmangel)

* Orange   bei Appetitlosigkeit,   (bei Partnerproblemen)
            Schwäche, Depressionen

19.
Farben im Wasser – trinken, baden, duschen

Das Wasser, welches in der Natur von der Sonnenenergie und der Bewegung seines ursprünglichen Kreislaufs geprägt wird, enthält die Lebensinformationen für alle pflanzlichen, tierischen und menschlichen Zellstrukturen. Wasser ist das wunderbare Element, welches wie das Licht ein Träger von Energie und elektromagnetischen Schwingungen ist. Mit diesen beiden Fä-

175

higkeiten lädt es Ihren Körper auf. Da der menschliche Körper zu 70% aus Wasser besteht (das Blut zu 92%, im Verdauungstrakt bis zu 98%) und der Organismus davon täglich 2 – 3 Liter verbraucht, erkennen Sie die Notwendigkeit, diese etwa 2,5 Liter nicht nur jeden Tag durch Wassertrinken aufzufüllen, sondern auch die Qualitätsauswahl des Wassers an allererste Stelle zu setzen.

Leider ist Wasser in unserer heutigen Zeit der verschmutzten, vergifteten und verseuchten Umwelt mancherorts sehr mit Schadstoffen belastet. Es enthält zwar die durch die Wasseraufbereitung zugefügten Chemikalien Chlor und Fluor, aber dennoch viel Giftiges wie Quecksilber und Kadmium, Pestizide, PCB, Nitrate, Schwermetalle und Blei. Selbst das Regenwasser ist nicht mehr frei davon. Auch Abkochen verbessert Ihr Trinkwasser nicht sonderlich, weil die ungünstigen, krankmachenden Frequenzen der Schadstoffbelastungen trotzdem im Wasser weiter bestehenbleiben. Zu empfehlen ist daher jede Möglichkeit der Verbesserung Ihres Trinkwassers. Die besten Verfahren der Wasserreinigung sind die Umkehrosmose und die Dampfdestillation*. Das reine Wasser aus diesen Verfahren wirkt entschlakkend und stoffwechselfördernd. Das Bundesgesundheitsamt sagt dazu: „Trinkwasser ist nicht dazu da, den Mineralhaushalt zu regeln. Die weitaus größten Mengen sämtlicher vom Körper benötigter Mineralstoffe (werden) diesem bei ausgewogener Ernährung über die Nahrung (ohne Trinkwasser) zugeführt." Die Angehörigen der US-Marine trinken zum Beispiel seit mehreren Generationen dampfdestilliertes Wasser und sind damit bei guter Gesundheit.

Die Praxis: **Farblichtstrahlen im Wasser**
Sie können Wasser mit der Kraft der Farben für vielerlei Verwendung und Anwendungen zur Eigenbehandlung aufbereiten:

1. Beleuchten (durch farbige Tücher/Folien) oder bestrahlen (mit Farblicht) Sie Ihre Gefäße mit Trinkwasser mindestens 20 Minuten bis zu höchstens 3 – 4 Stunden. Sie können Ihr Wasser aber auch in farbige Gläser oder Karaffen füllen, welche Sie in der Sonne aufladen oder ins Licht stellen. Dennoch sollte das Wasser zur Verbesserung des Energiepotentials** zusätzlich vor dem Trinken immer 10 Sekunden gut geschüttelt werden. Das Wasser bleibt zwar augenscheinlich klar wie zuvor, beinhaltet jedoch die

---

* Bezugsquellen s. Anhang
** s. Sachwortregister

Lichtenergie der entsprechend eingestrahlten Farbfrequenz, wie beispielsweise das Blau des Himmels in Flüssen und Seen.

Wählen Sie die Farben nach Bedarf, beispielsweise – wie unter „*Farblichtbestrahlungen* … ", (Seite 130) angegeben –

-**Rot** bestrahltes Wasser bei Vitalitätsmangel, Schwächegefühl zum Waschen, Baden, Zubereiten von Getränken (Kräuter-, Früchtetees)

-**Orange** bestrahltes Wasser für Kompressen, zur Verschönerung reifer Haut; bei Konzentrationsmangel, Appetitlosigkeit, Depressionen usw. für Getränke und in Fußbädern

-**Gelb** bestrahltes Wasser für das Bade- und Gesichtswaschwasser sowie die Getränkezubereitung bei schlechter Laune, Ärger, Müdigkeit (aus Schwäche), Streß u. a.

-**Grün** bestrahltes Wasser für Bade- und Gesichtswaschwasser sowie auch für Getränke bei Aufregung, Überarbeitung, Frauenbeschwerden

-**Türkis** bestrahltes Wasser vor allem zum Gurgeln, Mundspülen, feuchte Wickel um den Hals und Auflagen auf die Brust bei Infektionsanfälligkeit, Mutlosigkeit, Auseinandersetzungen und häufigem Streit zwischen Kindern. Besonders vorteilhaft zur Teebereitung mit Johanniskraut und/oder Thymian zur Unterstützung.

2. Verwenden Sie soviel wie möglich auch die Farbenkräfte in frisch gewonnenen Säften aus Früchten und Gemüsen (siehe „*Bunt und gesund – Farbnahrung genießen*", Seite 143). Diese sind mit Abstand die beste Quelle lebendigen organischen Wassers. Für Frischsäfte spricht, daß durch das Frischsaftpressen angeblich die allermeisten Belastungen der Pflanzen nicht im Saft, sondern nur in den Faserrückständen bleiben.

3. Bestrahlen Sie Ihr Badewasser mit den für Sie wichtigen Farben oder duschen Sie bei Farblicht. Durch ein derartiges Farbenerlebnis könnten Sie – je nach Farbwahl – ungeahnte Energieimpulse erleben.

4. Reichern Sie Ihr Badewasser mit den Duftzusätzen eines entsprechenden Farbwertes wohltuend an (siehe auch unter „*Farben-Düfte und Duft-Farben inhalieren*", Seite 163).

5. Verwenden Sie zum Baden ebenso die Heilkräfte von Heilerden wie Moor und Lehm. Dadurch werden die braunen/dunkelgelben bis schwarzen Gesundheitsvorgänge im Organischen gefördert, aufrechterhalten oder Störungen wieder ausgeglichen.

20.
Wohnfarben – Kräfte in Ihrem Umfeld

Steigern Sie die Sympathien und Ihr Wohlbefinden durch Verbesserung der Farben Ihrer Wohn- und eventuell auch Arbeitsräume. Verwenden Sie dabei die Farben Ihrer Wahl in Harmonie miteinander. Förderlich sind Farben dann, wenn sie in ihrer Farben-Polarität ausgleichend wirken. Versuchen Sie dabei zu verwirklichen, was Sie in Ihrem eigenen Umfeld dringend benötigen. Lesen Sie das Farben-Image durch und nehmen Sie daraus das, was Ihnen besonders zusagt. Ermöglichen Sie auch den anderen Familienangehörigen, ihr ruhiges Plätzchen mit den Farben, welche sie benötigen, für sich zu haben.

Es gibt bereits viele Empfehlungen in der Literatur über farbige Raumgestaltung. Was den Menschen im Inneren beeinflussen kann durch Farben (siehe *„Farben entdecken die Schöpfung im Weltraum und im Menschen"*, Seite 19 f.), trifft für die entsprechenden Bereiche auch in seinen Räumen zu:

a) **Eßzimmer/Eßecken**
in Gelb, besonders Apricot und Grün: Das fördert die Freude am Essen und der Gesellschaft dabei.

b) **Badezimmer**
Jede Farbe von Weiß bis Schwarz ist möglich. Dabei kommt es auch auf die Lichtquellen (Fenster oder nur Lampen) an. Fensterlose Bäder benötigen goldene, orange beziehungsweise grüne bis bunte Farben. Nur in Hellgelb bis Weiß ist das Bad zu schwach, vor allem für Morgenmuffel oder auch kränkliche, unruhige und ältere Menschen.

c) **Schlafzimmer**
Diese können krank machen, wenn Sie Ihre Seele Nacht für Nacht mit unruhigen Farben oder Mustern beeinflussen. Vorteilhaft sind Blau und dunkelviolette Töne für Aufgeregte, Gestreßte, nicht gut Schlafende. Allerdings können gute Schlaftypen darin häufig verschlafen. Rot, besonders im Schlafzimmer, läßt Ihren Verstand nicht hochkommen und kann auch für häufige Schlafunterbrechungen verantwortlich sein. Weiß und Schwarz sind dagegen erholsame Schlaffarben, besonders mit zusätzlichen Farbakzenten (Blumen, Pflanzen usw.).

Weiß	wirkt immer sauber, möglicherweise aber auch steril
Schwarz	fördert das Ahnen und Träumen; hilfreich für Schutzsuchende und Ängstliche
Grün	für jeden vortrefflich, der heilende, energiefördernde Kräfte im Schlaf aufbauen will
Blau	läßt aufschlußreiche Träume aufkommen; gut für diejenigen, die sich gern im Bett unterhalten lassen
Rot	wirkt auf die Triebkräfte und läßt nicht gut schlafen; nicht gut für Erholungsbedürftige, die Ruhe liebende Menschen
Orange	sehr anregend und wenig schlaffördernd; verleitet zum Essen und Trinken im Bett und verführt zu allerhand Naschhaftem
Rosa	empfehlenswert für Schlaflose und Unruhige
Violett	verbessert die Interessen an geistig-seelischen Dingen; erholsam
Gelb	für frohe Tage und Nächte mit liebevollen Angehörigen; verbessert den Schlaf danach
Grau	läßt gut schlafen und gut diskutieren, ist aber nichts für Menschen, die sich nachts keine langen Dialoge anhören wollen
Braun	nicht förderlich für ängstliche, problembelastete Menschen; schenkt Schlaf, aber keine innere Ruhe oder Ausgeglichenheit.

d) Wohnbereiche

Farbwertsteigerungen sind in allen Farben möglich, welche für Sie zuträglich sind. Entscheidend ist nur die Harmonie der Farben. Dies trifft besonders auch für die Kombinationen mit den Farben und Formen der Einrichtungsgegenstände und raumschmückenden Objekte zu. Generell können Raumqualitäten von Farben folgendermaßen eingesetzt werden:

Violett	taucht einen Raum ein in Unnahbarkeit, Stille, weltabgewandte Atmosphäre. Gut für Überreizte
Weiß	verändert den Raum in eine abwartende Atmosphäre, die Sicherheit in der Stille bietet. Belebung setzt ein durch eine jeweils hinzugefügte Farbe. Gut für Schwache und Gesundheit Suchende
Blau	zur Versöhnung mit sich und der Welt, ideal für Träumer nach des Tages Last. Gut für Nervöse und ein zu überdrehtes Naturell

179

Türkis	zur Erholung nach viel Unruhe im Leben. Zum Nachdenken über sich und die Welt
Grün	für Freunde der Natur und der Ordnung. Förderlich als Atmosphäre zum Lernen und zum Eintauchen in Wohlbehagen. Empfehlenswert zur Förderung des Selbstbewußtseins und zur Verbesserung der Gesundheit
Orange	verändert einen Wohnraum in eine diskutierfreudige, unbeschwerte, reichhaltige Umgebung. Förderlich für Frustrierte, Ängstliche und zu Einsame
Gelb	heitert auf, fördert Geselligkeit, löst von Alltagsproblemen und -verstimmung. Ist gut für Menschen, die mit vielen unterschiedlichen Anderen in Harmonie kommunizieren wollen
Braun	bietet gefühlvolle Häuslichkeit und Sinn für Wohnvergnügen. Gut für Überarbeitete
Rot	in Maßen kann es Vergnügen und starke Energien verströmen und ist geeignet für alle, welche im Wohnbereich Kraft auftanken wollen. Positiv für Schwermütige
Schwarz	schenkt Ruhe in Zurückgezogenheit. Schwarz im Extrem verändert nachteilig. Sucht das Andere
Grau	erscheint wie Stille ohne Loslösung. Benötigt zusätzliche Farben zum Lebensgefühl.

e) **Kinderzimmer**

Ein Raum für Ihre Kleinen sollte besonders das Temperament des Kindes ausgleichen, das darin leben soll. Dabei sollten sämtliches Spielzeug und auch Einrichtungsgegenstände lediglich die Phantasie anregen. Rot ist wenig bis kaum zu verwenden bei unruhigen, trotzigen, sehr eigenwillig-bockigen, viel schreienden, lauten Kindern. Diese benötigen Blau bis Gelb. Ausgeglichene Kinder können bunte Farben erhalten. Besonders ruhige, manchmal zu schläfrige, langsame Kinder können durch Blau mit Rot gefördert werden. Ängstliche Kinder sollten viel harmonisierende blaue und besonders türkise Farbnuancen erhalten. Dabei ist es wichtig für die kluge Entwicklung der Kleinen, daß sie vor Klischeebildern und häßlichen Spielsachen verschont bleiben.

f) **Gästezimmer**

Grün- bis Topas-Töne, aber auch Apricot mit Pflaumenblau fördern die Ruhe Ihrer Besucher. Rosa mit Grün schafft eine anheimelnde Atmosphäre.

g) Die Farben in **Arbeitsräumen** müssen sich sowohl dem Stil der Arbeit als auch dem darin Arbeitenden anpassen. Unruhige Arbeit und Ruhe benötigende Menschen haben grüne, blaß-blaue, rosafarbene Nuancen nötig. Leichte Ermüdbarkeit kann aufgehoben werden durch helles Gelb oder leuchtendes Pink bis Rot.

Beschäftigen Sie sich in diesem Zusammenhang auch ruhig einmal mit Feng Shui, der chinesischen Kunst des Wohnens (Literatur im Buchhandel). Dabei wird ursprünglich nur Wert darauf gelegt, wie und wo die Energie des Lichtes und seine Farben in Wohn- und Arbeitsräumen positiv verwirklicht werden.

21.
Sich stärken und andere führen durch Farben in der Kleidung

Die farbigen Möglichkeiten der Kleidung sind so umfangreich, daß ich hier leider nicht gezielt darauf eingehen kann. Beachten Sie aber besonders die Farbharmonie. Verlassen Sie sich bei Ihrer Auswahl nicht nur auf die Mode. Setzen Sie sich durch in den Farben, die Ihnen laut Farbwahl-Tabelle (siehe *„Die Signale von Farbmängeln"*, Seite 69), persönlich guttun. Wenn Sie für Ihre Kleinen oder andere etwas aussuchen, denken Sie hierbei ebenso an die Notwendigkeit, Farben geschickt miteinander zu kombinieren. Berücksichtigen Sie eventuell auch, daß Sie sich nicht nur danach ausrichten, mit welchem Typ Sie sich identifizieren und farblich entsprechend anziehen, denn Farben sind ein Lichtprogramm. Auch mit Ihrer Kleidung programmieren Sie sich entsprechend. Schauen Sie selbst nach, welche Farben in Ihnen wirken können, welche Farben Sie körperlich, seelisch, geistig dringend benötigen, oder in welchen Umweltsituationen Sie sich durchsetzen müssen, Streß abbauen wollen, gesundheitliches Gleichgewicht erreichen sollten usw.

Was außerdem ganz besonders wichtig ist und viel zu wenig beachtet wird: Denken Sie nicht nur daran, welche Farbe Ihnen selbst gefällt. Seien Sie da viel diplomatischer. Setzen Sie Farben gezielt zur Harmonisierung Ihrer Mitmenschen (Partner, Berufskollegen usw.) ein. Zum Beispiel könnte das

Verhältnis bei Ihrer Farbauswahl so beschaffen sein, daß Sie Farben zu 50% für die anderen und zu 50% für sich selbst wählen. Anderenfalls brauchen Sie sich nicht zu wundern, wenn Sie beispielsweise, ohne ein Torero zu sein, am Arbeitsplatz oder unter Ihren Nachbarn die Wut eines Stieres auf Ihr rotes Outfit abwehren müssen – weil Sie auf jemanden treffen, der Rot nicht mag oder den es rasend macht. Oder Sie wählen eine grüne Bekleidungsfarbe und Ihr Gegenüber wird immer müder, beispielsweise bei einem Vorstellungsgespräch.

Berechnen Sie die Wirkungen der Farbschwingungen auf andere und setzen Sie dieses Wissen für das Ziel eines harmonischen, besseren und sinnvolleren Miteinanders im privaten Alltag und im Beruf sinnvoll ein. Oft haben Sie kein zweites Mal die Möglichkeit, einen guten ersten Eindruck zu machen, wie bei einer Vorstellung oder einem Verkaufsgespräch. Überlegen Sie sich Ihre Wahlfarben genau. So wäre es sehr geschickt, vielleicht vorher die Plus- und/oder Minus-Farben Ihres Gegenübers zu erfahren. Darin liegt die Kunst der geeigneten Kleidung zur rechten Zeit.

Folgende unterstützende Farben in Ihrer Kleidung und dazugehörigen Attributen wie Schals, Hüten, Gürteln, Strümpfen, Schuhen usw. könnten Ihnen in bestimmten Situationen helfen (vergleichen Sie hierzu vor allem die Wesensmerkmale der Farben unter *„Die zwölf Farben-Portraits"*, ab Seite 197).

Weiß

Wofür: Mit Weiß erwecken Sie einen Eindruck von Frische, Ehrlichkeit und Anstand. Der Hang, sich weiß zu kleiden, zeugt von Ehrgeiz und oft von Berechnung. Wenn Sie sich zurückziehen wollen und dennoch unter vielen präsent sein müssen, wählen Sie weiße Oberbekleidung; das hilft Ihnen, Ihre Energien zu erhalten.

Wogegen: Gegen Trostlosigkeit, gegen schadenfrohe Menschen und wenn Sie jemandem freundlich Ihre Meinung sagen müssen.

Violett

Wofür: Nach Krankheiten, zur Verbesserung der gesundheitlichen Kräfte. Für die Veränderung der Lebensmotivation zu einem geistigen und religiösen Ziel hin. Als Ausdruck von Friedfertigkeit und zum Nachdenken über künstlerisch-kreative Lösungen.

Wogegen: Gegen Gefühle von Schwäche, Schutzlosigkeit und materialistisches Denken.

Indigo/Dunkelblau

Wofür: In Verbindung mit Weiß unterstreichen Sie zum Beispiel gediegene Eleganz und eine sachliche Haltung.

Wogegen: Verlust der ausgleichenden Kraft in Ihnen durch harte Arbeit und gegen zu starken Druck seitens unliebsamer Menschen.

Blau

Wofür: Zur Förderung Ihrer inneren Ruhe, Verbesserung Ihrer vornehmen Gesinnung und zur Durchsetzung Ihrer Verstandeskraft.

Wogegen: Zur Verstärkung Ihrer friedfertigen Ausdauer bei Auseinandersetzungen und zum ausdauernden Durchhalten bei hohen Anforderungen.

Türkis

Wofür: Zur Förderung von Mut und zur Stärkung der Selbstverteidigung und Abwehrkräfte.

Wogegen: Gegen allzu Redegewandte zur Wahrung Ihrer eigenen Interessen.

Grün

Wofür: Wählen Sie Grün, wenn Sie einen Eindruck von Beständigkeit machen wollen und wenn Sie eine hilfreiche, den Frieden anstrebende Gesinnung zeigen möchten.

Wogegen: Gegen unlautere, disharmonische und Ihnen nicht gefallende, womöglich dümmere Mitmenschen.

Gelb

Wofür: Wählen Sie Gelb, wenn Sie betonen wollen, daß Sie sowohl klug sind als auch sich nicht immer in die eigenen Karten gukken lassen wollen und außerdem vielseitige Interesse haben.

Wogegen: Wenn Sie gekränkt oder unzufrieden sind und keine Lust mehr an irgend etwas haben. Auch bei Anwandlungen von Schüchternheit oder Minderwertigkeitsgefühlen wird gelbe Oberbekleidung Sie wieder aufmuntern.

Orange

Wofür: Wählen Sie Orange, wenn Sie wieder Kontakt zu anderen herstellen wollen und vor allem, wenn Sie das Gefühl haben, daß Sie das Glück verläßt.

Wogegen: Kleiden Sie sich in Orange, um sich vor Einsamkeit und Langeweile zu schützen.

Braun

Wofür: Elegante braune Kleidung erweckt einen gediegenen, soliden und zuverlässigen Eindruck. Wer sich ruhend und gemütlich fühlen will und sich seinen eigenen Interessen genußvoll hingeben möchte, kann dafür braune Textilien wählen.

Wogegen: Nach Phasen der Anspannung und des Streß ist die Kleidung in Braun die richtige Erholungsfarbe.

Rot

Wofür: Zur Förderung Ihres Durchsetzungsvermögens, Steigerung Ihrer Kräfte und nach Belieben nachdrücklichem Ja- und Nein-Sagen-Können wählen Sie Rot als Teilfarbe für Ihre Oberbekleidung. Allzu Impulsive wählen jedoch besser Grün!

Wogegen: Bei Kontaktschwäche und zur Förderung der Tatkraft in schwierigen Situationen.

Schwarz

Wofür: Der andauernde Hang zu schwarzer Kleidung **ohne besonderen Anlaß** zeugt von Dominanzstreben, Ehrgeiz und intellektuellem Anschein. Mit Schwarz können Sie sich einhüllen in Ihre eigenen Motive, ohne diese preiszugeben. Schwarz wird von Extravaganten und auch Täuschern bevorzugt.

Wogegen: Möchten Sie in Ruhe gelassen werden, aber selbst Machtpositionen auskosten, wählen Sie Schwarz in allen Bekleidungsvarianten.

Grau

Wofür: Zur Verstärkung einer konservativen oder neutralen Haltung wählen Sie am besten Grautöne für Ihre Kleidung. Möchten Sie etwas erkunden oder versuchen Sie, über Dritte usw. etwas in Erfahrung zu bringen, dann verbergen Sie klug Ihre tatsächlichen Motive in allerlei Grau. Nicht hinter jedem grauen Gewand verbirgt sich jedoch ein kluger Kopf.

Wogegen: Tauchen Sie ein in Grau, um Täuschern und Hetzern zu entgehen und um heimliche Hilfen zu suchen oder auch anzubieten.

21.1
Die sieben giftigen Textilfarben

Zu dem Thema der farbigen Textilien soll hier auch auf die eventuelle Giftigkeit von Textilfarbstoffen hingewiesen werden. Bisher werden aus bereits bekannten, mehreren 10.000 chemisch verschiedenen Farbstoffen etwa 3.000 verwendet. Der Farben-Index (Colour-Index-Nummer) gibt 439 rote, 369 blaue und 179 gelbe Farben in seinen Listen an. Die ETAD-Gesellschaft aller großen Farbproduzenten der Welt (Ausnahme: Osteuropa) hat aus Eigenverantwortung besonders scharfe Prüfrichtlinien, unter anderem auch für die Giftigkeit von Farbstoffen festgelegt. Die bisher verfügbaren Prüfungsergebnisse geben keine schlüssigen Hinweise auf die krebsauslösende Wirkung von Textilfarben auf den Menschen. Es ist jedoch durch Langzeittierversuche für sieben Farbstoffe, wenn diese in hohen Dosen eingesetzt werden, eine gesicherte Krebswirkung festgestellt worden, und zwar von

	C.I.-Nr.:	
Blau	23850	Direct Blue 14
	23860	Direct Blue 53
	42640	Acid Violet 49
Gelb	11020	Solvent Yellow 2
	11160	Solvent Yellow 3
Rot	16150	Acid Red
	16155	Acid Dye*

Aber auch in Schwarz (Chromatfarbe) soll eine kanzerogene sowie allergische Wirkung festgestellt worden sein. Es wird hauptsächlich für Wolle und Halbwolle verwendet, nicht aber für Baumwolle, wie beispielsweise für Jeans.

Das Kapitel über die Gesundheit von Textilien, das mit Farben oder Färbeverfahren, bleichenden Vorbereitungen und Echtfarbenprozessen sowie sämtlichen Belastungen der Textilfasern während ihrer natürlichen oder künstlichen Gewinnung und Herstellung zu tun hat, ist mehrere tausend Seiten lang, weshalb hier nur ein kurzer Hinweis darauf gebracht werden kann.

---

* s. Literaturverzeichnis im Anhang (Krätz, Otto)

Fest steht, daß verschiedene Testzeitschriften kluge Untersuchungen zu diesem Thema mit teils sehr abwertenden Ergebnissen in bezug auf die Rückstände von Giftstoffen in Textilien veröffentlicht haben. Es werden aber gerade in diesem Bereich neuerdings zum großen Teil gegensätzliche Auslegungen von Ergebnissen und auch wissenschaftlich nicht fundierte Meinungen vertreten. Es ist inzwischen jedoch gewiß, daß Hauttextilien, wie Unterwäsche sowie Nacht- und Bettwäsche, Strümpfe und auch Baby- und Kindertextilien möglichst wenig farbig und besonders waschfest sein sollten. Dabei bilden Hinweise auf „naturgefärbt" oder „naturgebleicht" oft, aber nicht immer, eine Ausnahme. Bevorzugen Sie bei den Fasern wie den Farben Rohstoffe aus kontrolliertem, biologischem Anbau.

22.
Sonderfarben und Kombinationen
für alle Fälle

Zum Abschluß seien noch Erfahrungen für Anwendungen wohltuender Farben aufgeführt, welche in unterschiedlichen Lebensabschnitten zur optimalen Wirkung gelangen können. Während dieser seelisch wichtigen Zeiten sind für die meisten Menschen bestimmte Farben besonders förderlich – unabhängig von den in vielen Situationen individuell abgelehnten oder bevorzugten Farben.

Die aufgeführten Farbenergien haben einen tiefen Einfluß auf den jeweiligen farbentsprechenden Bereich im Menschen. Dafür können Sie natürlich alle zur Verfügung stehenden Farbanwendungen, auch in passenden Kombinationen, ausnutzen, beispielsweise Duftfarben mit anschließendem Farblicht oder umgekehrt und vieles mehr.

- Für Kinder bis zu 7 Jahren: Rot und Blau
  8 – 15 Jahre: Blau bis Violett

- Jugendliche bis zum Anfang
  des Erwachsenseins: Grün/Blau

- Erwachsene:
– ca. 25 – 40 Jahre:	Rosa (für Frauen)
	Mischung mit Orange
	Blau (für Männer)
	Mischung mit Orange
ab Anfang 40 bis 50:	Gelb und Violett
	Gelb zum Lockern von Tagesver- stimmungen
	Violett zum Abschalten
ab 55 bis Ende 60:	Rot und Violett; evtl. Blau/Grün
ab 70 Jahre:	Blau und Violett zum Aufheitern
	Braun und Gelb zum Ruhen und Genießen
aber: Menopause	Orange und Gelb (für Frauen), ersatzweise Schwarz
oder Midlife Crisis:	Orange (für Männer), Mischung mit Grün/Blau

- zum Lernen/Schüler: erst Blau, dann Gelb
- schlechte Esser (beim Essen):   Gelb, dann Blau
- Abnehmwillige: Blau, dann Grün
- Naschkatzen: Violett und Blau
- Mutlose und Kranke: erst Blau, dann Türkis
- hoffnunglose Gefühle: Orange, evtl. Violett
- Langzeit-Autofahrer: Orange, dann Gelb
- Schlaflosigkeit: Weiß, Orange und Grün
- Schlafmützen: Blau, Türkis, Orange
- Tagesmüdigkeit: Indigo und Rot
- bei Ärger: Grün und Orange
- bei Auseinandersetzungen: erst Türkis, dann Grün
- bei Kummer: Orange jederzeit
- Durchsetzungsschwierigkeiten: Rot und Türkis
- Überforderung in der Arbeit: Blau, dann Schwarz, evtl. Indigo (je nach Verfassung)

- gegen Langeweile: Violett und Schwarz
- Sehnsucht nach Liebe: immer wieder Orange, dann Gelb
- vor schweren Aufgaben: Blau, danach Rot

- zum Abstand gewinnen/
  bei Trennungen: Schwarz, evtl. Orange
- Kontaktarmut/Kontakt-
  schwierigkeiten: Orange, dann viel Gelb
- gegen Aufregungen: Türkis, Indigo, Orange
- als Angeklagte/r: Gelb und Weiß
- in der Verteidigung: Indigo, danach Türkis

Testen Sie auch selbst, wie weit Ihnen eventuell Ihre Lieblingsfarbe/
(+) Farbenpol oder Ihre (–) Minus-Farbe in den vorher genannten Situa-
tionen besonders helfen kann, um Ihr Energiefeld auszugleichen. Testen
Sie dies mit dem Farben-Kompaß und seinen Deutungen.

23.
Farbenwerte in der Esoterik

Mag es sich nun um Wissenschaft, um Philosophie, welche die Wissenschaften
erklärt, oder um göttliche Inspiration handeln, alle Erkenntnisse über die
Farben – auch auf den Menschen bezogen – können nur mit Hilfe der im
Kosmos gegebenen Gesetze und Wirklichkeiten richtig verstanden werden.
Unabhängig von den in diesem Buch ausgegangenen Farbwerten nach astrophysikalischen Maßstäben, also wissenschaftlich nachvollziehbaren Beur-
teilungen von Farbwirkungen, sollen hier aber ebenso noch kurz die Zuordnungen der Farben in der Esoterik beziehungsweise Metaphysik
dargestellt werden. In vielen Punkten gibt es sogar Übereinstimmungen mit
den astrophysikalisch meßbaren Farben.
Bei den bisher bekannten, teilweise recht unterschiedlichen Überlieferungen der Farbwerte habe ich Zuordnungen vorgenommen, welche mit den
von mir ermittelten astrophysikalischen Farbwirkungen in der Natur sowie im Menschen übereinstimmen.
Die Esoterik vereint eine Sammlung überlieferten, uralten Wissens. Nach
zusammengefaßten Schlußfolgerungen oder wahren Erkenntnissen berichtet sie über sieben „Runden" der Schöpfung, bis unser Sonnensystem mit

seinen Planeten und den Menschen auf der Erde zu dem wurde, was sie zu dem jeweiligen zyklischen Zeitpunkt sein konnte: ein Bereich polarer Kräfte (Geist/Materie, positiv/negativ, männlich/weiblich usw.). Diese können oder müssen in einem bestimmten Gleichgewicht zueinander stehen, weil nur die volle Harmonie mit allen Natur- und Schöpfungsgesetzen die Gesundheit und Meisterung des Lebens sichert. Dazu gehören unter anderem auch die Farben in den ihnen zugeordneten Teilgebieten. Bei einem lebensbedingten Ungleichgewicht werden praktische Hilfen aus unterschiedlichen Bereichen angeboten, die teilweise recht faszinierend sind.

23.1
Die Alchymie und die Farben

Die Alchymie als Vorläufer der heutigen Chemie galt bis ins 17. Jh. als wissenschaftliche Betätigung mit chemischen Stoffen. Sie arbeitete unter Zuhilfenahme der Astrologie, welche den jeweils günstigsten Zeitpunkt ermittelte, an einer chemischen Umwandlung von natürlichen Stoffen (Transmutation) mittels eines zu findenden Elixiers/Stein der Weisen. Bei dieser oft langwierigen Arbeit sollte auch auf der Ebene des Seelenlebens eine gesuchte mystische Verbindung (Großes Magisterium) des Mikro- mit dem Makrokosmos ermöglicht werden. Auf das Konto der Alchymie gehen eine ganze Reihe hervorragender chemischer Entdeckungen (unter anderem Alkohol, Porzellan, Arzneimittel usw.).

Die Farben haben in der Alchymie immer eine ganz besondere Rolle gespielt, weil sie so ziemlich das einzige, durch die alchymistische Arbeit hervorgerufene Merkmal waren, welches sogleich den Erfolg oder Mißerfolg aufzeigte. Es sollte dabei unbedingt eine charakteristische Reihenfolge in der Entwicklung richtig sein: „zunächst kohlschwarz (= als der qualitätslose Urzustand der Materie), sodann himmelblau und bisweilen grün, schneeweiß, goldgelb, rot". Dieser sogenannte „Pfauenschwanz" (Spektrum) stimmt alten Überlieferungen zufolge mit den Farben der Elemente und Planeten überein. Aus diesem Grunde sollten auch die Ergebnisse der alchymistischen Arbeiten in den Farben jeweils genauestens übereinstimmen.

Dieses Denken basiert auf der Annahme, daß es bestimmte Energierichtlinien oder sogenannte Signaturen geben kann, das ist „die allen Lebewesen anhaftende astrale Schwingung, die sie mit all den Dingen in Ver-

bindung setzt, die die gleiche Schwingung haben". Paracelsus, ein bedeu-
tender Arzt im Mittelalter (1493 – 1541), verfaßte unter anderem auch über
diese Signaturenlehre ein umfangreiches Werk.
Die anschließend nur kurz angeführten Bereiche sind im *Farbteil,* Abb. 8
(Seite 261[9]) in der Zeichenform, innerer bis äußerer Kreis I. – V. gezeigt.

23.2
Die Zuordnung von Farben und Tierkreiszeichen

In diesem Bereich gibt es viele umstrittene und zum Teil sehr uneinheitli-
che Angaben.
Die Farben wirken durch die Zeichen entsprechend ihrer Zuordnung im
Körper.

I. Innenkreis (Abb. 8/*Farbteil,* Seite 261)	alte Zuordnungen	dem Wirk-spektrum der **kosmischen** Farben entsprechende Zuordnung
Widder:	Blau/mitunter Hellrot	Indigo/Blau
Stier:	Grün/Orange	Grün
Zwilling:	Grau/Türkis/mitunter Violett	Gelb
Krebs:	Weiß	Gelb/Orange
Löwe:	Gelb	Rot
Jungfrau:	Grau/mitunter Schwarz, tw. Grün	Schwarz/Grau
Waage:	Hellblau/mitunter Grün/Orange	Orange
Skorpion:	Rot/mitunter Braun	Rot
Schütze:	Indigo/Blau	Indigo
Steinbock:	Schwarz/mitunter Blau	Blau
Wassermann:	Grau und Violett	Grün
Fische:	Violett und Blau	Violett

---

[9] abhängig von der Auswahl der Farbbilder

23.3
Die Zuordnung von Farben und Planeten

Unsere Erde ist nur ein mittelgroßer Fixstern unter mehr als 200 Milliarden Sternen unserer Galaxie, am Rande von Milliarden anderer Galaxien. Durch unseren rätselvollen Ausblick ins All haben uns die nächstgelegenen Planeten während der vergangenen Jahrtausende kulturgeschichtlich ganz besonders beeinflußt. Zuerst haben unsere Begleitplaneten und ihr Wandel um den Globus das menschliche Denken angeregt – astronomisch wohl als früheste Zeitmesser und Richtungsanzeiger, später in der Astrologie, heute sogar bis zur Astrosophie. Die Sammlungen über mutmaßliche Bedeutungen ihres jeweiligen Standes im Tierkreissystem, mit ihren geometrischen Beziehungen untereinander und ihrem Einfluß auf die Erde, auf Mensch und Natur, dürften wohl in astronomisch großer Anzahl vorliegen. Natürlich sind auch über die Beziehungen der Planeten zu Farben seit Jahrhunderten viele unterschiedliche Überlegungen angestellt worden. Abgesehen davon, daß die Sternfarben von der astrophysikalisch meßbaren chemischen Zusammensetzung, Oberflächenbeschaffenheit, von Alter und Eigenbewegung der Sterne abhängig sind, soll es so etwas wie metaphysische Wirkungen der einzelnen Planeten geben, welche esoterisch in Farben ausgedrückt werden:

II. Innenkreis (Abb. 8/*Farbteil,* Seite 261)

Sonne:	Gelb und Tiefrot/Purpur
Mond:	Weiß/teilweise Grün
Merkur:	Gelb, Türkis/teilweise Grau
Venus:	Orange, selten Blau
Jupiter:	Indigo/Blau, oft Purpur
Saturn:	Schwarz
Mars:	Rot
Neptun:	Grün und Violett
Uranus:	Grau
Pluto:	Weiß und Schwarz

Inwieweit uns diese Betrachtung in unserem Raumzeitalter noch interessiert, wenn sie von nachweisbaren Tatsachen abweicht, sei dahingestellt.

23.4
Die Zuordnung von Farben und Chakren

Je nachdem, mit welchen esoterischen Bereichen Sie vertraut sind, werden Sie selten, oft gar nicht, eine Übereinstimmung der unterschiedlichsten Farbzuordnungen vorfinden. Die Einflußbereiche und die naturkundlichen Erscheinungen sind oft nicht konkret aufeinander bezogen. Es gibt aber auch interessante Übereinstimmungen. Nehmen wir beispielsweise die Chakren*, so könnte man glauben, die alten Veden Indiens (seit dem 2. Jahrtaused. v. Chr.) hätten den einzigen genaueren Bezug der kosmischen Farben im Menschen „gewußt". Bis auf die Farben Violett und Indigo/Blau decken sich oft auch die Zuordnungen zu den einzelnen Bereichen im Körper. In meiner Deutung durch alle dargestellten Schemata der Farbverläufe im Vergleich mit den kosmischen Gegebenheiten (siehe Abb. 2, 4, 5 im *Farbteil*, Seite 258 – 260) stimmen die Farben immer genau mit den Organbereichen überein – egal in welchem Entwicklungszustand, ob 4monatiger Embryo oder beim erwachsenen Menschen. Demzufolge scheint die Zuordnung wie folgt vorzuliegen:

III. Innenkreis (Abb. 8/*Farbteil*, Seite 261)

Vorderkopf-/Scheitelchakra: im Violett
(hauptsächlich erst nach der Geburt als Farbeinfluß auf das geistige Wachstum, siehe unter *„Die zwölf Farben-Portraits"* ab Seite 197)

(Stirn-) Kopfinnen-Chakra: im Indigo

Hals-/Kehl-Chakra: im Türkis/Blau (Weiß als Lichtübergang, siehe unter *„Farben-Portraits"*)

Herz-Chakra: im Grün

Solarplexus-Chakra: im Gelb

Sakral-Chakra: im Orange

Basis-Wurzel-Chakra: im Rot/Dunkelrot (Schwarz)

Nach der alten asiatischen Deutung der Chakren oder Energiezentren im Menschen werden diese als radförmige Wirbel an den sieben obengenannten Hauptenergiestellen vorgestellt. Sie sollen von siebenfältiger Kraftnatur und je nach geistiger Entwicklung unterschiedlich farbintensiv sein. Inter-

---

* s. Sachwortregister

essant dabei ist, daß diese jahrtausendealte Ansicht auch mit der Verteilung der von mir aufgezeigten Spektralfarben (gemäß dem Sonnen-Spektralband) und ihren Farbenergien in den verschiedenen Bereichen des menschlichen Organismus übereinstimmt. Allerdings sollen die Chakrafarben punktuell und nur geistig wirken. Der Mensch besteht aber nicht nur aus Geist, und sein Höherstreben muß gerade über das Leibliche gemeistert werden (zum Beispiel durch vegetarische Ernährung, Enthaltsamkeit, Zen, Schweigen u. a. m.). Wind/Energie weht das Boot mit der Mannschaft dem Ziel entgegen, nicht die Mannschaft allein.

Über die Chakra-Lehre finden Sie sehr umfangreiche Literatur in einschlägigen Buchläden.

23.5
Die Zuordnung der Elemente
und ihre WIRKSAMKEITEN hinter den Farben

Dabei geht es nicht darum, wie die Elemente aussehen – daß Wasser beispielsweise blau ist.

V. Außenkreis (Abb. 8/*Farbteil,* Seite 261)

Äther:	Blau/Indigo
Luft:	Türkis – Blau – Indigo – Violett
Feuer/Energie:	Grün
Wasser:	Gelb – Orange
Erde:	Rot – Grau – Schwarz

Die Farbzuordnungen sollen zeigen, wo die Elemente wirken und sich erhalten.

23.6
Zuordnungen nach dem kabbalistischen Baum
genannt CaBaLa (Der Baum des Lebens und des Todes)

„Kabbala" heißt Überlieferung, und zwar als ältester universeller Schlüssel allen esoterischen Wissens (religiöse Dogmen, alte Mysterien, Magie, Okkultismus, Theosophie, alte Philosophie und weit zurückreichende naturwissenschaftliche Erkenntnisse geisteswissenschaftlicher Deutung). Die

Kabbala soll die alten Geheimlehren Ägyptens, Asiens, des Orients und des sagenumwobenen Atlantis enthalten, welche von den Hebräern gesammelt, gedeutet und überliefert wurden.

Es geht dabei um mystische Kräfte, welche in sinndeutende Verfahren von Buchstaben und Zahlen, Planeten, Farben und Tönen, Metallen und Steinen, Pflanzen und ähnlichen Schöpfungsgegenständen mehr aufgeteilt sind. Damit kann man sich entweder theoretisch oder praktisch beschäftigen. Die zwei theoretischen Richtungen umfassen 1. alle Bereiche der Schöpfung und ihre geheimnisvollen Gesetze und 2. den mehr metaphysischen Teil, der Anschauungen über das verborgene Wesen Gottes und seiner Offenbarungen sowie die himmlischen Hierarchien enthält. Die bereits mehr oder weniger offengelegten Teile der Kabbala sind bisher: die Kabbala der Buchstaben, des Tarot und der Namen.

Die in der Abb. 8 (*Farbteil,* Seite 261) ausgedeuteten Kabbala-Zentren enthalten nur die Merkmale aus der Deutung des Baumes der Sephirot (unter anderem des Lebens und des Todes). Diese sollen den Inhalt des Wesens der zehn göttlichen Geistsphären darstellen, nach denen die gesamte geistige und materielle Schöpfung aufgebaut und organisiert sein kann. Da Farben hier ebenso als die Kräfte des Lichtes mit meinen Deutungen nach astrophysikalischen Erkenntnissen übereinstimmen, sollen diese auch dargestellt werden.

IV. Kreis von innen:

Kabbala-Zentrum	K/ Kether	das Licht	
"	H1/ Chochmah	hellstes Violett	höchste Weisheit, von da 32 Tore/Wege der Weisheit
Kabbala-Zentrum	H2/Hod	Lila/Rosa	Pracht/Ehre/Ruhm
"	T/Tiphered	dunkelstes Violett	Harmonie im Wesen des Alls, oder auch Schönheit im kosmischen Sinne
"	B/Binah	Indigo	größte Intelligenz, von da 50 Tore/Austauschkanäle des Lichtes/Erleuchtung
"	CH/Chesed/ Gedula	Blau	Barmherzigkeit (All-Liebe)/Herrlichkeit

Kabbala-Zentrum			
Zentrum	P/Pechad	Grün	Strenge/Gerechtigkeit
"	J/Jesod	Gelb	Fundament/Grundlage aller Lehre/Religion
"	N/Nizah	Rot	Stärke, Sieg (= G/Gebura)
"	M/Malkuth	Schwarz/Weiß	das Reich/Erde umfassend zu verstehen

Vielseitigste Literatur zur Kabbala-Lehre gibt es in einschlägigen Buchläden.

Kapitel VI

Die zwölf Farben-Portraits

Charakterdeutung der Farben
in der Natur, im Menschen und den Wirkungen in der Welt

– Wie sich die Bilder gleichen –

Vieles, was Sie von Farben noch nicht wissen können

Alle Farben sind Signale in rhythmischen Wellen, wie beispielsweise die Lichttelegrafie, ein Fackelalphabet, Feuersignale u. ä. Dabei erkennen Sie nur die rhythmisch aufleuchtenden Blinksignale, die äußerliche Leuchtspur. Was diese bedeutet, wissen Sie nicht – es sei denn, Sie haben Signalkunde gelernt. Dreimal lang, dreimal kurz im Wechsel gefunkt bedeutet SOS. Die Farben sind damit vergleichbar. Auch bei ihnen geht es bei der Sinndeutung nicht um das Aussehen, sondern um den wesentlichen Inhalt einer Farbe, wie auch an jeder Ampel zu ersehen ist.

Rot   ist das Ende, das Auslaufen eines Weges
Grün ist das Signal für fortgesetzten Rhythmus und erneute Bewegung
Gelb bringt Lösung aus dem Erstarrten, ist der Grenzübergang in den
      entfliehenden Bereich.

Die Energien der Farben wirken in feinen Schwingungen über die Sinne, vor allem durch die Augen und die Haut, auf das Gehirn und den Organismus. Ihr Einfluß reguliert, gemeinsam mit dem Licht, sämtliche biologischen Vorgänge durch biochemische Prozesse. So sind Farben ein wirkendes Element des Lichtes, welches sowohl als Farbe in Erscheinung treten kann als auch als etwas Bewirktes in eine Erscheinung eingegangen ist. Dadurch kann es oft äußerlich auf einen inneren Zustand farbgleicher Entstehung hinweisen. Zum Beispiel deutet ein gelbes Aussehen auch bei Übelkeit auf Störungen des Lösungsvermögens von Gelb in der Verdauung hin, unter anderem bei Gelbsucht. Die internationale Farbforschung der unterschiedlichen Wissenschaftsbereiche hat diese Zusammenhänge zum großen Teil erkannt und umgesetzt. Dazu gehören leider auch die chemischen Abwehrwaffen: „Blaukreuz" wirkt auf die oberen Luftwege; „Weißkreuz" ist das Tränengas; „Grünkreuz" sind die Lungengifte, „Gelbkreuz" sind Zellgifte. (Warum gerade diese jeweiligen Farben so wirken können, lesen Sie unter den jeweiligen Farben selbst.)

Alles, was Farbe hat, ist aus dem Licht geworden. Es wird dadurch erhalten und verändert, und es endet auch dadurch. Die Farben motivieren in den Bereichen: Fühlen, Denken, Wollen, Handeln. Dadurch können alle Farben locken, führen und verführen. Nur der Meister kann sich ihrer in voller Harmonie bedienen.

„Farben wirken tief auf unsere seelische und körperliche Verfassung, ob wir es wollen oder nicht", stellte Max Lüscher, Erfinder der nach ihm benannten Farbtest-Methode, vor 40 Jahren fest. Starke Farbvorlieben oder -abneigungen können ein Warnsignal für Störungen sein. Im Heilwesen werden deshalb Lichtbehandlungen auch schon planvoll als Heilmittel eingesetzt, und zwar aus allen Wellenbereichen des Lichtspektrums: die mehr biochemisch wirkenden oder auch bräunenden UV-Strahlen, die wärmenden IR-Strahlen und die Farblicht-Strahlen.

Da Farben meßbar sind, weil das Maß der Farben ein Gesetz ist, können wir sie uns in Maßen zunutze machen, um ein Energiedefizit auszugleichen, neue Energien zu wecken, blockierte Energien wieder zum Fließen zu bringen und die selbstheilenden Kräfte anzuregen. Wenn alle Energien der benötigten Farben in Ihrem Organismus ausgeglichen vorhanden sind, dann werden Sie sich wohl und gesund fühlen. Die Farben schenken Ihnen Vitalität und Lust am Leben. Andererseits kann ein Gefühl von Schwäche in Ihnen – welches auch durch zu wenig Licht oder Farbenergien entsteht – ein starkes Verlangen nach der einen heilsamen, Energie schaffenden Farbe hervorrufen, welche alles wieder ausgleichen kann.

Wenn die Macht der Farben richtig eingesetzt werden soll, kommt man nicht umhin, sich mit den Charaktereigenschaften und deren logischen Fähigkeiten der Durchsetzung ganz vertraut zu machen. Nebulöses Ahnen bringt Sie nicht vom Fleck. Nur das rechte Verständnis für alle Schlußfolgerungen in den Farbanwendungen schenkt Ihnen die Kraft zum Durchhalten. Die Farben sind in Ihrer Hand, wann immer Sie diese benötigen. Aber man muß sie auch richtig verstehen, wählen und verwenden können, um sich gegebenenfalls nicht zu schaden.

1.
Das Violett-Portrait

Violett ist die Farbe mit den höchsten Farbschwingungen. Diese Farbe ist in zweierlei Hinsicht wirkungsvoll, da sie zwei ineinander verschränkte Energiesysteme enthält, welche mit veränderten Anteilen aus Blau und Rot gemischt sind. Außerdem verbindet das Violett sichtbare und unsichtbare Kräfte im Lichtspektrum. Es hat sowohl Anteil am Farbspektrum als auch darüber hinaus am nicht mehr sichtbaren Ultraviolett und reicht weit bis in den weichen Röntgenstrahlenbereich hinein. Sein farbiger Vorläufer ist das Indigo/Dunkelblau. Von da an schwingt es sich, erst als sehr dunkles Violett, dann immer lichter werdend, hinaus aus dem wahrnehmbaren Farbenbereich in das unsichtbare Ultraviolett. Dadurch wirkt es auch im verborgenen wie ein Geist der Farbe weiter. Wie man sehen kann, hat Violett also eine teilweise recht gegensätzliche Doppelnatur, und das mehr, als allgemein angenommen wird. Entsprechend wirkt es auch auf den Menschen. Violett wirkt als Impulsgeber auf das Nervensystem und beeinflußt dadurch die Wechselwirkungen von Leistungsbereitschaft und Erholung, Anregung und Ruhe und lenkt die Nervenkräfte. Darauf lassen auch die Impulse dieser Farbe auf das Gehirn schließen.

Violett bestimmt zweierlei: das Beruhigende, die Nervenkraft Fördernde in seinem Blau-Anteil und das Anregende, dieNervenkraft Verschwendende in seinem Rot-Anteil. Somit hat Violett in sich zwei unterschiedlich wirkende Kraftimpulse. Als Rot im Blau werden hier im violetten Wechselspiel die Reaktionen auf innere und äußere Reize im Organischen „herumtelefoniert", woraufhin es zu Energieentladungen oder -einsparungen kommen kann, welche ebenso im Rotbereich des Blutes aktiv wirken. Darüber hinaus impulsiert eine gemäßigte Dosis des kurzwelligeren Violett (zu hohe Dosen sind auch hier schädlich!) drei der äußerst wichtigen Schutzwirkungen:

1. durch Anregung zur Pigmentbildung der Haut schützt es äußerlich vor den Gefahren des Sonnenlichtes

2. durch seine bakterizide Wirkung (Sterilisation/Luftentkeimung) schützt es rund herum vor Infektionen

3. durch seine Mitwirkung an der Bildung des antirachitisch wirksamen Vitamin D aus Ergosterin schenkt es dem Menschen Kraft in den Knochen und ein starkes Rückgrat.

Störungen des violetten Energiesystems führen zu Veränderungen der Nervenkräfte und lassen den Menschen unter vegetativer Dystonie, unter Lebensschwäche und Schutzlosigkeit leiden. Diese Störungen wiederum sind die Ursachen verschiedenster Krankheiten. Deswegen ist der gleichmäßige Rhythmus des violetten Impulses zur Aufrechterhaltung der Gesundheit eine äußerst wichtige Lebensbedingung.

Erst durch die violette Farbe ist es dem Menschen möglich, sich verstärkt auf geistig elementare Ziele zu konzentrieren, ohne sich von der Realität des Daseins loszulösen, wie beispielsweise am Sinnbild der violetten Roben der Kirche/theologischen Fakultäten erkennbar ist; da soll sich das Unten (Rot) mit dem Oben (Blau) bis zur inneren Durchdringung mischen. Nur im Violett verbindet sich die geläuterte Kraft des menschlichen Willens (rosig-rot) und seine geläuterte Phantasie (sanft blau) mit dem Ziel, im geistigen Licht (violett) wandeln zu können.

Violett ist die Farbe des allumfassenden Friedens, welcher immerhin kein von selbst entstehender, passiver Vorgang ist, sondern ein höchst triebgebundenes Verhalten erfordert, ohne Verlust der Dynamik. Aus dieser Blickrichtung ist auch der Einsatz des Violett in diversen erotischen Bereichen zu verstehen. Es bezeugt hier die mehr vorgegaukelte untypische „vergeistigte" Erotik. Im Violett hat das Rot durch Überwindung der roten Triebkräfte *(siehe dort)* eine höhere geistige Entwicklung (blau-rosa-helles Violett) durchzustehen. Somit fördert Violett das Ziel in der Schöpfung, die allumfassende Liebe zu jedem Wesen in größtmöglicher Demut, das heißt Selbstbeschränkung der egoistischen Interessen, durchzusetzen. Daraus ergibt sich, daß sich die beiden Impulse Blau und zartes Rot bis zu einem herrlichen Violett durchdringen, aus welchem die Selbsterkenntnis bis zur Selbstaufgabe und Hingabe ohne Eigenliebe entstehen kann. Violett fördert die Phantasie des Menschen und den daraus entstehenden Willen, seinen Geist aus dem Rot hoch hinaus ins Blau zu erheben.

Der Violett bevorzugende Mensch will geistige Offenbarungen, denn er sieht klar und leidet an seiner Beobachtung, daß dieses Dasein eine Täuschung, Enttäuschung, Selbsttäuschung darstellt. Schwermut und Lebensangst, auch oft Schwäche, hindern ihn an der Durchsetzung seiner selbstgesteckten Ziele. Er ist auf der Suche nach seiner wirklichen Ich-Natur. Halb zieht sie ihn, halb sinkt er hin, er weiß oft nicht wie oder wohin. Sein Wesen sucht das Unausprechliche in den Weltenwundern. Durch den violetten Impuls wird er heiß berührt und begeistert, noch ehe er das Mystisch-Magische erkennen kann. Er ist der Sucher nach Offenbarungen der Gesetze in seinem tiefsten Inneren. Ausdauernd fragt er sich: Wo sind die Lösungen? Dabei gerät er oft, trotz aller guten Absichten (Menschenliebe, universelle Liebe), in mancherlei Geheimbünde, mystische Sekten, schaurig und düster, von dicken Mauern umgeben. Es reizt ihn der Spiritismus, Ahnenkult, die Musik, besonders Kirchenmusik oder auch Weihrauch gefüllte Kirchen. Groß ist seine mediale* Kraft oder Wunschvorstellung, seine Sehnsucht nach Lösendem, Erlösendem. Dabei findet er manchmal statt dessen lediglich Auflösung, Rausch oder Traum. Wer Violett bevorzugt, hat eine Vorliebe für Schwerelosigkeit, Körperlosigkeit (Ballett ist violett). Er sucht das geistig Schöne, Andacht und Mystik, Ungreifbares hinter Masken und Parfum, Flucht in irreale Welten und Träume. Vielleicht ist er auch somnambul* oder hellsichtig veranlagt.

Das Violett veranlaßt immer, einen Blick hinter die Kulissen zu tun, weil die Lichtwirkungen im unsichtbaren UV-Bereich der gleichen Gesetzmäßigkeit wie im sichtbaren Licht folgen. Violett als die Farbe, die in beiden Bereichen gleichzeitig zugegen ist, kann sozusagen als eine verzaubernde oder enttarnende Farbe – auch vergleichbar mit einem Röntgenblick – wirksam werden. So kann sie Dinge zum Vorschein bringen, aber auch verschwinden lassen. Deswegen ist diese Farbe zur Vermittlung geistiger oder materieller Erkenntnis unabdingbar. Violett ist darum idealerweise die Farbe der Beichte sowie der Buße, denn sie versinnbildlicht die Abkehr vom Rot (dem Sinnlichen) über das Blau (geistige Kräfte). Ultraviolett wird vielseitig eingesetzt, beispielsweise auch zur Synthese von Kunststoffen, zur Prüfung und zum Nachweis von Verborgenem in Geheimschriften, Dokumenten, Kunstgegenständen, Nahrungsmitteln usw., das unter Einsatz von UV-Bestrahlung aufleuchtet. Sogar zum Nachweis der Echtheit aller anderen Farben (Farbechtheitsprüfungen) wird das Violett verwendet. So beschert das Violett wohl Einblick und Durchsicht, aber ohne Weitsicht. Dafür wäre mehr Blau nötig.

Kunst oder auch die Kosmetik sind beide Lila (ein sehr schwaches Violett). Darin drückt sich die Liebe im Verstand aus, wobei das Blau (Verstand) nicht immer paritätisch wirkt. Violett ist auch das Sinnbild für die Selbsthingabe und den Opfernden. So wird eine US-Tapferkeitsauszeichnung, „Purple Heart" (‚das purpur/violette Herz') an amerikanische Soldaten nach einer Kriegsverletzung verliehen. Im Falle des Soldatentodes erhalten die Hinterbliebenen sie.

* s. Sachwortregister

VI

Violett ist das Kleid des Heiligen.
Violett ist das Offenlegende und die Triebbefreiung.

Violett

positiv	negativ
Vital, praktisches Durchsetzungs-vermögen, will ständig nur die positive Denkweise durch-setzen, häufig introvertiert; künstlerisch kreativ; Heilkraft, spirituell	egoistisch, egozentrisch, unsozial, Einzelgänger, depressiv, sehr ängstlich, Minderwertigkeits-gefühle, Weltflucht; gesundheit-lich: Unruhe, Schlaflosigkeit; Suchtgefahr

Die Portraits von
2. Indigo und 3. Blau

Blau wird zwar seit langem als kühlste Farbe ausgelegt, was jedoch der physikalischen Natur nicht entspricht (siehe dazu auch *„Die Sternfarben im Weltraum"*, Seite 22). Übrigens ist diese, aus bisher unerklärlichen Gründen kalte Beurteilung des Blau in unserer abendländischen Kultur noch bis ins 16. Jh. genau entgegengesetzt gewesen. Bis zum Ende der Renaissance wurde Blau noch als die wärmste unter allen Farben angesehen, was sich mit den Erkenntnissen unserer Zeit über die Sternfarben im All deckt. Die Farbe Blau, als Indigo sehr dunkel und als sich allmählich aufhellendes Mittel- bis Hellblau, bietet dem Menschen über seinen Verstand einen wichtigen Impuls zum Nachdenkenkönnen über das Leben.

2.
Indigo (dunkles Blau)-Portrait

Im dunklen Blau, wie von Nacht umgeben, zeugt eine Schwingung der urgesetzlichen Ordnung und Zahl das bis in die Anfänge der Menschheit weit zurückreichende tiefere Bewußtsein des Menschen. Vernunft/Geist oder Logos sind Ergebnisse aus der Nacht des dunklen Blau. Von dort erhält der Mensch, solange er lebt, den Impuls für das Nachdenken über den Zweck seines Daseins. Ort dieser Wahrnehmung sowie Verarbeitung, auch der in seiner Psyche erkannten Werte, ist das menschliche Gehirn. Unter harter Schale ruht im Träumen und Wachen, in Erregung und leise forschendem Ahnen, kühn und voller Sehnsüchte der Verstand.

Im Blau liegen die Ergebnisse aller gespeicherten persönlichen Erfahrungen, welche den Menschen befähigen, neue Ziele anzustreben, sich neuen Geschehnissen anzupassen und Situationen zu bewältigen. Geistige Sicht, geistige Erweiterung und Erkenntnisfähigkeit treffen hier zusammen. Das ist das Bild der blauen Farbe im Menschen.

Nach dem Leitspruch des Kaisers Shen Nung (um 2225 v. Chr.) „Wenn der Kopf klug ist, sind die Glieder tüchtig und alle Geschäfte werden trefflich geführt" übt sich das Blau im Menschen in Beobachtungsgabe, Vergleichsfähigkeit, Urteilskraft, technischem Verständnis und Sinn für die

Realität, wie unter anderem für Zahl, Maß, Ordnung, Gesetz. Dies ist erkennbar in der blauen Robe von Amtsträgern und der philosophischen Fakultät, einem Sinnbild, welches das Abwägen des Verstandes darstellen soll. So lebt der Indigo bevorzugende Mensch tief in Gedanken, konzentriert, kühl abstrakt formulierend, voller Konzeption, kreativer Denkkraft, mit bemerkenswertem Erinnerungs- und großem Vorstellungsvermögen. Bezeichnend ist seine Fähigkeit, auch gegensätzliches Denken in seinen Konsequenzen zu verstehen. In der menschlichen Natur bewirkt diese Farbe ein nach innen gekehrtes Naturell, ausgefüllt mit hoher ethisch-moralischer Kraft. Der vom Indigo bestimmte Mensch ist wohl der gütigste von allen. Er gleitet von erdenschweren, ruhelosen Empfindungen, aus höchster Anspannung, mit größter Empfindlichkeit, auch friedfertig opferbereiter Hingabe, in das zeitlos Überirdische – ein „Nirwana". Ruhe und Frieden gehen von dem Indigo-Menschen aus. Sein Ziel ist die Selbstverwirklichung aus der Erdenschwere ins Licht. Er hat einen ausgesprochenen Hang zur Mystik, obwohl er andererseits auch sehr praktisch erscheint.

Indigo hemmt das Triebhafte, es blockiert die Entfaltung des Unklugen und überläßt Unwürdiges ungerührt seinem Ende. Indigo zeigt Feinden gegenüber ein typisch zermürbendes Verhalten.

Wer vom dunklen Blau besonders beeinflußt wird, kann beharrlich weiterdenken, wenn anderen nichts mehr einfällt. Er kann hart und ausdauernd arbeiten, besonders im Alleingang, wobei er Unwürdiges linksliegen läßt. Heimlich und still ist er, verschwiegen, meist zurückgezogen, höchste Geheimnisse witternd und lösend.

In dunklen Räumen versteckt er Heimliches oder bewahrt Heiliges auf. Er wirkt im Verborgenen und ist selbst schwer zu finden, wenn er geht.

Indigo/Dunkelblau ist das Offenbarende.
Indigo/Dunkelblau ist das Kleid der Philosophien.

3.
Portrait mittleres bis helles Blau

Helles bis mittleres Blau ist seit langem die allgemein beliebteste Farbe[10].
Dieser Aufstieg des Blau hat seine Gründe. Das mittlere bis helle Blau ist
die Kraft des Verstandes und der Rede, der Ausdrucksmöglichkeit im Guten wie im Bösen. Blau bedeutet Handanlegen an das Gedachte, auch Hand-
fertigkeit, das Ansichziehen, Beten und Knien, andererseits aber auch das
Ausschließen, Abriegeln und Ausgrenzen. Das hellere Blau ist bei weitem
gefühlsbetonter als das im Dunkelblau wirkende Verstandesleben. Blau erscheint der kosmische Himmel, der unsere Erde einhüllt. Dadurch fühlt
sich der Mensch symbolhaft immerwährend umgeben von einer ihn an sich
ziehenden, beruhigenden, lichten Natur, welche ihm dennoch unerforsch-
lich bleibt. Niemals löst er sich ganz von diesem ihn Umgebenden. Ewig
weilt sein sehnsüchtiger Blick in seinem inneren und äußeren Blau und zieht
ihn hoch und weit und tief und fort.

Das Blau im Menschen kontrolliert und beschränkt die Instinkte, fördert
das faktische und analytische Denken und auch Empfindungen für
Verantwortungs-bewußtsein. Es wirkt wie eine ungestillte Sehnsucht nach
Recht-schaffen-heit. Dies führt zu einer selbstbevorzugten Lebenshaltung,
welche das spezielle Bild der Wirkung im Blaunaturell entstehen läßt: Das
Blau will Entfaltung fördern und schützen, um rechtes Gedeihen zu ermöglichen. Darüber hinaus will es durch treues Aufrechterhalten guter Dinge
etwas Glückhaftes bewahren oder Zuwachs fördern. In dieser Farbe liegt
die Sehnsucht nach tiefer menschlicher Verbundenheit mit allen Seins-
formen, nach Recht und Gesetz, nach Religiosität.

Der Blau-Liebhaber ist höflich aus Überzeugung von der Nächstenliebe.
Seine kühl-sachliche Natur erweckt Vertrauen. Er ist wahrhaft demütig und
geduldig mit seinem Nächsten, von großer, behutsamer Zärtlichkeit für alles
Zarte, Kleine und ihm Anvertraute. Er verfügt über zusätzliche zarte Pflicht-
und Lebenstreue in allen Dingen. Er erscheint häufig als kategorischer Ver-
fechter von Moral, Sitte und Anstand. Seine Ausstrahlung ist gediegen,
hochwertig und zuverlässig. Seine ruhige Haltung und sein zielstrebiges Wesen, selbst in erschöpfenden Lebensphasen, verleitet zu der Annahme, daß

[10] Laut Pantone, einem international führenden Unternehmen für industrielle Farbberatung,
wird vorausgesagt, daß dies weiterhin so bleibt

der Blau liebende Mensch unerschöpfliche Kraftreserven besitzen könne. Doch wie verwandelt erscheinen diese Menschen, wenn sie durch die Last der Pflicht und Treue aufgerieben werden! Bleierne Müdigkeit, Schwächezustände an Leib, Seele, Geist, Ohnmachtsgefühle, nachlassende Zärtlichkeit, Abwendung von ihren Lieben sind die Anzeichen dafür. Die Erschöpfung durch zu hohe Anforderung führt zum Bedürfnis nach totaler Ruhe, Erholung und Einsamkeit.

Blau unterstützt die Heilwirkung aller Bereiche, sofern nicht bereits ein beruhigender Vorgang eingesetzt hat. Auch die Medizin setzt die enorme Strahlkraft des Blau in der modernen Laser*-Therapie ein, mit der noch wirkungsvoller und feiner operiert werden kann als mit den ursprünglichen Helium-Neonlasern des Orange/Rot-Bereichs. Auffallend ist die Beziehung des Blau zum Atem. Da auch der Sauerstoff blau sein kann, wirkt diese Farbe ebenso als Anteil im Grün auf die Atemorgane, aber auch nachteilig im „blauen Dunst" des Qualms oder des Tabakrauchs. Sogar der Zerstörer des Tabaks ist blau, welcher sich im sogenannten Blauschimmel am Tabak festsetzt. Übel und todbringend ist blau in den chemischen Waffen des „Blau-Kreuz", welche die oberen Luftwege angreifen.

Daraus ist aber auch die doppelwertige Wirkung des Blau erkennbar. Seine Kraft strömt durch die Blauzone (Kopf und Hals) ins Grün (Lungen) und wirkt im Blut in einer Mischung von Blau-Rot und in den violetten *(siehe dort)* Abwehrkräften des Blutes. Je weniger Sauerstoff (Blau) im Blut ist, desto schwächer ist der Anteil der violetten Kräfte, desto stärker sind die Triebkräfte und desto lahmer die Gegenwehr. Blau herrscht übergreifend: Der blaue Bereich aktiviert den gelben Bereich, fördert den grünen, nimmt bremsenden Einfluß auf den roten Bereich. Aber: Ungezügeltes Blau ist ebenso die Ursache für alles, was auch Blut und Tränen hervorrufen kann und was letztlich im Rot Veränderungen bewirkt und endet. Denn nicht das Rot ist eine Flamme, die Flammen sind blau, Ausgangspunkt für die heißen Entzündungen in der Mitte. Die Flamme auf dem Gasherd, eines angezündeten Streichholzes oder einer Kerze ist beispielsweise blau. Der Flammenrand erscheint dagegen gelb. Was das Blau entzündet, verwandelt sich in Gelb, Rot-Orange und verglüht im verendenden Prozeß wie die Holzscheite im Lagerfeuer. Was im Blau beginnt – die Flamme, kann im Rot als Glut enden. Das Blau ist die Kraft, welche anzünden kann, auch im leiblichen Bereich wie überall in der Materie, aber der Mensch hat mit

---

* s. Sachwortregister

der Verwirklichung seines von ihm selbst zu steuernden Blau die Macht über die Farben bis zum Orange/Rot. Er kann, wenn er will, dem endenden Rot in sich entgehen, das heißt, er kann sich im Zaum halten, die Verluste verringern, die durch das Verenden des Rot in ihm und um ihn herum entstehen. Das ist die menschliche Macht, die allein im Zügeln des Blau lebt und wirkt. Darum ist das Blau die Wesensfarbe der Machtimpulse zum Guten. Andererseits ist es so, daß das Blau zündelt. Darin liegt die Gefahr. Beispielsweise sollte der Mund, der im Blau liegt, beherrscht werden. Denn von daher rührt all das, was zur Weißglut führen und im Rot enden kann. Darum ist das Blau eine ganz besonders gefährliche Farbe, weil sie all die anderen Prozesse einleitet (über Gelb zum Türkis und Grün, über Rot zum Violett). Der Gedanke ist immer blau. Er entzündet sich zum Beispiel an irgendeinem Bild, worauf man entflammt ist. Begeisterung bedeutet, für etwas entflammt zu sein. Das Weinen ist himmelblau. Es erklärt die Gedanken dahinter. Das Wort und das Lachen sind Türkis. Lachen meistert die Gewalt des Gedankens.

Politik ist blau, denn da sollen Verständige etwas Verständliches für die Masse tun. Und wie gefährlich ist sie –

Blau enthält das Nachdenken.
Blau ist die Kraft der Begeisterung.

Dunkelblau (Indigo) und Blau

positiv	negativ
Vorsichtig, nüchtern, kühl, genau, öfter nur gespielte Sachlichkeit; Hang zur Besinnlichkeit und zum Nachdenken; anhänglich, treu, lässig	Engherzig, zu konservativ; Rechthaber, egoistisch, bindungslos, wenig aktiv und schneller müde, zu still, unangepaßte Energielage, nachlässig, phlegmatisch, kann sich nicht überwinden zu vermehrter Tätigkeit; gesundheitlich: Denkschwäche, Konzentrationsschwierigkeiten, Kopfweh

4.
Das Türkis-Portrait

Türkis ist zweifach wirksam als Mischung von zartem Blau im Grün. Türkis beinhaltet im Ausschwingen des Blau ins lichte Weiß hinein damit auch
noch die heißen Temperaturen von Weiß, aber auch bereits die des herein-
schwingenden Gelb durch das Grün. Die Kombination dieser beiden Werte
macht das eigentliche Wesen des Türkis aus, welches sich im immer sich
Bindenwollenden, Vertiefenden im Blau und dem rhythmischen Ausgleichsbestreben im Grün durchsetzen kann und will. So steht das Türkis da als
die Symbolfarbe des Durchhaltens.

Damit ist Türkis sowohl die notwendig wirksame Farbe der Jugend (jungen Menschen) als auch die des Leidens. Türkis wirkt zweifach absichern-
wollend zwischen Blaßblau und Hellgrün. Der türkise Impuls beeinflußt
das menschliche Abwehrsystem, dessen ausführende Farbe jedoch im Weiß
zu finden sein kann *(siehe dort)*. Türkis ist das Lächeln und das Lachen; es
meistert die Gedanken und ist eine gekonnte menschliche Abwehrleistung.
In der Therapie zur Steigerung der Abwehrkräfte wird daher Humor, Witz
und Schlagfertigkeit bis zur Burleske in Krankenhäusern eingesetzt.

Türkis ist das Wort. Dabei durcheilt der Gedanke aus dem Blau, welches am
Anfangsbereich des Türkis ist, noch weiterhin das Spektrum bis zum Grün.
Das Wort – vom Himmel zur Erde – wird zuerst im Türkis ausgesprochen.
So erkennt man das Bild der Farbe Türkis im Sprechvermögen, Sprechan-
trieb, in der Redegewandtheit, der Dichtkunst und Rezitation, der Oper sowie dem Gesang. Fehlgeleitete türkise Farbenkräfte führen zu Gehemmtsein,
Stottern, Heiserkeit, Trockenheit von Mund und Hals. Dabei ist der Einfluß
des Türkis auch auf den oberen Halsbereich besonders bemerkenswert, und
zwar auf die Mandeln (Abwehrfunktion im Kehlkopfbereich), auf die Zunge sowie auch auf die Ohr- und Unterzungenspeicheldrüse. Die Abwehrkräfte
im Speichel stammen ebenso von den Mandeln her, wodurch die direkte Abwehr aus den Schleimhäuten gegen Infektionserreger gegeben ist. Insgesamt
gesehen gehören die Mandeln zum sogenannten lymphatischen System, einem großen Abwehrsystem des Organismus, zu dem auch die Thymusdrüse
gehört (griech. thymós = Mut). Diese sitzt kappenförmig auf dem Herzen
auf und ist vorwiegend bei Kindern bis zum 10. oder 12. Lebensjahr noch
besonders groß und äußerst lebensnotwendig. Sie verleiht den jungen Menschen im Türkis bis zur Pubertät ihre Kraft, seelischen Mut und konsequen-

te Ausdauer, um selbst unter Leidensdruck so manches durchzustehen, was sie als Erwachsene nie wieder mit sich machen lassen würden! Ist der kindliche Widerstand allerdings gebrochen, fördert dies unter anderem auch die Anfälligkeit für Mandelentzündungen und Mumps (fieberhafte Virusinfektionen der Ohrspeicheldrüse). „Angeheuert" vom Türkis ist die Farbe Weiß mitwirksam in den Lymphzellen, welche versuchen, jeden Entzündungsherd gegen seine Umgebung abzugrenzen und Fremderreger, Allergene oder auch Transplantate auszuschalten. Dies alles geschieht zum Schutze des Gesamtorganismus. Zusätzlich wird – ebenso im oberen Halsbereich – in den Nebenschilddrüsen unter anderem das Calcium produziert, welches zur Kräftigung der Abwehr, speziell bei Allergien, sowie zur Beruhigung eingesetzt werden kann. Es stärkt vor allem die Knochen – auch, damit man stark ist, wenn einem der Schreck in die Knochen fährt.

Besonders auffallend ist meiner Erfahrung nach die Wirkung der Farbe Türkis auf den Mann. Aus dieser Betrachtung der Farben ist das Zusammenwirken des Türkis in der organischen Abwehr und gleichzeitig auf die männlichen Zeugungsorgane gegeben. Der Krankheitsschub einer Infektion der Ohrspeicheldrüse (wirksam im türkisen Bereich) kann bei einem männlichen Patienten eine nachteilige Wirkung auf die Gesundheit seiner Hoden haben. Die Kraft der Einstrahlung von Türkis auf den Adamsapfel im Kehlkopfbereich wirkt sich daher auch auf den pubertären Stimmbruch der Knaben sowie auf die Gewalt der Stimme (diese ist Türkis!) aus, unter anderem durch lauthalsiges Schreien oder eben auch das Versagen der Stimme in beängstigenden Situationen (zu schwaches Türkis). Hierhin paßt auch das Ausspeien als meist männliche Aggressionshaltung. Übrigens gehören Mut(= thymós)-Proben ebenfalls hauptsächlich zum männlichen Verhalten. Der Mut in der Verzweiflung ist eine türkise Haltung und kann unter Umständen gefährlich, oft aber lebensrettend sein.

Das Türkis fördert den Zusammenhalt zweier gegensätzlicher Pole – ähnlich wie sich ein Schwacher einem Starken gegenüber in äußerster Anstrengung (körperlich, seelisch, geistig) zur Wehr setzen will. Der Mensch kann die beiden Pole, Ausharren durch Geschicklichkeit oder die Flucht ergreifen, lediglich mit türkisen Kräften in sich vereinen. So ist das ausgeprägte Verhalten eines sich in Gefahr Fühlenden je nach Situation oder Veranlagung durch Schlagfertigkeit in der Rede, raffinierte Gewitztheit, eventuelle Taschenspielertricks, Lavieren von möglichen Tatsachen bis hin zu Lügen, Verhindern von Recht und Ordnung der Gesetze gekennzeichnet. Immer ist es das Türkis, welches Mittel zum Zweck der Verteidigung findet. Im Falle der Überlegenheit wird sie von Türkis auch häufig bis zum Unangenehmen ausgekostet. Stärker wirksam ist das Türkis im Durchsetzen von Möglichkeiten gewaltloser Kraftanwendung, feinst eingefädelter Wahrnehmung ureigener Interessen. Türkis ist der Advokat mit Rückgrat, der verdeckte Ermittler, aber auch ein Glücksritter. Die türkisen Eigenschaften sind: Überlegenheit, leicht verletzbares, rasch gekränktes Naturell, redegewandte, ironische Spötter, Spaßmacher auf Kosten anderer; Ausgrenzung von Unleidlichen in einer Gemeinschaft; oft ungemütliche Verhaltensform; Auslachen von Dummen (der Klügere gibt in diesem Falle nicht nach, weil Türkis zwar echt klug, aber leicht überheblich sein kann).

Die edlen Eigenschaften sind: geschliffen, gewandt und dabei heiter. Mit einem lachenden und einem weinenden Auge Abschied nehmen können, aber ohne zu verzeihen – verzichten nur, um das Recht des Rechts wegen nimmer zu lassen. Das heißt auch, sie werden sich irgendwann durch die Kraft des blauen Denkenkönnens ihr zustehendes Teil am Grün „kaufen". Niemand kommt an ihren Ansprüchen vorbei. Sie erhalten ihr Recht, denn sie bleiben dabei und lehnen sich auf, weil sie eben recht haben.

In der Menschheitsgeschichte finden sich besonders auffällige Vorlieben für den Edelstein Türkis. Hier deutet diese Farbe ebenso auf die ihr innewohnende Kraft und Unterstützung im mutigen Ausharren hin, oft unter Leidensdruck bis zur Apathie, wie in der Kunst der Indianer. Dies ist ein Ausdruck ihrer Tragödie der Schwäche! Auch im frühen Judentum nahm der Türkis-Edelstein über lange Zeit eine bevorzugte Stellung ein.

Türkis beinhaltet das Ausgehandelte, zum Beispiel von Verträgen.
Türkis ist das Kleid des Denkens.

Türkis

positiv	negativ
Der Redegewandteste von allen, sarkastisch, ironisch; wenn nötig, sogar berechnend, listig, Trumpf ausspielend; Phantasten, sehr kontaktfreudig, mit Wunsch und Liebe zur Selbstdarstellung, Schauspieler; möchte immer besonders vital erscheinen	Verbal unausbalanciert und wenig angepaßt; trauen sich nicht, zu sein, was sie sind; Angebertum, dadurch Mut zur Selbstentäußerung (Doppelnaturell); Untertauchen, fremde Namensfindung; gesundheitlich: Infektionsanfälligkeit, allgemeine Schwäche, geringes Durchhaltevermögen, Schilddrüsendysfunktion

5.
Das Grün-Portrait

Das Ausschwingen des Blau bis ins weiße Helle, ins Gelb hinein übergehend, läßt zart das Grün entstehen. Grün beinhaltet das immer sich Bindenwollende im Blau und das immer sich Lösenwollende im Gelb und wird dadurch auch die wirksame Farbe der Rhythmik in der Natur. So ist Grün die Farbe der wechselnden Harmoniebestrebungen im Austausch der Stoffe und ebenso zur Versorgung des Herzens, des Atemsystems und den aufnehmenden Bereich des Magens. Es ist dadurch auch die Farbe des Stoffwechsels. Als heimliche Befehlsfarbe des Verstandes (das Blau wirkt in den Gelbbereich hinein) gebietet das Grün über das unwillkürliche Stoffwechselgeschehen, im Hin und Her von außen nach innen und wieder nach außen. Das Meer der Fülle wird aufgenommen, in allen Bereichen verarbeitet und im Anschluß daran wieder abgegeben. So fördert die grüne Farbe im Organismus die Ausgleichsbestrebungen zwischen Mangel und Fülle. Nach einem Energieschub mit Arbeit und Leistung folgen Ruhe, Erholung und Schlaf.

Selbst das noch etwas unbestimmte, mehr blaue Grün (= Türkis, *siehe dort*) verfügt bereits über eine ausgleichende Fähigkeit, die über die Thymusdrüse erkennbar ist. Diese liegt kappenförmig auf dem Herzen auf und hat eine wichtige Abwehrfunktion. Damit verbindet sich im Grün diese Wirkung auch mit dem Herzen. Wie bereits an anderer Stelle erwähnt, ist das Grün ebenso eine Teilfarbe des Herzens. Es zeigt sich hier, daß Grün auch die Kraft der Mitte ist, wie das Herz auch. Ein verhärtetes Herz kann nicht mehr grünen. Das ist sehr schön zu erahnen im „grünen Christus" von Marc Chagall. So ist zu verstehen, daß die immergrüne Liebe ein durchsetzungsfähiges Herz erfordert gegenüber den oft das Herz mehr ausbeutenden, kurzfristiger verweilenden, im Herzen abebbenden, andersfarbigen Kräften. Die Hoffnung, daß dies gelingt, bleibt grün! So grün wie der grüne Pflanzenfarbstoff Chlorophyll, welcher auf der gesamten Erde das einstrahlende Sonnenlicht in chemische Energie umwandelt und damit das Leben überhaupt erst ermöglicht. Dadurch kann die Atemenergie über die Atmungskette – das ist der Kreislauf des Lichtes durch das Grün hindurch – auch dem Menschen zuteil werden. Nur so wird ein lebendiges, kräftiges und starkes, dabei empfindsames, ausgeglichenes Wesen im Menschen sowie in der gesamten Natur ermöglicht. Mangel an Grünkräften macht reizbar, unruhig und schreckhaft, leicht ermüdbar und dennoch schlaflos.

Der Grün bevorzugende Mensch will möglichst in allen Bereichen Ausgeglichenheit fühlen. Seine meist allein herausgefundenen Wege zu seinem inneren ruhenden Pol will er – genauso ernsthaft wie für sich – zuweilen auch anderen als Maßstäbe aufzwingen. Für diese „Mühe" erwartet er jedoch Anerkennung. Das grüne Naturell zwingt ständig zu einer außerordentlichen Selbstkontrolle sowie zur Befehlsüberprüfung und Handlungsrechtfertigung. Es verlangt unbedingten Gehorsam in der Gesunderhaltung und will auch andere zu gesunderhaltenden Maßnahmen zwingen.

Grün-Liebhaber können ihrem Wesen nach verschlossen, still und in sich gekehrt erscheinen. Aber „heiliger Zorn" (Grün) wendet sich gegen unvernünftige Handlungen (Rot). Sie sind dann nicht zu Kompromissen bereit.

Wenn ein Mensch Grün am meisten liebt, erkennt man auch in ihm einen Sammler weiser Lektionen über das Leben und seine Bewältigung. Dabei spielen die Gesetze von Lust und Frust, auch von Verlust und Irrtümern eine wesentliche Rolle. Daraus weiß er Kapital zu schlagen, beispielsweise in Seminaren, Büchern, Vorträgen usw. Er ist der Gelehrte.

Die grüne Blickrichtung ist stets auf eine Gewinnmaximierung ausgerichtet, wie es auch in der gesunden Natur erkennbar ist (nicht nur ein Baum, sondern ganze Wälder!). Die grüne Haltung will den immerwährenden Ausgleich zwischen Wünschen und Gewähren, zwischen Anlehnung und Fürsorge finden. Sie sucht stets den besten Weg, auch und besonders im Verdecken, Verschweigen, Verheimlichen eigener wie fremder Inkompetenz oder Verfehlungen. Das Grün verbindet die Gegensätze. Zum Zwecke des Wachstums hat es die Harmonie als Ziel.

Bekannt ist das grüne Siegel des Vergessens, welches sowohl über Schmutz und Schutt Gras wachsen als auch geheiligte Stätten im Urwald versinken lassen kann. Nichts anderes als das Grün kann so gekonnt das lichte Leben wieder ergrünen lassen, über alles Häßliche, Gemeine, Niedere oder auch Weggeworfene, aber auch gegen jeden Widerstand über Großes, welches nicht mehr aufrechtzuerhalten ist. Das Grün sensibilisiert die Zuwendung zum Nächsten und zu den Geschöpfen der Welt. Lehrämter und jeder gute Lehrer sind grün. Sie tragen zum Wachstum des Wissens bei (Lehrstoff ist grau). Banksysteme sind grün. Sie tragen zum Wirtschaftswachstum bei (der Stoff der Banken ist braun).

Der grüne Bereich fördert, bestimmt und kontrolliert den gelben Bereich. Gastronomie ist grün. Sie gleicht den Hunger aus, der im Grün sein kann, und stillt den Durst, der im Gelb ist.

VI

Justiz ist grün, so wie die Chirurgie auch. Beide fördern ein gesundes System. Grün sind alle Reformer, Schutztruppen, die Polizei, Kriminalisten. Die Abwehr liegt hauptsächlich im Grün. Sie kann künstlich im Guten eingesetzt werden, zum Beispiel als Grünsalz gegen die Verschlammung von Gewässern und Abwässern, andererseits aber auch in den höchstgefährlichen Lungengiften der als „Grünkreuz" bekannten chemischen Waffen (die Lungen liegen ebenso im Grünbereich, wie jeder Wald eine grüne Lunge ist).

Grün fördert die Ausdauer und Beständigkeit im Rhythmus.
Grün als die Sanftmut enthält das den Frieden Wählende.
Grün ist das Kleid der Hilfe.

Grün

positiv	negativ
Realistisch, stabile Selbstachtung, eigenwillig; starke eigene Meinungen; moralisch und ethisch anständig; ehrlich und zuverlässig; ehrgeizig, Geltungsstreben, sucht Würden und Auszeichnungen	Zu geltungsbedürftig, eingebildet, schnell beleidigt; mißtrauisch; sehr materiell; Angebertum, Protzen mit Statussymbolen, überspannt, borniert bis dickfellig, aus Wichtigtuerei unangepaßt an die Realitäten der Außenwelt; fühlt sich unverstanden; gesundheitlich: Blutdruckschwankungen, Unausgeglichenheit des Stoffwechsels

6.
Das Weiß-Portrait

Weißes Licht wird immer wieder als tot oder kalt bezeichnet, was unrichtig ist. Denn reines weißes Licht ist heißer als das Sonnenlicht (= 5.000° – 6.500° K[11]) oder bläuliches Streulicht (5.700° – 6.600° K). Weiß bei völlig bedecktem Himmel ist 6.400° – 6.900°K heiß, Weiß bei klarem, blauem Himmel über 19.000° K. Auch im All werden die rein weißen Sterne in ihren Temperaturen und sogar Helligkeit und Leuchtkraft nur noch vom Blauweiß übertroffen (siehe Abb. 1 und 3/*Farbteil,* Seite 258 und 259).

Das Weiß liegt dem Farbenverständnis und der Temperatur nach (siehe Farben-Helligkeitsdiagramm/*Farbteil)* am Übergang des ausschwingenden Blau, noch bevor das Gelb zu erkennen ist. So zeigt das Herzsprung-Russel-Diagramm* der Stellarastronomie das hellste Weiß an diesem Übergang zwischen Blau-Weiß und Weiß-Gelb. Dies entspricht der Stelle, wo im Weiß die Trennung der Farben im Wärmespektrum vollzogen wird: auf der einen Seite Blau, auf der anderen Seite Gelb; die Zusammenfassung der beiden ist grün und der Wärmeton darüber Türkis.

weiß

türkis

blau   gelb

grün

Der Regelkreis der Abwehrkräfte im Körper wird durch diese Impulse des Türkis zusammen mit Weiß aufrechterhalten. Ohne irgendeine Farbbeimischung erscheint weißes Licht als durchsichtige Helle. Das Durchscheinende ist die Lauterkeit der Aufhebung sämtlicher, im hellen Lichtweiß enthaltenen Farben. Das Weiß ist verstreut in den Farben. Es verhilft ihnen erst zu ihrem Durchbruch, gewissermaßen zu ihrer Wirksamkeit, wie dem Rot im Rotbereich oder dem Blau im Blaubereich usw. Die Farben sind sozusagen aufgeschrieben auf das Weiß, wodurch sie erst sichtbar werden können. Das große Geheimnis des Weiß ist seine wunderbare Wirklichkeit, welche aus dem Wirbeln sämtlicher Farben um einen Mittelpunkt

---

[11] K = Kelvin = Maßbezeichnung einer thermodynamischen Temperaturskala

* s. Sachwortregister

entsteht, die sodann als Lichthelle zu bestaunen ist. Sie ergibt sich eigentlich aus dem konzentrierten Sichaufopfern einzelner Farbenergien zum
Zwecke eines sinnvollen, übermächtigen, übervitalen, einmaligen Phäno-
mens: dem farblos erscheinenden Licht.
Somit ist diese Kraft der Helle oder des Lichtes auch im Weiß eine zwingende Notwendigkeit in der Schöpfung. Aus Aufopferung entstehend, gibt
sie sich der Dunkelheit hin, um das Lichte im Dunkeln zu vollenden. Weiße
Kraft dringt als Substanzbildner und Umformer in die Materie. Genauso
finden wir auch die weiße Farbe im Menschen, und zwar vom konkreten
Weiß bis zur Erscheinung der Durchsichtigkeit.
Weiß kommt als Substanz sowohl weich als auch hart vor und hat bergende,
einhüllende, schützende Funktionen. Es formt im Körper das weiche Knochenmark, das vom harten Knochenbein umhüllt wird. Es schafft Lymphe
und Lymphknoten. Beispielsweise hüllt es das Zahnbein, den Augapfel und
den Nagelmond ein. Im Mund hüllt es als Speichel die Schleimhaut und die
Nahrung ein. Es baut im Eiweiß, fließt in der Muttermilch, in den Tränen
und im Schweiß. Beste Arbeit der weißen Lichtkräfte wird in den Leukozy-
ten (weiße Blutzellen) des Körpers geleistet. Diese bekämpfen eindringende
Krankheitserreger und damit den Tod im Rot des Blutes und aller Organe.
Ohne die Kräfte des Weiß lebt auch das Rot nicht lange, denn ohne Weiß
funktioniert das Abwehrsystem nicht. Wenn das Leukozytenbild stimmt,
dominiert eine Ordnung, welche das Gefühl ausgeruhter Körperharmonie
schenkt, weil die Abwehrkräfte des Blutes richtig arbeiten. Unterstützung
erhalten die Blutkräfte außerdem durch das Lymphsystem. Seine hellen,
teils durchscheinenden Lymphzellen durchströmen den Körper in der teils
milchig weißen Lymphflüssigkeit in Bahnen, welche dem Blutsystem angeschlossen sind. Hier werden ebenso die Kräfte des Weiß in den lebenswichtigen Abwehraufgaben des Organismus wirksam. Gemeinsam mit den
violetten Kräften *(siehe dort)* der geistigen Abwehr gegen alles Ungute, das
dem Menschen in seinem Erdendasein zum Nachteil geraten kann, strömen sie bis an jede Zelle. Die Wirkung des Weiß – vor allem des Lichtes –
kommt in der Materie häufig auch über das Violett zum Tragen, beispielsweise bei den Nervenkräften, wo über die vielen Bahnen der gebündelten
und markhaltigen Stränge von Nervenzellen im Gehirn und Rückenmark
die sogenannte „weiße Substanz" gebildet wird.
Daß die Kraft des Weiß sich im Durchsichtigen verbirgt, erkennt man an
den Metamorphosen des Wassers. Wenn es Gestalt annimmt, ist es strahlend weiß. Hier sind wieder die typischen Eigenschaften des Weiß wahr-

nehmbar: um- und einhüllend, in sich aufnehmend als Nebel und Dampf, als Wolke, Schnee und Eiskristall. In der Farbe Weiß liegt der Wandel zum Neuen und ein Drang, dieses zu kräftigen. Als Kieselerde hilft es unter anderem die Struktur des Leibes aufzubauen. Auch Papier und Porzellan sind fest gewordenes Weiß. Es steigt als Licht tief in die Finsternis hinein, bis es brillieren kann im starken Mineral der Diamanten. Weiß sind die überdauernden Kräfte des Salzes, sei es der Meeres- oder auch der Erdensalze: „Ihr seid das Salz der Erde –". Mit diesen Weiß-Kräften wird seit Menschengedenken Geschmack und Haltbarkeit in sonst Verwesliches gebracht. Überpotenziert bewirkt es Nachteiliges, denn Weiß ist auch der Zucker und das Heroin. Die Heilwirkung des Weiß wirkt in so manchem Stoff in der Ernährung oder Medizin auf den Organismus ein, zum Beispiel im weißen Ton *(Bolus alba)* hilft es gegen Darmkatarrh.

Auch der Kampf gegen die Unwissenheit oder das Vergessen wird durch das Weiß ausgefochten. Auf dem Weiß des Marmors oder Papiers wird seit Anbeginn der Zeit des Nachdenkens das Wissen geformt oder bunt bewahrt. Dabei sind das Weiß und die Farben wiederum aufeinander angewiesen. Ohne diese Beziehung entsteht kein Farbenkreis. Das Spektrum muß das Weiß als Träger der einerseits (Grün/Blau-Rhythmus) und andererseits (Gelb/Rot-Rhythmus) ausufernden Farben beinhalten.

Weiß schließt Sehnsucht nach Ruhe (= Blau), Zudecken von allem Irdischen (= Rot), Loslassenkönnen (was das Braun noch lernen muß) ein; all dies führt zur absoluten Freiheit (= bunte Harmonie). Kapitulation oder das Ende des Un-heils ist das Symbol der weißen Fahne. Nach dem Kriege – Gewalt und Terror wüten in Gegenpolen des Weiß und spielen sich meistens im Rot ab – kann die Zeit des bunten, aufbauenden Lebens aus dem Weiß wieder auferstehen.

Weiß ist die Farbe der Könner im schlichten Gewand. Es nimmt sich aller Dinge an, um zu bessern, zu läutern, zu lösen, zu bergen und gibt sich hin zum Schutz für andere. Ebenso wie weißes Licht in sich ohne Schatten einen strahlenden Schein darstellen und in dessen heller Lichtqualität das Beschienene klar erkannt werden kann, symbolisiert es kompromißlos ungefärbte Wahrheit. Wer Weiß liebt, sucht den Frieden. Er schenkt seine Farben anderen. Weiß ist das Kleid der Erlösten. Denn „Ich will euch ein weißes Kleid geben" spricht der Herr im Neuen Testament. Christus wird auch als das Licht bezeichnet, und die Menschen aller Kulturen sollten Kinder des Lichtes sein. So kommt es, daß der Mensch zwar auf der Erde wirklich weiß werden will, dieses ohne Farben aber ebensowenig kann wie das Blut ohne Rot.

Eine übersteigerte Polarität des Weiß ist erkennbar an den Erdpolen Süd und Nord. Da ist die große einsame Kraft der Stille. Im Menschen äußert sich zu viel Weiß zum Beispiel als Leukämie, das sind verschiedene Krankheitsformen der Weißblütigkeit, die häufig zum Tode führen – wie die weißen Gifte in vielerlei Drogen, welche langsam das Leben zerstören. Weiß wird sogar vereinzelt als Kampfmittel in der Abwehr eingesetzt, zum Beispiel bei den unter der Bezeichnung „Weißkreuz" bekannten chemischen Waffen der Tränengase. So führt auch ein Zuviel an Weiß auf der Erde zum Untergang des Lebens.

Wer Weiß bevorzugt, für den wäre es gut, sich auch nach Farben umzusehen, damit ihm am Ende nicht das Weiß den Boden unter den Füßen entzieht. „Weiße" müssen lernen, farben-froh zu sein. Das Verhalten des Weiß-Liebhabers zeigt sich in kontinuierlichem Helfen. Dabei darf er sich nicht ausnutzen lassen und überall die Rolle der Schutztruppe oder Polizei übernehmen. Überbordend einfallsreich können und wollen sie überall mitmischen. Ihr Stolz ist nicht zu drücken, und doch ist er oft in irgendeiner Form von Demut kaschiert. Man erkennt die Einsatzbereitschaft der Weiß-Liebhaber für ihren Nächsten als das absolut Höchste vor allen Anderen. Ihr Wesen ist wie das Salz der Erde. Etwas zuviel davon läßt allerdings die anderen die Zähne zusammenbeißen. Wer Weiß liebt, der hat es schwer. Die anderen erwarten stets überaus viel von ihm, und er will es stets überaus richtig machen. Verhält er sich ruhig, ist es zu wenig. Verhält er sich rührig, erscheint es zu viel. Wie es der „Weiße" handhabt, ist nicht jedem recht. Er sollte am besten nach seinem Gutdünken handeln.

Der „Weiße" kann seine Interessen am besten mit denen eines Blau-Liebhabers vereinen. Zusammen entern sie den Himmel. Alle anderen Farben versuchen, das Weiß herabzuziehen (zu verdunkeln), und außer mit Gelb werden sich seine Wünsche nicht strahlend erfüllen. Weiß fördert, „erleuchtet" andere immer; sie werden heller. Er ist stets der Gebende und verliert dabei an Helle. Weiß ist das Opfer. Im Körper vertragen sich Gelb und Weiß am besten in der Leibesmitte. Was das Gelb verdauen kann, nimmt das Wesen des Weiß auf und schenkt/übermittelt es nach eingehender Kontrolle an alle Zellen weiter.

Das Weiß läutert die Farben durch sein Zutun. Weiß-Liebhaber sind Hoffnungsträger. Der Weiß-Liebhaber wünscht sich eine entsprechende Machtposition und wird darin geachtet, geehrt, geliebt, beneidet, gehaßt und verfolgt. Als Beruf im weißen Gewand (Medizin, Religion, weiße Polizisten usw.) ist es Hilfe und deckt Leiden zu, auch bis zum Leichentuch. Das Weiß muß dienen, sich einen Bereich wählen, wo in der Vorliebe für Weiß besonders alle Kraft des Weiß zur Freude anderer verwirklicht werden kann. Dabei muß es möglichst andere Farben mitmischen lassen. Weiß ist auch das Wesen aller echten Kirchen. Ihre Lehren sind allerdings fliederfarbig/violett; das ist Verstand (blau) in uneigennütziger Liebe (rosa). Heldenopfer, Märtyrer, aber auch Ketzer sind weiß. Widerstandsgruppen kleiden sich gern in weiße Namen wie „Weiße Rose", und auch der „Ku-Klux-Klan" trägt weiß. Im Weiß entsteht das Schweigen und Entkommen.

Weiß wird mitleidslos ausgebuht, wenn nur ein Stäubchen darauf fällt. Wer allezeit Weiß wählt, geht meist den Weg des Untergangs in der Haßliebe anderer Menschen. Weiß ohne Farbenausgleich wird sich in der Überforderung ohne Absicherung allmählich umbringen oder im Eis verirren. Dann kann daraus die eigene Erstarrung im Hochmut der Gefühlskälte hervorbrechen. Weiß braucht die Farben mehr als alle anderen. Darin liegt seine Abhängigkeit: der weiße Arzt ohne Patienten; der weiße Priester ohne Schüler – weiße/weise Hilfe, welche niemand sucht. Was hilft die weiße Weste, die keiner sieht oder will? Geheimpolizisten, Spione, Leuchtturmwächter sind ebenso Tätigkeiten in Weiß, auch Rauchzeichen und Weihrauch gehören dazu.

Weiß ist der einzig erkennbare Abglanz des Lichtes, und es wird immer ein wenig strahlen wie dieses. Die Weise des Weiß ist der Weg nach oben – wie das Wasser, das, so oft es kann, immer wieder aufsteigen muß in die ewige Bläue des Himmels. Das Auslöschen der Kraft, die zum Kreuz, dem Dunkel der Nacht führt, geschieht nur im Weiß. Weiß ist die Farbe der Tröstung. Weiß ist Ursprung und Ende und erneuter Anfang. Weiß meint: Geformtes muß sich wandeln und nähert sich dem Wandelbaren, das sich bewegen lassen kann. Es ist selbst das wandelbare Licht und wird formbar von formenden Farben. Weiß will Weiten überwinden, sorgt für Veränderungen und bringt Wechselfälle. Wege in Weiß führen in den Untergang, was auch an den weißen Zwergen unter den Sternen erkennbar ist. So heiß sie auch noch sein mögen, zeigt die geringe Leuchtkraft doch bereits, daß sie am Verglimmen sind.

Weiß ist der Weg in die immerwährende Nacht.
Weiß ist das Kleid der Unschuld und der Verführung.

Weiß

positiv	negativ
Neugierig; sehr sensibel; berechnend, kühl, sachlich, bescheiden; wahre Größe im Dienen	Schuldgefühle, will sich verbergen; unnahbar, undurchschaubar; wenig zuverlässig, gleichgültig; gesundheitlich: Abwehrschwäche

7.
Das Gelb-Portrait

Gelb ist die Farbe der Ausdehnung über alle jene Bereiche, die ohne diese Farbe nicht erfaßt und in die tiefste Innerlichkeit aufgenommen werden können. Durch diese Farbe erhält man ein Bild von Wärme, welche dazu motiviert, daß man sich faul sein lassen und das innere Wohlsein voller Zufriedenheit erleben können möchte. Gelb steht in der Mitte der Leuchtkräfte zwischen allen Farben, steht im Mittag, befindet sich in der Mitte sehr vieler Früchte, Samen und Öle und wirkt in der körperlichen Mitte des Menschen (siehe Abb. 2, 4, 5/*Farbteil,* Seite 258 – 260). Fein abgestimmt geben sich die gelben Kräfte im Organismus dem Verändern durch Verdünnen, Lösen, Auflösen, Umbauen hin. Im Gelb ringt Geschmack und sogar die Sprache (gelb über blaugrün = türkis) um Lösungen. Fette, meist gelb, sind beispielsweise die eigentlichen Geschmacksträger. Gelbkräfte arbeiten in der Verdauung und der Durchwärmung durch die Verteilung der Lichtkräfte im Organismus. Die gelbe Energie wandelt die Nahrung um, indem sie diese durch Hormone und Enzyme paßgerecht umarbeitet und als Lebenssubstanz für den Körper weiterleitet. Gelb kann die biochemischen Vorgänge und Wechselwirkungen aller ineinander wirkender Lebenssubstanzen aufrechterhalten, die in der Verwertung der Nahrung unersetzlich sind. In Enzymen und Hormonen können sie durch die richtige Abstimmung von Angebot und Nachfrage den Stoffwechsel ins Gleichgewicht bringen. So bestimmen sie unter anderem auch in den Gelbkörperhormonen den vitalen Rhythmus von Menstruation und Schwangerschaft, was einer Einmischung des Gelb in den Orange-Bereich gleichkommt. Zu den Impulsen des Gelbpotentials im Körper gehören die Wirkungen der Magensäfte (der äußere, muskulöse Teil des Magens wird durch Grün bewegt), der Bauspeicheldrüse und Nebennierenrinde, der Leber, der Galle, der Milz (teilweise auch durch Weiß) und des Sonnengeflechtes. Hier wird jede Verstimmung und auch Zustimmung zum Lebendigsein erkannt. Verluste, welche hier entstehen, sind lebensgefährdend, weil sie an die Kraft der Mitte rühren. Gelb bewirkt Auflösung und Freisetzung von Lebensenergien, wodurch ebenso der Atemrhythmus (grün) und die Körpertemperatur mit beeinflußt werden.
Die Bauchspeicheldrüse, welche unter anderem die lichten Kräfte des Gelb (Zucker/Kohlehydrate) aufspaltet, kann rückwirkend auch das Gehirn mit

Gelb mit beeinflussen, was je nachdem zu einem Ausgleich oder Fehlverhalten des Organismus oder auch des Gehirns selbst führen wird. So bedingt beispielsweise ein zu schwach wirkendes Gelb, daß die Zuckeranteile nicht ausreichend gelöst sind, wodurch sich die Gehirnfunktionen verlangsamen, Müdigkeit einsetzt und es zu Kopfschmerzen, Schwindelgefühl, Konzentrationsschwäche, Unruhe, Angst bis hin zur Depression u. ä. m. kommen kann. Werden die Gelbkräfte zu wenig genutzt, dann hält der Organismus die aufgearbeiteten wertvollen Energieträger wie Fette und Kohlehydrate teilweise zurück. Dadurch werden im Körper dauerhaft Vorräte angelegt (Fettdepots), welche den Verbrauch der Energie im Blut begrenzen. Der Solarplexus – Nervengeflecht hinter dem Magen – ist ebenfalls an der Arbeit im Gelb beteiligt. Er fungiert hierbei wie eine Drehtür, durch welche alle gesammelten Energien aus der Nahrung als Lebenssubstanz an die Organe weitergereicht werden. Gelb ist das Mittel zur Sicherstellung der inneren, meist körperlichen Lebenskräfte und der Ausdauer, weil durch Gelb die Kraft aus den Verdauungsprozessen erwächst. Wenn Gelb zu gering eingesetzt wird, treten Engpässe in der Erholung im Körper auf, etwa durch Unterernährung und Energie-/Wärmeverluste.

Wenn der Gelbeinfluß im Braun nicht ausreicht, kommt es zur Verfestigung, zu eingedickten Substanzen im Darm. Darum wird Gelb auch erfolgreich eingesetzt gegen Verstopfung, Unverträglichkeiten und Erbrechen sowie zur Bereinigung von seelischen Konflikten. Natürlich wirkt darum das mit der Nahrung aufgenommene Gelb auch verdauungsfördernd, sei es als Senf oder Curry, in gelben Rüben (gegen Darmparasiten), in gelbem Ingwer (Gelbwurz) und Gelbholzextrakt. Im gelben Lebertran ist es für den gesamten Organismus förderlich.

Gelb löst Härten auf und kann aufkeimende Gemütsschwere im „Lust-am-Zucker-Gefühl" der Bauchspeicheldrüse und der Leber in Grenzen halten. So ist Gelb die Farbe, welche den Menschen als Licht in der Nahrung generell froh und ein wenig glücklich sein läßt.

Ist das Gelb im Körper ausreichend vorhanden, kann sich der Mensch in dieser schönen Farbe luftig und leicht fühlen und darum auch unbeschwert ausgeklügelt ökonomisch denken. Er ist sparsam, manchmal geizig, haushälterisch vorausplanend. Schnell, wach, gewitzt, erkennt er die wahren Werte und baut den materiellen Nutzen davon aus. Er ist sehr prägungsfähig durch sämtliche Umwelteindrücke, welche er schnell in sich aufnehmen kann. Sein Gemüt ist besonders stark beeinflußt durch Lust- oder Unlustgefühle. Darum sind seine Stimmungen abhängig vom Umweltverhalten, vom Essen und seinen mitmenschlichen Beziehungen. Bevor die Gelb liebenden Menschen mit sich zufrieden sein können, vibrieren sie förmlich voller seelischer und geistiger Unruhe, wobei sie verhältnismäßig schnell von einer Beschäftigung, einer Idee oder einem Vorhaben ablassen, um sich immer wieder neuen Erkenntnissen oder Entwicklungen zuzuwenden, welche sie möglicherweise auch nur kurzfristig interessieren. Im Wesen oft unruhig und selten echt zufrieden, suchen sie meist ihr inniges Bedürfnis nach Abwechslung durchzusetzen, besonders in beruflichen Veränderungen oder auch Wohnungswechseln und kurzfristigen partnerschaftlichen Beziehungen. Ihr Verhalten zu anderen ist vorwiegend geprägt durch ein zweckbestimmtes Mitgefühl. Dabei setzen sie sich für die Konfliktlösungen anderer mit all ihren Kräften ein, mitunter bis zur Selbstentäußerung. Sachlichen Einwänden sind sie dann nicht zugänglich. Gelbe Roben sind ein Sinnbild für die Lösung von Problemen. Sie werden in Asien von Regierenden gewählt und gehörten früher zu der naturwissenschaftlichen Fakultät einer deutschen Hochschule.

Es sind besonders die Gelb-Liebhaber, welche immer wieder spüren, daß jede Art von Ärger – so wie alles nicht recht Verdaute – sehr häufig Gefühle des Gekränktseins oder auch Mißverständnisse zur Folge haben kann. Deswegen rechnen sie jede Zurechtweisung oder Beschuldigung peinlich genau auf. Sie wollen Unangenehmes abschließen. Sie fürchten sich am meisten vor Zurücksetzung oder dem Versagen. Beide Umstände können bei ihnen zu schweren Daseinskrisen führen.

Durch positive Hinwendung zum Gelb entsteht die Fähigkeit, einen angemessenen Abstand zum Nächsten zu halten. Bestrebungen danach sind immer dann notwendig, wenn eine zu sehr bedrängende mitmenschliche Beziehung zu nachhaltigen seelischen, körperlichen oder geistigen Schäden führen kann. Wenn hier kein Ausgleich gefunden wird, entsteht eine Schwäche im Gelb, was Kommunikationsunfähigkeit bedingen kann. Daraus entwickelt sich ein Suchen (Sucht) im Verlangen nach Triebbefriedigung im reinen Gelbbereich durch relativ häufiges Naschen, großes Eßverlangen oder im Gegenteil durch Abmagernwollen. Nur ein ruhig arbeitendes, aufhellendes Gelb kann den Menschen von seinen dunklen Trieben befreien und somit fähig werden lassen für die geistige Entwicklung. Insofern wirkt das Gelb auch erlösend für einen Weg über das Grün hin zum Blau/ Indigo/Violett.

In der Umwelt kann negatives, fehlgeleitetes Gelb als tödliches Zellgift wirken, zum Beispiel in gelben Rauchschwaden, Giftgasen und als gefürchtetes Senfgas unter dem Namen „Gelbkreuz". Als Gelböl kommt es als Herbizid, Mittel zur Schädlingsvernichtung, zum Einsatz. Gefährlich ist auch Gelb-Schwarz: Man denke nur an Tiger, Wespen, Schwebfliegen … Gelb beinhaltet: das Neue herbeiziehen und verbreiten. Dabei wird die Neuigkeit durch Selbsterkenntnis ermittelt; unter anderem ist die Arbeit der Medien gelb, wenn sie eingeholte Nachrichten verarbeiten und verteilen, aber auch Theater ist gelb. Gelb impulsiert, was einem Menschen genommen wird oder der Mensch selbst einem anderen nimmt.

Gelb beinhaltet das geistige Orientierung Suchende.
Gelb im Grün fördert die Gerechtigkeit.
Gelb ist das Kleid der Daseinsfreude und des Fleißes.

Gelb

positiv	negativ
Intellektuell betont; Verstand mit Aktivität, lernfähig; Fernweh, reiselustig; sprachbegabt; redegewandte Informanten, „Blender"	Minderwertigkeitsgefühle; Schüchternheit, abhängig von anderen, Interesselosigkeit; kleinlich bis geizig; boshaft, rachsüchtig; oberflächlich, ungeduldig; zerstreut, ungenutzter Verstand und dumm, wenig sauber; gesundheitlich: allgemeine Schwäche der Verdauungsorgane, dadurch Energie-Unterversorgung des Organismus mit den Folgen: nervöse Störungen, Vitalitätsmangel, Desorientierung und Unsicherheit

8.
Das Orange-Portrait

Orange ist eine Mischfarbe aus Gelb und Rot. Dabei pendeln die orange-farbenen Kräfte zwischen diesen beiden ziemlich gegensätzlichen Polen hin und her. Im Rotanteil wollen sie aktiv werden und vorwärtsdrängen. Im Gelbanteil wollen sie zuerst einmal die Lösung, sodann noch Reserven, Energien aufbauen und bereithalten. Orange ist das Verlangen des Menschen zum Dasein-können im Strom der Lust auf alles Neue und die Erfahrung der Sinne. Die Basis ist die Lebenskraft der Nahrung.

Im Orange spielt sich das unbewußte Leben und dessen Erhalten ab, und zwar sowohl in der Verdauung als auch in den Kräften des Überlebens im Sinne der Fortpflanzung. Aus dem Bereich des Gelb wechselt noch der Rest der Auflösung und der Freisetzung von Energien hinein, aus dem Roten drängt bereits die Forderung nach Abgabe beziehungsweise Verteilung. Das Wesen der aufgenommenen Nahrung, die Materie und ihre Vielfalt an Substanzen, der Wert von energietragenden Stoffen, alles dies wird im Orange getestet und aufgenommen oder abgelehnt. Das Kosten und Schmecken der Nahrung wirkt als Orange im Bauch. Was man ißt, erhält einen gesund oder macht krank, macht einen vergnügt oder läßt einen leiden. In den Tiefen des Leibes, im körperlichen Dasein der orangefarbenen Bereiche, wirken die Kräfte, bewußt oder unbewußt, von Lust und Frust und all dem, was ärgert, kränkt oder still „hineingefressen" wird. Da beglückt oder bedrückt das Aufgenommene, es befriedigt oder nervt, wird oft auch kaschiert durch eine zur Schau gestellte Schein-Zufriedenheit. Die Kräfte des Orange übersetzen alles in den eigenen Genuß und lösen (Gelb) von den Fesseln des Hier und Jetzt, die sehr oft aus dem Rot (triebbestimmte Abhängigkeit) entstehen. So wirkt das Orange letztlich als Erlösung vom Hunger nach Lust im Bauch.

Schiebt sich ein noch kräftigeres Rot mehr verdunkelnd über den lösungs-freudigen zarten Gelbbereich, dann wird viel Unordnung in Form des daraus entstehenden, zu starken Orange hervorgerufen. So werden die Gefühle doppelt wirksam im Bauch. Zuerst reagiert das orangefarbene Kraftfeld im Bauchraum auf anflutende Gefühle (Streß, Liebeskummer) überempfindlich. Dadurch vollzieht sich die Verdauung gestreßt und lustlos, was Folgen zeitigt (Verdauungsschwierigkeiten). Daraufhin reagieren die Gefühle wieder auf alles, was sich im Bauch abspielt. Dieses Hin und Her kann den

Liebhaber dieser Farbe allerdings nur bedingt beeinträchtigen. In ihm herrscht der tiefliegende Wunsch nach „laissez-faire", ständig „gelassene Miene zum harten Spiel" aufzusetzen, erfolgreich Unbekümmertheit zu zeigen, ohne seinen „Grimm im Bauch" herauszulassen.

Der Darm zieht daraus seine Konsequenzen. Er folgt dem inneren Bedürfnis nach Befriedigung in der Leiblichkeit; er will nicht „untergehen". Er wird sich an die Nahrung klammern, wenn es hoch hergeht. Daraus entstehen Verstopfung, Appetitmangel, Bauchschmerzen, Übelkeit sowie Erbrechen. Oder er wird den Nährstoffen den Zugang zu den Zellhaushalten verwehren. Das kann unter anderem zu Durchfall führen. Die Folgen sind Entkräftung, Mutlosigkeit, Verkrampfungen. Dadurch verändert sich das fröhliche Orange zum kotigen Braun.

Neben dem lösungsfreudigen Bereich im Gelb werden zum Teil auch die vielseitigen Tätigkeiten der Nieren und Nebennieren, welche die Lebenskräfte auswerten, von den Lichtkräften des Orange in Aktion gesetzt. Hier stimulieren sie unter anderem die Geschlechtsdrüsen, besonders die weiblichen. Dadurch wird außerdem das Flüssigkeitsgleichgewicht und der Mineralsalzhaushalt aufrechterhalten, der den Wasserhaushalt und die Entgiftung sowie Entschlackung der Gewebe bestimmt. Durch die Hormone Adrenalin und Noradrenalin wirken im Orange die Impulse für Kraft und Mut zur Verteidigung oder auch leise Nachsicht, Rücksicht bis zu depressiver Verstimmung und letztlich bis zu Selbstmordgefühlen.

Ebenso wie Orange selbst als Unterlage zu anderen Farben diese dunkler werden lassen kann, führt diese Farbe im Negativen auch ins böse Dunkel. Ein Beispiel dafür ist die brutale chemische Waffe „Agent orange" des Vietnamkrieges, welche allem Lebendigen die Lebenssubstanzen entzieht.

Im Ganzen gesehen fördert Orange jedoch mehr das Positive. Im harmonischen Orange führt das lösungsfreudige Gelb aus dem aktivierenden Rot alles das heraus, was zum Glück gereichen kann. Den Rest läßt es vergehen. Orange verlockt dazu, sich lebendig zu fühlen. Es reizt zur Lust am eigenen Leibe und zur Hingabe an den Genuß. So wird diese Farbe auch künstlich als schöner Appetitanreger für Nahrungs- und Genußmittel verwendet. Orange macht lecker, verspricht Frische und leichte Genußbefriedigung. Zum Orange gehören beispielsweise die Bäckerei und Konditorei sowie die Süßigkeiten- und Limonaden-Industrie.

Liebhaber der orangen Farbe leben aus dem Gefühl der Macht des Möglichen in der Körperzone, aus der ihnen diese obengenannten Kräfte voll und ganz zuzufließen scheinen. Sie leben sozusagen aus dem Bauch und in der echten Überzeugung, daß sie sich alles erlauben können. Gegensätzliche Sehnsüchte und Wünsche anderer werden in allen ihnen zur Verfügung stehenden Verfahren mundgerecht zubereitet für die eigene Wunschbefriedigung inklusive der Sexualität. Dauerhaft ist der Wechsel auf Dauer, weil Orange sich nicht festlegen lassen will oder kann.

Orange enthält das Erfahrung Suchende.
Orange ist das Kleid der List.

Orange

positiv	negativ
Spontaneität, Geltungsstreben, Selbstherrlichkeit, Kontaktstreben; lieben Geselligkeit; Feinschmecker; redegewandte Bonvivants, Charmeure, Stimmungsmacher, Antreiber, risikofreudig, aber ohne feste Bindung	Herrisch, destruktiv; ungeduldig, unüberlegt; übereiltes Handeln; zu gefühlsbetontes Durchsetzen; genußsüchtig, zu geringes Anpassungsvermögen; Single aus Liebe zu sich selbst; Interesselosigkeit; schwächliches, schüchternes Verhalten; gesundheitlich: Appetitmangel (daraus resultierend Schwäche und Vitalitätsverlust)

9.
Das Braun-Portrait

Wenn sich Dunkel über das Orange legt, entsteht die Farbe Braun. Daraus entwickelt sich vielerlei Braunes mit rötlich bis gelblichem und auch bläulichem Hauch darin, welches zunächst einen Eindruck von Ruhe vermitteln kann. Das Leuchten aus Gelb, Orange und Rot ist erloschen, der Impuls der Sexualität oder der Stoffwechselkräfte beendet. Die Vitalität vergräbt sich, kapselt sich ab, ist eingeschlossen, gleichsam abrufbereit in Samen und Nüssen, hinter Rinden und zugedeckt von Erdschollen über dem Saatkorn. So beherbergt das Braun, kraftvoll gebunden, das ruhende Leben. Da wirkt langanhaltendes, scheinbar ungenutztes Warten mit dem Ziel, irgendwann etwas Neues entstehen lassen zu können. Dafür muß das Braun erdverbunden, realistisch, resolut sein und an erster Stelle Sicherheit und Schutz für alles Werdende oder Ungeborene bieten. Es bedingt die treue Sorge von Müttern (bläuliches Braun) und Vätern (rötliches Braun). Im Braun sind die Sexualität (rot) und die Verdauung (orange) ausgeklungen. Eine feine Stoffwechselkette fördert die Melanogenese[12], welche die Fähigkeit der Zellen sichert, sich selbst zu schützen, und die gleichzeitig für den Adrenalinumbau gebraucht wird. Dafür ist die Zirbeldrüse, unter maßgeblicher Lichteinwirkung mit Sauerstoffbeteiligung, zuständig. Dabei entsteht der stickstoffhaltige dunkle Schutzstoff Melanin, welcher aus dem Eiweißbaustoff Tyrosin durch Oxidation (Sauerstoffbeteiligung) und dem Dopaenzym gebildet wird. Fehlt dieses Enzym, bleibt das Geschöpf sein Leben lang ein Albino. Pigmenthormone regen sowohl zum Sonnenschutz in der Haut als auch zur Bildung der Haar- und Augenfarbe an. Werden die braunen Kräfte im Organismus negiert, geht die wichtigste Schutzwirkung der Haut verloren. Es entstehen dann Hautflecken, wie Altersflecken oder Sommersprossen, oder Pigmentveränderungen bis hin zu schweren Hauterkrankungen/Hautkrebs.

Da die Farbe Braun unter anderem den Schutz fördert oder erhält, läßt es sich gut in ihr ruhen. Im Braun liegt daher die seltsame Tugend des sich Fallenlassenkönnens, ruhig liegenbleiben, hingegeben daliegen, die Ruhe sich entfalten lassen und sich positiv, unter Umständen auch negativ, verwandeln zu lassen. Braun-Liebhaber wollen ihre Ruhe. So schenkt auch das

---

[12] Aufbau eines dunklen Farbstoffs im Körper

Melatonin dem Organismus die ersehnte Ruhe als Ausgleich zu den auf den Körper einwirkenden Lichtimpulsen des Tages. Die Ausschüttung von Melatonin wird durch Licht gehemmt, nachts steigt es dafür an. Die Bereitschaft zum Schlaf hängt vermutlich von diesem Hormon ab. Bei Schlafstörungen durch Lichtmangel (Übernächtigung) wirkt diese Droge jedoch wenig. Die mit dem Medikament vorgetäuschte Lichtsättigung im braunen Bereich kann dann zu Herz- und Kreislaufkollaps führen. Des öfteren kann es allerdings auch zu einem Fehlverhalten des Organismus kommen, wenn dieser tagsüber aufgrund von Lichtmangel vermehrt Melatonin produziert. Daraus entstehen im Laufe der Zeit tiefe Depressionen bis zur Selbstmordneigung. Diese findet man zum Teil auch bei Braun-Liebhabern, welche öfter ungeklärte Anwandlungen von Schwermut haben. Es ist dabei üblich, gegen Trübsinn die Muntermacher aus dem braunen Bereich zu konsumieren: Kaffee, Tee, Tabak, Schokolade usw. Vorhaltungen darüber sind meistens nutzlos. Das Verlangen nach Befriedigung im Braun ist übergroß, weshalb der Braun-Liebhaber bevorzugt damit kontert: „Ein jeder kehre vor seiner eigenen Türe."

Wer Braun besonders mag, beschützt gern, gebietet aber auch über andere mit dem Ziel, dadurch sein Leben zu verbessern. Die Aussicht auf Ertrag hält ihn fest. Er läßt nichts so leicht wieder los. Das Vermögen zu sparen, aber auch der Geiz sind braun. Braun-Liebhaber sind handwerklich begabt, verstehen es aber ebensogut, andere für sich arbeiten zu lassen – am besten das Geld und seine Anlagen. Auf lange Zeit geplante Gewinnmaximierung des Ersparten mit Höchstrendite erkennt man im Erdbraun. Dies ist vergleichbar damit, wie in der Erdgeschichte unter Luftabschluß weiter sich Wandelndes, Vermoderndes, zu Braunkohle und Erdöl werden kann oder als Dung/Kompost die Ernteerträge fördert.

Unsachgemäße Ausnutzung der Braunkräfte führt sowohl in der Natur (Umweltkatastrophen/Ölpest) als auch im Menschen (Krebs) zu verheerenden Schäden. Ähnlich wirken auch braun verbrannte Nahrungseiweiße (Fleisch, Fisch), welche krebserregende Substanzen enthalten. Natürlich ist ein Übermaß an Braun – wie bei jeder anderen Farbe – ebenso von Nachteil. Dies führt beispielsweise zur Ansammlung von Darminhalten bis hin zur Verstopfung mit vielen sich für die Gesundheit daraus ergebenden Nachteilen. Auch die mangelhafte Synthese der Braunkräfte in der Stoffwechselkette führt zu unterschiedlichen gesundheitlichen Schäden durch Verluste von Braun. Dabei kann sich das Krankhafte soweit verfestigen, daß es sich dabei im Knorpelgewebe als Arthritis ablagert. Oder Umweltgifte, wie Abgase und die Beeinflussung durch Elektrosmog, können die Bildung der Braunkräfte, zum Beispiel im Melatonin, nachhaltig blokkieren. Die Begleitumstände führen dadurch häufig zu Abwehrschwäche gegenüber oxydativen* Radikalen und Krebs. Braun befähigt dazu, sich auf plötzlich eintretende Belastungen einstellen zu können. Eine Absicherung dagegen, ein Aufsparen von eventuell später noch notwendigen Energien ist mit den runden Depots, den sogenannten „braunen Zellen" in den Fettgeweben von Übergewichtigen gegeben. „Braune Zellen" sind ein bestimmter Typ von Fettzellen, welche unter anderem die Ursache der Übergewichtigkeit in sich bergen, weil ihre Fettstoffwechsel-Vorgänge wegen zu geringer Enzymtätigkeit nicht ausreichend angeregt werden. Bei Übergewicht ist das lösende Gelb verstummt im Braun; Schlacken sitzen fest. Braun ist der Hüter des Lebendigen. Zuviel Braun führt allerdings auch zum Untergang. So hat auch unvernünftiges Hautbräunen eine nachteilige Verdickung/Verhärtung der Hautschichten zur Folge. Dies entspricht dann den egoistischen Braunkräften, die – allen Einwänden zum Trotz – mangels Vernunft geistig-seelisch zur „Dickfelligkeit", zum Sichgehenlassen führen. In dieser Form kann das Braun dann auch den unerwünschten Eindruck des Unsauberen machen. Es wird häufig gesagt, daß Narren braun sind. Dies rührt wohl aus dem Mittelalter her, wo sie als die Braunen (im armen braunen Sackkittel) mit bunter Narrenkappe aufbegehrten. Überpotenzierte, angeblich zum Schutze aufgebaute Braunkräfte werden oft als unlauterer Machtanspruch wahrgenommen. Dieser führt zu „braunen Diktaturen", zur Hierarchie einer Khaki-Soldateska und letztendlich zu den verkommenen schmutzbraunen Unterkünften nicht in Obhut genommener Abhängiger (sei es Mensch oder Tier).

Wer Braun bevorzugt, stimuliert sich durch sein Zuhause. Dieses Gefühl hat er am liebsten. Die nachbarlichen Interessen bleiben dabei eventuell unberücksichtigt. Die braune Lebensart versucht, in der größtmöglichen Freude an einer gemütlicheren Lebenshaltung, welche sie jedoch ohne viel Anstrengung erreichen möchte, keinerlei Kompromisse einzugehen. Eintretende Belastungen werden durch Gleichgültigkeit kaschiert, im Geldbereich werden diese mit großem Widerwillen abgelehnt. Vor einzuplanendem Besitzverlust geht jeder Braun-Freund meisterhaft in Deckung. Das Anhäufen von Besitz bedeutet Lustgewinn, den ein Braun-Liebhaber ebenso umfassend an seine Kinder weitergeben möchte – es sei denn, diese

---

* s. Sachwortregister

sind nicht nach seiner Art geraten. Der Braun liebende Mensch ist erdverbunden und realistisch; er verarbeitet alle Werte handwerklich geschickt und
kostet dies(e) aus. Verlust derselben kann ihn depressiv stimmen. Er ist innerlich gefestigt, seine Umwelt nimmt ihn aber oft als unflexibel und reni-
tent wahr. Manchmal wirkt er bescheiden, oft sogar schüchtern (Reh). Er
wünscht sich eine behagliche Gemütlichkeit in sinnlich-leiblicher Zufriedenheit.

Erholungssuchende vom Streß, wie zackig Blaue, überforderte Türkise, ru-
helose Grüne, wünschen sich ab und an „braune Zeiten". Abgelehnt wird
Braun von Grau oder Rot und Menschen mit Geltungsstreben, individuellen Persönlichkeiten, welche ohne Erholung rastlos ihre ehrgeizigen Ziele suchen.

Braune Nachteile: Wer Braun bevorzugt, kann sich durch die Verhältnisse,
in denen er lebt, beengt fühlen. Er möchte seine sinnlichen Bedürfnisse
stärker ausleben können. Er flieht vor rationaler Klarheit und Entscheidungen. Er wünscht sich zurück in die Vergangenheit bis in die „gute alte Zeit",
in den Mutterschoß, ja selbst das Ausgelöschtsein.

Im Braun ist das Rot fast restlos verdunkelt. Deshalb kann diese Farbe so
inaktiv oder auch die Farbe der Lethargie sein, vielleicht erkennbar im Bild
der heutigen Indianervölker, die sich – angeschmiegt an den Schoß der Erde
– nie mehr von ihr trennen wollen.

Braun lernt die Lektionen im Leben nicht anders als unter Verlust der Liebe. Seine höchste Entwicklung zeigt ein Braun-Liebhaber, wenn es hart wird
im Leben. Dann wird es sich zeigen, daß es Größe im Braunen gibt: die
Fähigkeit, außer seiner Lust an der Ruhe alles aufzugeben für einen oder
oft auch viele andere. Wenn es darum geht, unter schmerzlichem Verzicht
im Dienste am Nächsten sein Alltagsscherflein an Ausdauer und Geduld
beizutragen. Dann ist Braun das Leidenwollende. Damit ist der universale
Charakter des Braun aufgezeigt: die braune Erde – Hüter über dem Saatkorn. Will abnehmen, damit andere zunehmen können.

Braun enthält die Fähigkeit des Zustandekommens.
Braun ist das Kleid der Buße (der Büßer = violett).

Braun

positiv	negativ
Angenehme, ruhige Persönlichkeit, materielle Interessen, aber in höchster Treue auch Märtyrer; bescheiden, gemütlich, gelassen, Genießer	Schüchtern, unflexibel, unangepaßt, übellaunig, unzufrieden, nörgelnd, geizig; ruhelose Streber mit ehrgeizigen Zielen, Angst vor Entscheidungen bis Nachlassen der Interessen, dann Faulheit; gesundheitlich: Ausscheidungsschwäche, Verdauungsbeschwerden/Stuhlverstopfung, daraus resultierend: Abwehrschwäche, Energiedefizit, Frösteln, kränkliches Wehklagen

10.
Das Rot-Portrait

Rot ist die Farbe mit der niedrigsten Schwingungszahl am Ende der sichtbaren Wellenlängen. Physikalisch gesehen ist sie der Aussteiger aus dem Farbspektrum. Als abschließende Farbe des sichtbaren Lichtspektrums verschwindet sie im Dunkel der Wärme des Infrarot und hat dadurch auch Anteil am sinnlich Wahrnehmbaren. So entstand wohl die Annahme, daß Rot als Signal steht für Liebe, für den Bereich der warmen Nähe. Darin liegt jedoch oft auch ein Mißverständnis. Hier soll diese etwas unklare Definition klargestellt werden.

Die Astrophysik weiß, daß Rot bei den Sternen die am wenigsten warme Farbe ist. Außerdem erkennt man hier im Rot das ewig sich Trennende. Sterne, die sich von uns fortbewegen, sind rot. Rot trennt sich vom Betrachter. In dieser Farbe ist oft ein Ende angezeigt oder auch eine Warnung. Mit dem Abendrot geht ein Tag zu Ende. Das Morgenrot zeigt, die Gutwetterlage ist zu Ende. Im Rot liegen außerdem die Kräfte, die in unserem Unbewußten ein Ende erkennen lassen und den Impuls bewirken, daß wir uns gegen dieses auflehnen, um ein Weiterandauern zu erreichen. Es versetzt den Menschen in die Lage, seine Erdverhaftung durchzusetzen, was er meistens unter Aufgabe seiner Blaukräfte *(siehe dort)* erreichen wird. Rot herrscht deswegen in all den Seinsbereichen, welche vorwiegend den Willen des Überlebens im Körperlichen hier und jetzt beinhalten (Sexualität und ihr Wirken über den Fortpflanzungsrhythmus – Zeugen bis hin zum Gebären). Die Tätigkeit des Rot im Organismus ist beispielsweise erkennbar in den roten Hirnnervenkernen des Mittelhirns mit dem roten Eisenfarbstoff. Diese steuern unter anderem die motorischen Reaktionen, wobei sie die jeweiligen Erregungen in Bewegungen umsetzen und auch Reflexe wie Zornesröte, Scham, Schreckensblässe, Angstzittern usw. bewirken.

Rot ist zweierlei: kräftigen und zugleich schwächen. Dieser dauernde Wechsel ist beispielsweise im Blut zu erkennen. Das Rot hilft, einen Teil des Blutes zu schaffen, und darum erkennt man am Blut das Wesen des schaffenden Rot. Das Blut – als eine Form der Rot-tragenden Kraft im Lebendigen – ist selbst eine starke Schaffenskraft mit einer Aufgabenverteilung in ganz gegensätzlichen Prozessen. Einerseits berührt es zum Beispiel in seinem Drang von innen nach außen die äußerste Grenze des menschlichen Körpers, die Haut. Somit erfährt der Mensch durch das Blut die wohl engste Berührungsmöglichkeit mit der Umgebung und erlangt dadurch auch eine sinnliche Erkenntnis von der Materie. Blut ist Rot als Erfahrung. Andererseits transportiert das Blut im Innenraum des Leibes all die Stoffe, welche von außen nach innen gelangen und das Überleben garantieren. Was Blut und Rot im Körper zeigen, ist Maß, auch Unter- oder Übermaß des vorhandenen Willensnaturells: als gutes Naturell beschützend, als ungutes Naturell schädigend. Zugleich bestimmt es auch die Zielrichtung des Willens und damit die Qualitäten oder Tatkräfte des Rot. Funken die Rotkräfte, zum Beispiel als Wille zur Zeugung oder Vergewaltigung, mächtig über die blauen Kräfte des Verstandes bis zu deren Schwächung hinweg, so werden jene Lichtkräfte verlorengehen, welche das endgültige Überleben sichern.

Das Blut, mit seinen intakten vitalisierenden Aufgaben, beinhaltet die Kräfte des Rot, welche im Menschen den zwar mutig erscheinenden, aber auch andere ängstigenden, gefährlichen Kämpfer, Zerstörer und Raufbold bewirken können. Seine Natur kann bis zum Selbstzerstörerischen gehen. Wenn Rot positiv ist, wirkt es als Begeisterung und schafft die Kräfte, wie mit der Machete durch einen Urwald hindurchgehen zu können.

Durch Rot fühlt der Mensch den Ansporn zur Sammlung seiner inneren Kräfte bis zum geballten Zusammenwirken aller Impulse in seinem Willen. Es fördert den Sprung auf alles zu (die roten Impulse verlaufen über die Beine), mit machtvollen Tritten auf andere nieder, macht trotzig aufstampfen oder flüchten. Denn im Rot liegt auch die Flucht und das Wegrennen vor Verantwortung. So impulsiert das Rot den Willen zur Kontaktaufnahme mit der Umwelt, aber auch dessen – meist abruptes – Ende.

Dadurch kann es die Farbe der Will-Kür im Doppelsinne des Wortes sein: Einerseits will es küren (= wählen) zur Vereinigung und andererseits die Kür, nach eigenem Willen zu rechten im Machthunger (Despotismus). Dem gegenüber stehen die weltvereinigenden, andauernden und sich für alle einsetzenden, behütenden Zuwendungen im sanften Blau. Im Bereich des Rot liegen sogar die Hände (siehe Abb. 2/*Farbteil*, Seite 258). Dies befähigt den Menschen zu außerordentlichen Manipulationen, angeregt durch den Geist/Blau, vom Guten (transportieren, halten, formen usw.) bis zum Bösen (würgen und töten, zerstören usw.).

Rot ist die zwingende Natur zu jeglicher Berührung, auch der Liebe. Rot erscheint schön, steht aber in Zusammenhang mit negativen Empfindungen, wie beispielsweise auch der sogenannten „Sünde". Gott selbst sagt in der Bibel: „Wenn eure Sünde auch blutrot ist, soll sie schneeweiß werden und wenn sie rot ist wie Scharlach, soll sie doch wie Wolle werden"

(Jes. 1, 18). Das verweist darauf, daß das Rot wieder weiß werden soll (siehe dazu auch Farbseite 262). So wie der Mensch die wirkliche Liebe erfahren will, ist sie sicher mehr im Wunsch zeitüberdauernder Verbindung zu erkennen. Diesem Ziel widersetzt sich aber das Triebhafte im Rot. Als hinwendende Farbe zum Du begehrt es wesentlich mehr nach einer kurzweiligen Vereinigung und drängt weg nach dem Genuß. Das Rot impulsiert hauptsächlich zur spontanen Willensäußerung, dem Akt der Zuwendung und auch zum Weiterdrängen zur nächsten genußvolleren, noch unbekannten Seinsform. Im Blut zwingt das Rot erst zu einer Vereinigung, danach zur Trennung. Darum ist Rot seiner Natur nach nicht unbedingt nur die Farbe der Liebe, sondern eher die aufdrängende, stürmische Zeugungskraft, auch vergleichbar einem sexuellen Lauf-Feuer. Im Rotlicht-Milieu wird dieses potenziert gezeigt. Rotlicht-Beleuchtung vermindert übrigens die Sehschärfe, was dann zu Fehleinschätzungen der Umgebung, beispielsweise von Entfernungen und Abständen, führen kann. Dies ist in doppelter Hinsicht beachtenswert!

Außer den Bereich der Genitalien impulsiert Rot auch die Ausscheidungsorgane. Darin liegt die Kraft des Abscheidens, Abtrennens, Herauslösens von allem, wovon man genug hat. Der Fluß des Leiblichen endet hier im Blut der Frauen sowie in den Nahrungsabfällen. Zorn, Wut, Ärger – rote Impulskräfte – verwenden daher in allen Sprachen vorwiegend ablehnende Kraftworte aus diesem unteren Rotbereich.

Rot ist keine Farbe für Überempfindliche. Zuviel davon kann zu Erregungen bis zum lähmenden Infarkt führen. Auch asoziale Instinkte kann das Rot auslösen. Es tendiert dann zu Gewalt, Vergeltung und auch zum Verbrechertum (Bandenkriminalität). Weil Rotes wirksam von Rot bekämpft werden muß, wie ein Feuerring um den Waldbrand dessen Ausbreitung verhindern hilft, sind Soldaten wie auch der Krieg, das Feuer und die Feuerwehr rot. Rot kann der Zerstörer für Gutes oder Ungutes sein. Es kann kämpfen und bekämpfen. In Medizin und Technik, beispielsweise als rubinroter Laser (Wellenlänge 694 nm) auf punktkleinem Raum, kann es Dinge durchtrennen, durchbohren, zerschneiden oder verschweißen.

Rot ist auch ein Verräter. Es verrät die Lüge, die Scham und die Wut im Menschenantlitz sowie die Wunde und den blutigen Tod. Es verrät Feinde mittels Infrarotlenkung in militärischen Flugkörpern, Verkehrssünder und Kriminelle durch versteckte Kamera mit Infrarotblitz über 100 km. Es reicht weit durch Dunst und Nebel mittels Nebelscheinwerfer, gibt Verborgenes weiter. Postaktivitäten sind zum Beispiel rot, die Nachrichten sind grau.

Das Vermitteln von bekannten Nachrichten ist dagegen gelb. Rot ist das Transportieren, z. B. der Eisenbahn, Lokomotiven, Rennwagen u. a. m. Wer die Farbe ganz oder nur teilweise bevorzugt, erhält daraus als positive Wirkung ein dynamisches, aktivierendes, rastlos tätiges, besitzergreifendes, über andere herrschen wollendes, aufbegehrendes Naturell. In seiner nachteiligen Wirkung kann es aber auch ein Wesen prägen, das andere unterdrückt, einengt, für seine Ziele ausnutzt, vom Guten trennt und loslöst, zum großen Teil aus egoistischen Motiven handelt, andere lähmt, zwingt und oft auch hemmunglos und untreu wirkt.

Wenn die Farbe Rot stärker die Oberhand gewinnt, treten zunehmend Disharmonien im Blut/Kreislaufsystem auf und ein entsprechend überbordendes, exaltiertes Verhalten.

Die Gefahren des Rot liegen in seiner dominierenden, den Verstand allmählich lahmlegenden Wirkung. Denn so, wie das Rot die letzte Farbe vor der Dunkelheit im sichtbaren Lichtspektrum ist, so ist auch im Rot die Folge andauernder Dunkelheit bereits im Vorfeld enthalten. Mit dem Rot ist etwas zu einem Ende gelangt, nachdem es nicht mehr weitergeht wie bisher. Rot ist die Revolution. Rot enthält ein Stopzeichen und kennzeichnet den Umbruch im weitesten Sinne. Viel Rot gefährdet das Geistige. Im roten Mohn reift das Opium, im roten Fliegenpilz oder der Tollkirsche verbirgt sich Gift. Viel Rot bringt den Tod. Das gilt auch dann,wenn es wiederum das Rot ist, das sich mit aller Macht dagegen auflehnen können will.

Nacht ist im Rot verborgen. Darin kann auch ein Trost liegen. Rot gibt und nimmt. Das immerwährend suchende Rot, das einen immer wieder verlassende Rot. Darin liegen Lust und Trauer zugleich. Dieser Wechsel ist vielleicht einfach im Bild des Weihnachtsmannes zu ersehen, der einen jeden in der Liebe wohl sucht, beschenkt oder bestraft, aber danach wieder geht.

Rot in Maßen ist ein Muß. So kann und wird es die Kraft, auch zur Selbstbeherrschung, steigern. Da wird ein kräftig sich einsetzender Mensch seine impulsive Tatkraft für die Belange vieler aufopfern (Freiheitskämpfer).

Rot sind die Roben der Richter und früheren Scharfrichter; hier zeigt diese Farbe ein letztes Gericht und den Untergang. So steht das Rot als Bild für den Willen und den hoch anzusiedelnden Impuls zum Überleben in Gemeinsamkeit mit anderen (Pioniere), ohne die es keinen guten Fortschritt, kein wirkliches Weiterkommen und keine ideelle Selbstbehauptung geben kann. Dazu gehören auch Piloten, Manager, verantwortungsbewußte Soldaten, aktive Sportler usw. Zu erwähnen ist noch die mächtige Impulskraft des sich zügelnden, maßvollen Rot im Hellrot/Rosa. In diesem sanften und doch starken Rosa-Rot stehen Geben und Nehmen im Wechselspiel, unter Zurücknahme eigenwilliger Durchsetzung von egoistischen Zielen. Auch Lebenskünstler findet man im Rosarot, und die ehedem altrosa Roben medizinischer Fakultäten bezeugen die Hingabe und Selbstaufgabe für andere in diesem Metier.

Rot ist das, was den Menschen trennen kann vom Licht (Violett) oder vom Intellekt (Blau). In diesem Fall ist das Rot schmerzlich läuternd.
Rot beinhaltet das Verzehrende.
Rot ist das Kleid der Herausforderung oder der zwingenden Notwendigkeit.

Rot

positiv	negativ
Selbstbehauptung, Streben nach Unabhängigkeit, Aktivität, Durchsetzungsvermögen, Optimismus, Mut; potent bis triebhaft	Wenig beständig, wechselnd, wenig Kraft, launisch und müde, aggressiv, streitsüchtig, schwaches Durchsetzungsvermögen, großmäulig, Diktator, Schreihals, rücksichtslos, cholerisch, grausam aus Schwäche; gesundheitlich: geringe Kraft

11.
Das Grau-Portrait

Je mehr Technik, besonders Informationstechnik, desto mehr umgibt sich der Mensch mit Grau. Das hilft ihm wohl weiter in neue Verstandesgebiete, aber ohne Rückführung oder Ergänzung des Grau mittels all der anderen Farben geschieht dem Menschen durch die ihn übermannende Technik das gleiche Geschick wie dem sexuell überpotenziert sich Verausgabenden, der auch letztendlich in geistiger Umnachtung endet. Nur hilft ihm in diesem Fall auch keine „graue Salbe" mehr. Da liegt der Schaden durch das Grau. Nichts hält es auf. Dahin kann der Mensch des vielgelobten technischen Zeitalters gelangen. Hat er aber Rückhalt durch das Licht mit den Farben in sich, kann er Höhen erstürmen. Denn das Grau ist der Weg, aber Ziel kann, soll und darf es nirgendwo und auf keinen Fall sein oder werden. Auch wenn es die liebste Aussicht aller Grau-Liebhaber sein sollte. Verstrickt man sich in der Macht (welche in Grau ist) lebt man nur noch im Grau. Darum durchbreche man die Macht und ihr Grauen und verfolge den bunten Weg der Vielfalt aller gütigen Natur.

Grau hat viele Gesichter. Es hat ein helles und ein dunkles Wesen, gemischt aus Schwarz und Weiß. Oder es ist ein Versteck für alle Farben, welche variabel aufeinander gemischt ein dunkles Grau ergeben. Aber auch ein Lichtfächer von Blau über Orange endet im Grau. Durch Grau wird anderen Farben die Leuchtkraft genommen. Somit wirkt das Grau als Farbe der Schatten, welche aus dem Licht in und über der Materie entsteht und nebenbei, fast heimlich mit aufgenommen wird. Immer geschieht im Grau etwas anderes, als man denken kann – wie der Nebel, der scheinbar fällt, in Wirklichkeit jedoch steigt. Das All enthält das Geheimnis in Grau, denn der Schatten ist der Partner des Lichtes. Grau sucht das Wesen zu umgeben, was sichtlich nirgendwo berührt werden soll.

Im Grau verändert sich das, was ist. Es ist darin die Nachricht von einer ganz bestimmten Lichtexistenz enthalten – ähnlich wie Schatten von Ereignissen gebildet werden. Grau bezeugt: Ursachen haben Wirkungen. In dieser Farbe lebt jeweils eine gute oder auch böse plötzliche Überraschung. Dadurch werden Veränderungen, eine ungeahnte Neuorientierung oder eine Vernichtung mit dem Ziel der Neuschöpfung bewirkt. Grau ist Verlangen, der Sehnsucht ähnlich, oder auch Sucht nach Umbruch und Neuerungen (jedoch nicht so wie im Rot, welches mehr die Lust auf Neues will).

Grau erscheint die Theorie, die ihren Platz im Gehirn hat. Sie ist durch Grauanteile existent, zum Beispiel inmitten der äußeren Hirnrinde des Großhirns oder auch in der grauen Substanz des Rückenmarks, in welchem sich die Nervenzellen befinden, die bis in das Mittelhirn (Zwischenhirn) hineinreichen. Hier wird gleichsam durch zielgerichtete Bewußtwerdung Licht in das Dunkel gebracht – ähnlich wie etwas zuerst nebulös erscheint, bevor es einem bewußt wird. Bewußtwerdung ist ein Prozeß zwischen Schwarz und Weiß, Grau ist dabei der Mittler. Die graue Substanz im Rückenmark und in Teilen des Gehirns verändert somit durch eine Nachricht, welche selbst grau ist, die Bewußtseinslage. Diese muß zuerst aufgeschlüsselt werden, damit das Gehirn daraus ein Signal für Schmerz oder Lust oder etwas anderes entnehmen kann. Der rege Bewußtseinsstrom zwischen Organismus und Gehirn verläuft durch diese Grauzonen. Nachlassende Erregung führt zu schwachem Bewußtsein bis hin zum Schlaf oder zur Bewußtlosigkeit und schlafähnlichen, narkotischen Zuständen. Diese geschehen dann, wenn sich beispielsweise die Gedankenkräfte nicht mehr in sich zurückziehen können oder die Phantasie sich nicht mehr im Schattigen entfalten kann. Dann verstrickt sich ein Mensch durch zuviel Helligkeit in Dunkelheit, weil schattenloses Licht ermüdet und einschläfert.

Auch ein seelischer oder geistiger Rückzug, eine Flucht vor der Wirklichkeit läßt andere Farben im Organismus immer matter werden, bis diese die Leuchtkräfte nach und nach einbüßen. So erscheint durch mangelhafte Ernährung und Atmung usw. sogar die Hautfarbe grau, wenn die Lichtkräfte im Blut allmählich verlorengegangen sind. Ganz besonders das Suchtverhalten spielt sich im Grau ab. Alle Wirkungen an- und aufregender sowie beruhigender Mittel führen über den Graubereich. Das entspricht auch dem Bewußtwerden von Grauen (etwas Furchtbarem). So kann die Droge wie das Grauen physisch lähmen, genauso wie eine Erkrankung des Graubereichs körperlich zu einer Lähmung führen kann.

In der Materie kann Grau sehr giftig vorkommen und wirkt dann ebenfalls auf das Nervensystem. Blei ist grau, Bleivergiftungen können unter anderem zu Nervenlähmungen oder gar zum Tode führen. Das gilt auch für Autoabgase und sonstige Rauchschwaden. Quecksilber ist grau. Es kann als Quecksilbervergiftung zu Nervenerkrankungen mit Gedächtnisschwäche oder Übererregbarkeit führen. Auch das graue Amalgam aus Quecksilber kann nachteilige Auswirkungen auf das zentrale Nervensystem haben. Grau hilft aber auch gegen die Folgen im Grau. So ist zum Beispiel die

sogenannte „graue Salbe" ein bekanntes Mittel bei Syphilis, einer letztendlich auch das Nervensystem zerstörenden Krankheit.
Grauen ist grau im Nebel oder bei Flutkatastrophen. Grau-sam ist Abtrün-
niges vom Licht und den frohen Farben: der graue Stahl als Messer und
Schwert, die „schwedischen Gardinen" und auch der Schlüssel dazu. Grau
ist das Sichlegen, Nichtmehrweiterkönnen oder Eingesperrtsein. Die
Stagnation, das Lähmende verhüllt sich im Grau. Das Wesen der Verlassen-
heit liegt im Grau, ebenso die Liebe, die an ihr Ende gelangt ist. Eine grau-
envolle Zeit liegt hinter nicht endenwollenden grauen Mauern, Vergessen-
werden, Nicht-vergessen-Können. Eine Verletzung der Wirklichkeit kann
grau werden: Gedächtnisschwäche, Gewebserkrankungen, Vergiftungen.
Grau sind Erkenntnisse durch Spiegel im kleinen bis zu den Weltraum-
Spiegelteleskopen im großen, Nachrichten in Computerzellen, Solarchips
und Disketten, Theorien, aufgezeichnet auf Schiefertafeln oder mit dem
Blei-(Graphit)-Stift, dem gleichen Material zur Herstellung von Metallen,
Stahl und Aluminium. Grau ist, wie über das Nervensystem, auch in der
Technik ein leitendes Material, sogar im Silber. Es wirkt sowohl an Elek-
troden und Bogenlampen über Drähte und Batterien wie auch als Mode-
rator der Kernreaktoren, der Ablativkühlung der Raumfahrt. Heiß, lau oder
kalt – im Grau liegt die Nachricht zweckmäßig. Die Hilfen dafür sind
ebenso grau: das Nebelhorn, die erzgraue Glocke im Turm. So erfindet der
Mensch viel Gutes im sicheren Grau. Auch in der Natur kann diese Farbe
Sicherheit bieten, zum Beispiel im wohltuenden Schatten eines gleißenden
Lichtes. Gut läßt es sich verbergen im Nebel, im Morgen- und im Abend-
grau. Man kann darin entkommen, oder es besteht darin Verdunkelungs-
gefahr. Grau schenkt immer zweimal etwas anderes. Es ist die Farbe mit
doppeltem Boden und den zwei Gesichtern wie Janus.
Grau erscheint das Licht in der Dämmerung und ist damit wie die Theorie. Darum ist Lehrstoff auch grau. Er enthält alle Theorien und somit auch
den Irrtum, der ebenfalls grau ist. Handel ist grau, so wie die Münzen; hier
wird das Wählen und Gewähltwerden verbunden.
Grau-Liebhaber sind Theoretiker, dabei jedoch meistens technisch sehr begabt, bis hin zur Verschleierungstechnik. Als sogenannte „graue Eminenz",
Agenten im Hintergrund, gewiegte Diplomaten können sie hervorragen-
de Mittler von Gutem und Ungutem sein. Sie sind im Tarnen die Größten, verstehen viel von Winkelzügen und gehen aus gutem Grund oder als
Methode häufig in Deckung, weil sie irgendwie auf irgend etwas im Inner-
sten ängstlich bis furchtsam reagieren. Verlust oder Versagen ist ihnen ein

Grauen. Sie kennen den Untergrund und auch die Schlupfwinkel. Ihr Wesen ist gewitzt, terminorientiert, eifrig und sehr arbeitsam, rechthaberisch, konservativ und unzufrieden. Sie kennen die Hingabe an das große Werk, ein hochgestecktes Ziel. Sie schwanken zwischen den Extremen von Hunger nach Erleben und Durst nach Ehre im Erfolg. Langeweile und grauer Alltag sind ihnen unbekannt. Ihre Freundschaft ist nüchtern und auf Wertzuwachs ausgerichtet. Hat sie ihren Zweck erfüllt, wird sie abgelehnt. Sie sind kritisch und wählen bewußt ihre innere Regung schwarz- oder weißorientiert. Das heißt, sie lieben oft zu wenig, weil sie zugleich Hochleistung betreiben und dabei todmüde sind. Der Mensch, der Grau bevorzugt, reagiert bei plötzlichen Überraschungen unvorhergesehen. Niederträchtiges läßt er geheim durch Dritte wie eine Bombe hochgehen. Ihr Verstand ermöglicht ihnen viel. Ihr Herz kommt dabei zu kurz. Mehr Rot im Wechsel mit Grau wäre von großem Nutzen. Sonst geht der Grau-Liebhaber einen schweren Gang.

Grau ist das Vermischende, die Phantasie des Dunklen.
Grau ist das Kleid der Vernunft und auch der Weihe.

Grau

positiv	negativ
Eifriger Arbeiter, Nörgler, öfter ruhebedürftig, Erlebnishunger; Unzufriedenheit; Angst vor Verlust und Versagen, Verschleierungstaktik; konservativ, kritisch	Furcht vor Langeweile, müde, ablehnend; rechthaberisch, geizig, überheblich; nonchalanter Verlierer; beißender Spötter; gesundheitlich: neurotisch, Angstgefühle

12.
Das Schwarz-Portrait

Weil die Welt der Farben und des Lichtes immer wieder Ruhe braucht, ist sie auch dunkel. Schwarz ist das Jenseits der Farben. Es hält diese insgesamt in sich verborgen. Es ist auch in Form einer Mischung aus allen Farben herzustellen. Im Farbspektrum folgt das Dunkel, das Schwarz, nach dem Rot, weil mit dem Rot *(siehe dort)* die Leuchtkraft der Farben im unsichtbaren Infrarot verschwindet. Zunächst, wie von ferne, verbleibt noch ein Funken im Dunkeln, beispielsweise erkennbar im sogenannten „schwarzen Strahler"[13], welcher immer ein kontinuierliches, nur noch als Wärme feststellbares Ultrarot-Spektrum aussendet.

Schwarz als Farbmangel oder kalt zu bezeichnen ist unhaltbar. Den Gegenbeweis liefert die Physik mit dem sogenannten „schwarzen Körper", welcher die gesamte auf ihn fallende Strahlung in sich aufnimmt und auch abstrahlen kann. Der persönliche Lichteindruck wird immer auch von der Leuchtdichte bestimmt, der bei einem „schwarzen Körper" eben anders erscheint als bei einer Lampe. Die Strahlung eines „schwarzen Körpers" ist stärker als diejenige irgendeines anderen Körpers unter gleichen Temperaturumständen, weil die schwarze Oberfläche mehr Energie abstrahlen kann als eine weiße. Zum Beispiel hat eine Wachskerze eine Lichtstärke von 1 cd[14] eine Petroleumlampe 30 cd, ein „schwarzer Körper" 60 cd.

Eine andere Wissenschaft, die Astrophysik, erregt mit ähnlichen Erkenntnissen zum Thema „Schwarz" ebenfalls Aufsehen. Da erfahren Sie, daß ein sogenanntes „schwarzes Loch" im All (von denen es viele geben kann) eine Art begrenzter „kosmischer Staudamm" mit enormer Eigenenergie sein kann, in den andere Lichtkräfte hineinstürzen. Auch hier gibt es den Nachweis ungeheurer Temperaturen, so als Komponente in Röntgen-Doppelsternen, wo ein Objekt (Cygnus X-1) rund zehn Sonnenmassen enthält oder das größte schwarze Loch im Zentrum der elliptischen Riesengalaxie M87 im Sternbild der Jungfrau schätzungsweise zwei bis drei Milliarden Sonnenmassen. Die Gase dieses unsichtbaren Materiegiganten haben eine Rotationsgeschwindigkeit von 550 km/sec. Eine abgebende Lichtstrahlung selbst

---

[13] ein „schwarzer Strahler" ist ein Körper, der sämtliche, auf ihn treffende Strahlung absorbiert/verschluckt

[14] cd = Candela = SI – Basiseinheit der Lichtstärke

ist zwar durch das gewaltige Gravitationsfeld nicht erkennbar, weil alles Licht geschluckt wird; jedoch scheint es sicher zu sein, daß nach der langwährenden Implosion eine folglich nicht aufzuhaltende Explosion alle Kräfte freisetzt, aus denen neue Lichtwelten hervorgehen können. Solch ein „schwarzes Loch" wäre damit eine Geburtsstätte für Sterne. Auch in der sogenannten „dunklen Materie" im Kosmos, in den Galaxien, gibt es zu 90% Formen, welche kein sichtbares Licht beziehungsweise Strahlung abgeben. Zum Weiß gehört das Schwarz als Gegenpol – im Verbund der sichtbaren Wirklichkeit und der Farben – unbedingt dazu. Ebenso sind auch beide Pole am Himmel zu sehen, denn der Himmel ist dunkel bis schwarz und erscheint uns nur durch unsere Erdatmosphäre farbig. Die vielfältigen Blaunuancen erkennen wir beispielsweise dadurch, daß der kurzwellige Anteil des Blau im sichtbaren Sonnenlicht an den Molekülen der Luftatmosphäre stärker gestreut wird.

Im Hell-Dunkel-Rhythmus, Weiß und Schwarz, Tag und Nacht usw., mit den dazwischen liegenden Farben, verläuft das Leben. Ohne Schwarz wäre auch das Weiß nicht sinnvoll. Licht ohne Dunkelkraft, welches es durchleuchten kann, ist in der Schöpfung nicht vorgesehen. Das Licht sucht die Dunkelheit. Die Dunkelheit enthält das, was Licht zum Vorschein bringen kann. Ohne Dunkelheit ist Lichterkenntnis weder nötig noch möglich. Im hellsten Sonnenlicht braucht man keine Kerze als Beleuchtung anzuzünden. Das Licht schenkt die Erkenntnis, die Bewußtheit, den willentlichen Anteil an allen entwicklungsnotwendigen Vorgängen, welche nur im Dialog mit dem Bunten, am besten mit Schwarz möglich sind, das heißt, nicht nur im völlig einseitigen Monolog des Weiß mit sich und seinen Farbanteilen allein. Der Weg vom Licht in die Dunkelheit ist ungetrennt, weil die Dunkelheit letztlich nur das Ende eines Lichtimpulses oder auch Lichtweges sein kann. So ergießt sich die Lichtenergie in das Dunkel des Alls. Aufgenommen wird das Licht unter anderem von der dunklen Erde, welche selbst nur durch die Lichtkräfte der Sonne sichtbar und belebt ist.

In der Schwärze verborgen, im dunklen Erdreich, liegen die Farbenkräfte des Lichtes aus tausend und einer Schöpfungsnacht. Schwarzes trägt das Geheimnis des Lichtes in sich. Zur Palette des Schwarzen gehören vielfältigste Formen und Wirksamkeiten. So sehr das Schwarz auch als Abwesenheit des Lichtes oder als ein vom Licht Weggestoßenes erscheint, ist es doch letztendlich die einzige Umarmung, aus welcher die Lichtnatur alle Farben hervorbringt. Dies ist ganz so, wie einst die Flut des Lichtes mit aller

Farbenpracht in der dunklen Tiefe ein- und unterging. Das bunte Farben-
leben der Erde, Jahrmillionen lang überlagert, wird beispielsweise zu Mi-
neralöl und schwarzer Kohle. Zurückgeholt ans Tageslicht, erkennt man,
wie die Sonnenkräfte in der Schwärze gefangen sind. Entzündet, kommt
das Feuer wieder hervor, das eingelagert war. Im schwarzen Schoß der Erden liegen noch viele Strahlen des Lichtes, verborgen als schwarzer Hämatit, schwarze Jade und Onyx und natürlich den vielen prächtig bunten Edelsteinen bis hin zum strahlendhellen Diamanten.

Und ob „schwarzer Strahler" oder „schwarzes Loch": Heiß geht's zu im
Schwarzen! Auch als vulkanartige Schlote, sogenannte „Schwarze Raucher",
im Ostpazifischen Ozean mit Temperaturen von über 400° manifestiert es
sich oder in den explosiven Kräften der Schwarzglutgemische für Schieß-
pulver oder auch als Feuerwerkskörper, welche das Bunte freisetzen. Sogar
als Schwarzkümmel oder schwarzer Pfeffer hat diese Farbe noch eine „heiße" Wirkung.

Wer Schwarz bevorzugt, fühlt sich in der Dunkelkraft geborgen stärker als
im entblößenden Kraftfeld irgendeiner Farbe. Der Schwarz Bevorzugende
grenzt seine Empfindungen im Bewußtsein ab gegen die – wie er es fühlt –
Freibeuterei eines umgebenden farbigen Raumes. Manches braucht eben
seine Zeit (Gedanken oder auch Ungeborenes), bis es sich dem Licht und
seinen mächtig impulsierenden Kräften, aber auch den zum Teil vernich-
tenden Sonnenstrahlen aussetzen kann. Der Anfang des Werdenden liegt
im Dunkelsten eingehüllt da, wo auch alle Farbenlichtkräfte verborgen
liegen.

Das Werden des Menschen, sein Menschwerdenkönnen im Leibe vor der
Geburt (ein Stern fällt ins Dunkel der Nacht) und sein aus einem Leib
Geborenwerden oder auch Auferstehen sind ohne das Wirken des Lichtes
in der Dunkelheit nicht erkennbar. Im Schwarz befindet man sich in einem verborgenen, heimlichen, mit menschlichen Augen nicht einfach
Durchdringbaren, im Jenseits vor dem Leben und gleichzeitig wie am Ende
nach dem Leben.

Schwarz ist die Ruhe, der Frieden noch ungestalteten Lebens in höchster
Potenz. Schwarz führt sanft hinein ins Violett, wodurch das Ende der sexuellen Lebensimpulse und der Sog hinein ins Geistige (Violett) erfolgen
kann. Darum ist das Schwarz auf geistiger Ebene auch ein Übergang in die
Weiten, ein Versinken ins Jenseits aller Räume in Einheit mit Gott. So
kommt und lebt das Licht auch in der Finsternis, im übertragenen Sinne
nach dem Verständnis vieler Kulturen, beispielsweise auch nach alt- und

neutestamentlicher Lehre. Götterbilder, wie der altägyptische Lichtgott Osiris, sowie auch verschiedene berühmte christliche Madonnen waren häufig schwarz dargestellt. Sogar die Farbe der Wiedergeburt wurde früher einmal in Schwarz verstanden. Es ist die Regeneration der notwendigen Lebensprozesse, welche sich im Dunkel abspielt, in das die Farbenkräfte einen Impuls nach dem anderen hineinfunken. Schwarz beinhaltet einen abschirmenden Mechanismus, den Schutz vor der Gefahr des Lichtspektrums mit seinen auch tötenden Strahlenkräften. Die Macht des zu starken Lichtes, so wie allen Strahlens, kann bis zum Strahlentod oder beim Sonnenlicht zum Hautkrebs führen.

Im menschlichen Organismus fördert und erhält Schwarz das motorische Wirken, das sowohl bei klarem Bewußtsein als auch im Schlaf von den „schwarzen Kernen" und Hirnnervenkernen des Mittelhirns ausgeht. Was Krankheiten betrifft, so ist meiner Meinung nach nicht die schwarze, sondern die braune Farbe ursächlich identisch mit einigen schweren Krebserkrankungen. Schwarz und Braun *(siehe dort)* sind anders geartet und verfügen über eigene Qualitäten. So kann zwar das Opfer von Krebs am Ende schwarz sein, doch der Impuls zur Entstehung von Krebs muß in den Verschlackungsprozessen des Braun vermutet und in den unterschiedlichen, von der Zirbeldrüse mitgesteuerten Aktivitäten im Organismus gesehen werden (zum Beispiel Melanogenese/Aufbau eines dunklen Farbstoffs im Körper), und diese enden im Braun.

Schwarz kann sein: der Untergang (Rot verschwindet im Schwarz), der Verlust, die Trauer darüber, aber auch ein Ende von Schrecken und Gewalt (Herrschaft im Rot).

Im Schwarzen gehen oft heimliche Dinge – so auch gesetzeswidrige – vor sich, die das Leben notwendigerweise fortsetzen wollen: Schwarzarbeit, Schwarzhandel und Schwarzmarkt oder bekannte Geheimbünde zur Revolution und auch Freibeuter unter schwarzer Flagge. Andererseits zeigt Schwarz auch substantiell etwas Machbares in ehrenwerten Bereichen. Die kapitale Gesundheit eines Unternehmens wird beispielsweise nicht durch frohe rote Zahlen, sondern durch schwarze angezeigt, mit roten Zahlen ist es am Ende. In der traditionellen Eleganz, im Flair der Mode und des Wohnstils zeigt Schwarz auch etwas Würdevolles und Ernstes. Liebhaber dieser Farbe können zwischen Schein und Sein schwanken – entweder, weil sie sich nicht durchringen können, oder weil man sie nicht sein läßt.

In der Farbe Schwarz keimt die Erlösung oder auch der Glaube daran. Daß er alle Zeiten überdauern kann, dafür sorgt die Kraft des Lichtes, welche im Schwarz – nur ohne seine leuchtende Farbenseite – verborgen ist. Im Dunkel webt der Schlaf, und die Nacht wendet das Gestrige. Durch Traum oder Wachen im Dunkeln verstärken sich die Intuitionen, verändern das Bewußtwerden von Fragen. Die Antwort offenbart sich meist in der Dunkelheit: „Den Seinen schenkt es der Herr im Schlaf."

Schwarz-Liebhaber suchen Kraft für außergewöhnliche Aufgaben in der Hingabe. Sie versuchen unter Umständen auch, mit Verstand und Kalkül ihre Nächsten in Schach zu halten. Sie drängen sich nicht auf, verstehen es aber, ihre Ansprüche geltend zu machen. Sie haben oft nicht viel, weil sie mitunter wenig Wert auf Besitz legen. Sie mögen den leiden, der mit ihnen geht, und gehen mit allen, die sie um ihrer Interessen willen mögen. Freundschaftliche Beziehungen werden von Schwarz-Liebhabern oft nur kurzfristig unterhalten. Sie verehren den Verstand, das Rechenkunststück, die Magie unterschiedlichster Arten, das Sichdurchbeißen in einer Misere, das Leben nach dem Tod. Sie fürchten sich oft, ohne zu erkennen, wovor und warum. Sie sind im Glauben stark, sagen es aber nie. Wenn es bergab geht, werden sie größer. Sie rufen im Dunkeln lichte Worte. Im Untergang kann ihr Glaube jedoch auch mit untergehen. Sie wollen eine Rettung, gestehen es aber keinem ein. Schwarz-Liebhaber wollen vergessen. Sie wählen dafür positive oder negative Wege. Sie wollen auch die große Leistung und ringen dabei hauptsächlich um Alltägliches. Sie wollen das Opfer, eigenes oder anderes, aber es fehlt häufig der Sinn dafür, wem dieses gelten soll. Als Priester sind sie konzentriert opferbereit und voller Hingabe. Schwarz ist heilig in der hohen Dimension. Daraus ergibt sich der Gedanke: Die Sonne und lichte Bestandteile sind eines. Die Erde und dunkle Bestandteile sind das andere. Wir leben auf der Erde und damit erhoffen wir, als ihre dunklen Bestandteile, die Ausgießung des Lichtes in unsere Nacht. Die Farbe Schwarz beinhaltet: in dem Glauben leben zu können, daß etwas machbar sein kann.

Im Schwarz ist das Ablehnende.
Schwarz ist das Kleid der Selbstaufgabe, unter gegebenen Umständen auch der Lust am Untergang.

Schwarz

positiv	negativ
Extravagant, schillernd, aufbegehrend, mutig, intellektuell, ehrgeizig, ab-sonderlich, arbeitsam; Beschützertrieb; Machtinteresse; an das Machbare glauben können und wollen	Schwach, lumpig, unsauber, unredlich; extreme passive Haltung „laß fahren dahin ...", neurotisch, ängstlich, verdrießlich, unangepaßt, nicht erkennen können/wollen; gesundheitlich: Kältegefühle, steife Knochen, Bindegewebs-schwächen

Kapitel VII

Der Farbenweg
in der geistigen Entwicklung

Die Menschen haben sich zu allen Zeiten nicht nur um Gesundheit und Fortkommen bemüht, sondern beispielsweise auch darum, „edel, hilfreich und gut" zu sein. Für ihre Läuterung vom Schein zum Sein haben auch die Farben eine Rolle gespielt, wie überlieferte Schriften bezeugen. Die Farben beglücken die Menschen, und sie haben sich durch sie kultiviert. Alle Kulturen haben ihre eigenen Farbwerte, Farberkenntnisse und -erklärungen ausgebildet. Das erfährt man durch die offengelegten Farbmysterien oder die verschiedenen Betrachtungsweisen von Farben in der Geschichte, die etwas über die Bildung und den kulturellen Hintergrund einer Zeit aufzeigen.

Im Mittelalter war die Farbsymbolik, oft in Anlehnung an biblische Betrachtungen, weit entwickelt. Alchymisten und Kabbalisten, die sich mit vielen Rätseln befaßten, benutzten unter anderem Farben in Symbolen für geheime Botschaften sowie als Schlüssel für Deutungen des Äußeren, oft im Vergleich mit dem Inneren. Sie sagten darüber: 1. Die äußere Erscheinung ist mit den Sinnen wahrnehmbar. 2. Der nicht sinnlich erfahrbare innere Prozeß muß im Kleinen als Abbild des unendlichen Weltenprozesses anzusehen sein. Denn die Tiefen des Universums prägen selbst noch das unsichtbare Kleinste.

Dementsprechend entwickelten sich auch Gedanken über den schöpferischen Aspekt der Farben im All und im Menschen. Das Licht selbst gab sicher den Anlaß zu dieser Betrachtung. Die geheimen Lehren der Geistesschulen – von der Antike bis heute – besagen: Energie erhält ihren Zustand vom Licht, das sich in sämtliche Daseinsformen ergießt und diese ebenso wandeln kann. Die Metaphysik spricht dabei von einem Gesetz von Zahl und Wort, Klang und Zeit, Farbe und Bild, oben wie unten, innen wie außen, welches alles Dasein erhellt und erhält. Es ist leicht zu ersehen, daß es sich dabei um das Lichtgesetz handelt. Das Licht ist Welle und Meer, und was darin ist, wird Lichtgeburt bleiben. Danach ist auch der Mensch aus dem Licht geschaffen und besteht aus einer äußeren Erscheinung und einem inneren Werden. Man weiß inzwischen, daß der innere Zustand des Menschen in ständiger Wechselwirkung mit dem Äußeren ist, durch welches er sich wandeln muß. Die Farben gehören als Mittel dazu. In der alten

Bilderhandschrift „Janus Lacinius" ist ein hermetisches Lehrbild zu sehen, das den Weg des Menschen über die einzelnen Farben zu seinem Heile nach innen und somit nach oben aufzeigt.

➲ Bildbetrachtung/Erklärung: Abb. 9/Farbteil, Seite 262, „Hermetisches Lehrbild …", ein symbolischer Weg geistiger Entwicklung über die Farben.

Dieses Lehrbild besagt, daß die Farben Schwarz, Grau, Rot stärker an die Erde binden, uns festhalten und daran hindern, nach oben aufzusteigen, über das Grün ins Weiß und ewige Himmelsblau. Auch heute noch – oder schon wieder – will sich der Mensch von den gleichen Erdenkräften lösen. Eine 1998 von 18 international führenden Ländern durchgeführte Kunstumfrage ergab, daß Blau überall die Lieblingsfarbe ist, gefolgt von Grün und erst an dritter Stelle Rot. Die Loslösung von der Kraft der Tiefe des Schwarz-Grau-Rot geschieht durch die hellste Kraft, das Gelb (seltener auch im Weiß). Daran kann sich nun einmal nichts ändern.

Über die Betrachtung der Farben in Verbindung mit dem Wesen und der Hülle, dem Weg und dem Ziel des Menschen gibt es viele unterschiedliche – manchmal sogar durchaus beweiskräftige – alte Überlieferungen. Nehmen Sie beispielsweise das Rot. Da gibt es viele Erklärungen über die Erschaffung des ersten Menschen in Verbindung mit genau der Farbe, welche dem Bereich der Geschlechtskraft/Fortpflanzung zugehört: dem Rot. Dem „Opus Mago Cabbalisticum" ist zu entnehmen, daß das Wort Adam im Hebräischen ursprünglich „roth" heiße und daß die Ursache der roten Farbe der Schwefel sei. Deswegen bedeute Adam auch „rote = schwefelige Erde". Aus dieser habe Gott den Staub genommen und Adam geformt. Es gäbe sicher viel darüber nachzudenken, wie nun Adam und Schwefel wohl zusammenhängen mögen – zumal, wenn man dazu die Eigenschaften des Schwefels und seine seltsame Zuordnung in unterschiedlichen Geschichten in Betracht ziehen muß. Die Rolle der Farbe Rot seit der Erschaffung Adams prägt jedenfalls erkennbar das Wesen und Werden des Menschen und den Weg bis zu seiner Erlösung, welche er allerdings erst einmal anstreben muß. Es ist sicher, je weniger wir haushalten mit den Farben in uns und um uns herum, desto eher verlieren wir die Gewißheit, daß Rot uns erhält und die Liebe sein soll, denn Rot ist das Ende. Sicher ist auch, daß ein Mensch sehr viele Lektionen lernt, bis er in sich die Vollkommenheit sämtlicher Farben nach dem Gesetz des Kosmos entwickelt hat. Der Unterschied zwischen ihm und allen anderen Wesen besteht aber darin, daß es in seiner eigenen Macht steht, sich selbst zu vervollkommnen. Die Fähigkeiten dazu hat er jedenfalls.

Die Schöpferkraft im Menschen: das Licht mit allen Farben

Im Licht liegt Wahrheit. Das Geheimnis des Lichtes dringt ein in das menschliche Verstehen und schenkt durch sich selbst Beweiskräfte für die materielle und die spirituelle Natur. Es beinhaltet einerseits in Form von Wellen und Teilchen alle Farben und Formen, Bild und Klang, Energie und Materie gewordenes Leuchten. Andererseits kam es aus des Schöpfers Händen, wo es aus Geist den Impuls zum Sein erhält. Dieser ihm innewohnende Impuls ist das wahre Sein des Lichtes, nach dem die Schöpfung werden soll. Diese Kraft des geistigen Lichtes erfährt der Mensch manchmal direkt, oft indirekt.

Die Schöpfungsberichte vom Ursprung der kosmischen Kräfte beinhalten unter anderem auch diese Möglichkeit einer geistigen Betrachtungsweise des Lichtes. Danach scheint es ebenso eine im Licht verborgene Kraft zu geben, die sich mit dem Menschen gemeinsam seinem Untergang entgegenstellt. Daraus entwickelte der Mensch wohl das Bild, daß er selbst aus Licht, ein Lichtwesen in menschlicher Form sein kann. Auch in unserem Raumzeitalter sehnt er sich nach solch einem Ursprung. Er fühlt oder denkt oder weiß ein Bild. Dieses ist in ihm, weil er nach dem Lichte geschaffen ist und weil das Licht ihn trägt. So gesehen ist der Mensch sicher ein besonderes Geschöpf des Lichtes. Seit Menschengedenken windet sein Geist sich durch die Welten-Nacht hindurch. Gewiß wird er seinen Ursprung auch wiederfinden können, wenn er den Lichtsucher in sich weiter verwirklicht. So haben auch bereits die Geistesschulen antiker Kulturen hellsichtig die Bildekräfte des Lichtes ihrem Weltbild entsprechend gelehrt. Auf diese Weise wurde das Abbild der Sterne zu einem Lichtsymbol.

Heute werden Sterndarstellungen wie im sogenannten Pentagramm noch immer verwendet. Nicht von ungefähr gleicht solch ein altes Sternsymbol unserer Darstellung von den Komplementärfarben. In beiden geht es um die Schöpferkräfte des Lichtes. Die besonderen Darstellungen und Bedeutungen eines geistigen Lichtsymbols sind seinerzeit sicher nicht nur aus metaphysischen* Betrachtungen allein entstanden. Die Form der Darstellung war klug und anschaulich aus der Beobachtung der Verhaltensweisen des Lichtes auf der Erde, womöglich auch im Menschen, gewählt. Der sechs-

---

* s. Sachwortregister

eckige Davidstern zeigt beispielsweise durch die zwei ineinander verschränkten Dreiecke die sinnbildliche Durchdringung der sichtbaren und der unsichtbaren Welt an. Er soll den Konflikt des Menschen zwischen Licht und Finsternis symbolisieren, der durch Lichtkräfte überwunden wird: Ein Dreieck weist mit der Spitze nach oben, das andere nach unten. Andererseits sind aber auch im Frequenzfarben-Kreis Gesetzmäßigkeiten des Lichtes zu erkennen. Wahrscheinlich sagen beide Ausdrucksformen etwas Grundlegendes über den Menschen aus. So könnte das Sternsymbol uns auch heute noch anregen, über die Kräfte des Lichtes im Menschen, das Rätsel seiner wahren Abkunft, das Wohin und Wo-entlang im Raumzeitalter nachzudenken. Denn aus dem „Weil" strömt das Werden. Und wenn es geworden ist, strömt es zurück ins „Weil". Wahr ist, daß das Licht Ursprung und Bestimmung des Menschen ist. Je nach seiner Meisterung sind die Farben dabei seine Lust oder auch sein Untergang. Darum sollte er die Farben kennen und erkennen, die ihm im Wege stehen, ohne ihm zu helfen, oder die ihm sozusagen in den Schoß fallen könnten, wie die Sterntaler.

Alle Farben stehen dem Menschen zur Verfügung. Suchen muß er schon selbst diejenigen, welche ihm nützen. Das Licht will, daß wir es suchen und finden. Darum leuchtet es uns, und seine Farben locken, führen und verführen den Menschen. Das ist so seit uralten Zeiten und wird so bleiben.

Der Lichtsucher in der Seele kennt das Ziel. Der Weg des Menschen geht durch dieses Leben hindurch zum Ursprung des Seins. „Die Farben sind der Ort, wo unser Gehirn und das Universum sich begegnen" (Cézanne). Vielleicht kann ein Bildvergleich das Wesen und Wirken des Lichtes mit seinen Farben im Menschen aufzeigen:

„Der Geist treibt die Kraft in das Licht.
Es wird geistiges Licht.   *Violett*
Das geistige Licht treibt in den Staub,   *Indigo*

erzeugt in Finsternis im Staub ein Neues.   *Blau*
Das im Staub verfinsterte Licht
treibt in das Wäßrige   *Türkis*
und wird als wäßriges Licht zu lebendigem Leben.   *Grün*
Das Leben treibt in die Kraft.   *Gelb*
Es wird lebendige Kraft   *Rot*
im Lichtgefäß.   *Schwarz*
Sie weht als lebengebender Odem

zurück zum Geist."[15]   *Weiß*
Der Geist treibt ... (siehe Anfang).

Es ist sicher, daß das Licht mit allen ihm innewohnenden Farben nicht nur den Leib, das ganze Dasein, sondern auch das Bewußtsein des Menschen prägt und ihn unaufhörlich durchdringt. Dies geschieht nach dem Gesetz: Gott formt die Dinge, damit sie sich formen – unter anderem auch durch das Licht. Jedem Anfang wohnt es inne. Und vor dem Anfang war das Wort „Es werde Licht". Das ist es, was man suchen sollte. Die Farben, die Diener Gottes, helfen Ihnen dabei.

---

[15] s. Literaturverzeichnis: Müller-Rössner, *Die vier Elemente* (hier eine Abwandlung des Weltenrades mit meiner eigenen Farbdeutung)

Anhang

Farbteil 257

Abbildungen zu den einzelnen Kapiteln 257

Abb.   1 – Die leuchtenden Farben der Sterne im All und ihre Temperaturen. ... 258

Abb.   2 – Farbwirkungen im Menschen 258

Abb.   3 – (Zustands-)Farben-Helligkeitsdiagramm der Sterne 259

Abb.   4 – Diagramm einer möglichen Farbenwirkung bereits im Embryo 259

Abb.   5 –Embryo im Frequenzfarben-Kreis 260

Abb.   6 – Rein optischer Farbenkreis (Komplementärfarben) 260

Abb.   7 – Das Licht- und Farbenwirken auf das Gehirn
im Frequenzfarben-Kreis 260

Abb.   8 – Farbzuordnungen unterschiedlicher Bereiche im Vergleich 261

Abb.   9 – Hermetisches Lehrbild aus der Bilderhandschrift „Janus Lacinius" ... 262

Abb. 10 – Frequenzfarbenkreis im Reich der Düfte 262

Sachwortregister 263

Literaturverzeichnis 268

Über die Autorin 270

Bezugsquellen 270

Abbildungen zu den einzelnen Kapiteln

Verteilung der Farbenergien im Menschen

– Erläuterung zu den Abbildungen –

Gehen wir von der Arbeitshypothese des menschlichen Werdens im Licht mit allen Farben aus, dann wird, gemäß der Farbverteilung, Blau den Kopf und Rot den Schoß impulsieren. Das muß in allen erdenklichen Betrachtungen zu finden sein, was hier gegeben ist, zum Beispiel:

a) im Verlauf der Farben, Abb. 2;
b) in der Verteilung der Spektralfarben im Menschen (Abb. 4) entsprechend den Spektralklassen der Sterne (Abb. 3);
c) in der Entwicklung/Embryo unter den Lichtwirkungen der Farbfrequenzen (im Kreis Abb. 5).

Des weiteren sind folgende Farbeinflüsse in ihrer Verteilung beachtenswert: Die Sprachorgane sind immer im Türkis (das ist Farblichtwechsel von Blau/Weiß zum Gelb); Lunge und Herz sind – wie auch in den Farben-Portraits beschrieben – immer im Grün; Leber und Magen sind immer überall im Gelb; innere Geschlechtsorgane (vorwiegend weiblich) immer überall im Orange; äußere Geschlechtsorgane (vorwiegend männlich) immer überall im Rot. Die Wirkungen sind farbentsprechend zu deuten.

257

Die ordnende Kraft der Farben im Kosmos und im Menschen

Primär soll nicht gezeigt werden, daß sich die Farben im Menschen wie im Sternen-
leben verhalten, sondern daß Farben im Menschenleben sichtbar eine große Rolle
spielen, und der Wert der Farben im Kleinen nicht anders ist als in der Höhe, im Großen.
(Genaue Erklärung in: *„Farben … im Weltraum und im Menschen"* – s. Kapitel I.)

Die leuchtenden Farben der Sterne im All und ihre Temperaturen

Abb. 1

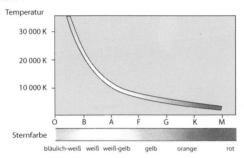

Das Spektralband der Farben
Durchsichtig-weiß erscheinen-
des Licht des Alls (u. a. von Sternen) wird in Regenbogenfarben zerlegt. Das dabei von den
einzelnen Objekten aufgefan-
gene Licht zeigt durch Spektralanalyse charakteristische Lini-
enmuster. Dadurch gelangt die
Wissenschaft zu höchst interes-
santen Ergebnissen.

Zusammenhang zwischen Spektralklasse, Temperatur und Farbe der Sterne

Die Kurve zeigt links oben die höchste Temperatur: blau-weiß (über 30.000 K),
absinken bei weiß-gelb (bei 20.000 K), auslaufende
Temperaturkurve bei orange und rot (um 3000-2000 K)

Farbwirkungen im Menschen

Abbildung mit den Farben des Farbfrequenzbandes

Abb. 2

**Mögliche Wirkungsbereiche
der Farben – Abb. 2 und 5**
Kopf im Blau (Gehirn s. Abb. 7)
1. Schilddrüse 2. Thymusdrüse
3. Bronchien und obere Lungen
4. Herz   5. untere Lungen
6. Magen   7. Leber
8. Bauchspeicheldrüse
9. Milz (ungef. Lage)
10. Nieren/rückw. (ungef. Lage)
11. Gedärme (Verdauung)
12. INNERE Fortpflanzungsorgane
    (vorw. weiblich)
13. Ausscheidungsorgane
    Blase, Enddarm
14. ÄUSSERE Fortpflanzungsorgane
    (vorw. männlich)
15. Blut-/Kreislaufsystem (Rot: rückwirk.
    auf andere Farben, d. h. wird über
    Gelb zu Orange, über Blau zu Violett)
Wirbelsäule über Blau, Türkis, Grün,
Gelb, Orange, Rot; **Reizleitung i. d.
Wirbelsäule** durch Weiß/Grau

(Zustands-) Farben-Helligkeitsdiagramm der Sterne

Das Hertzsprung-Russel-Diagramm zeigt den Zusammenhang zwischen
Spektralklassen und Oberflächentemperatur oder auch Farbe und
Helligkeit der Sterne in ihrer Verteilung im All

Abb. 3

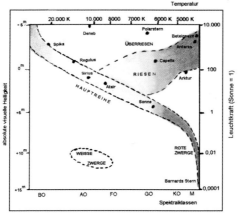

Hertzsprung-Russel-Diagramm (Schema)

Diagramm einer möglichen Farbenwirkung bereits im Embryo (Ende des 2. Monats)

im Schema des Farben-Helligkeitsdiagramms der Sterne
Hertzsprung-Russel-Diagramm (siehe Abb. 3)

Abb. 4

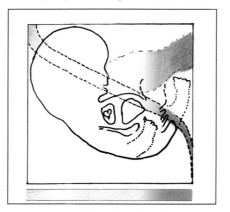

Das Temperaturverhältnis der Farberscheinungen ist
wie in Abb. 1: Links oben ist Blau die höchste Temperatur,
schwächer ist Gelb-Orange, auslaufende Temperatur in Rot.
Das Sonnengeflecht im Menschen liegt übrigens an der gleichen
Stelle wie die Sonne in Abb. 3 – im Gelbbereich.

Embryo (Ende d. 4. Monats) im Frequenzfarben-Kreis

Rein optischer Farbenkreis (Komplementärfarben)

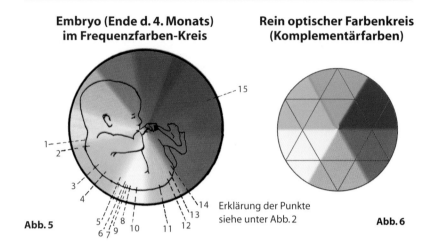

Abb. 5

Erklärung der Punkte siehe unter Abb. 2

Abb. 6

Das Licht- und Farbenwirken auf das Gehirn (im Frequenzfarben-Kreis)

Lichteinflüsse durch Farbfrequenzen auf Verstandes- und Instinktbereiche verändern das Verhalten, je nach Harmonie oder Mangel an Farben (s. u. „Die Signale von Farbmängeln", III. Kap. S. 69)

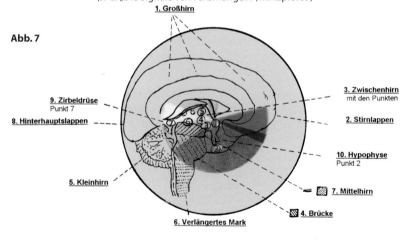

Abb. 7

1. Großhirn
9. Zirbeldrüse Punkt 7
8. Hinterhauptslappen
3. Zwischenhirn mit den Punkten
2. Stirnlappen
10. Hypophyse Punkt 2
5. Kleinhirn
7. Mittelhirn
4. Brücke
6. Verlängertes Mark

Vermutliche Farbbereiche:
1. Großhirn: Indigo, Blau/Türkis, Grün
2. Stirnlappen: Blau, sehr wenig Violett
3. Zwischenhirn: sehr wenig Türkis, Grün, Gelb/Orange, Rotanteil
4. Brücke: Rot, evtl. wenig Orange
5. Kleinhirn: Orange
6. verlängertes Mark
7. Mittelhirn: vorwieg. Orange, wenig Rot
8. Hinterhauptslappen: Blau
9. Zirbeldrüse: Gelb
10. Hypophyse: Tiefrot

Farbzuordnungen unterschiedlicher Bereiche im Vergleich

Alchymie, Kabbalistik, Astrologie, Chakralehre und Frequenzfarben-Kreis
des sichtbaren Lichtes.
Die Wirkungen widersprechen sich nicht.

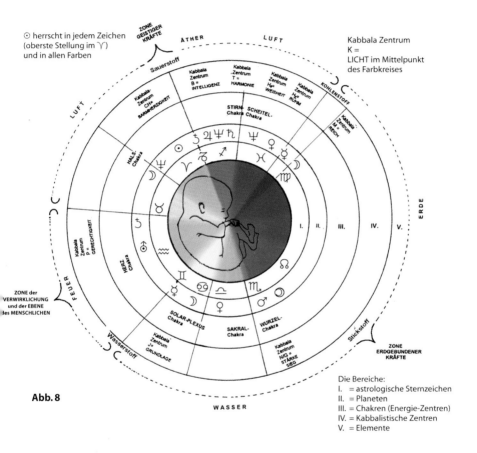

Abb. 8

Die Bereiche:
I. = astrologische Sternzeichen
II. = Planeten
III. = Chakren (Energie-Zentren)
IV. = Kabbalistische Zentren
V. = Elemente

Wenn der Mensch geboren ist, zielen alle Farbenkräfte auf sein Herz ab. Das Schwarz
reißt ihn an sich und am meisten das Rot. Daher heißt der Lehrsatz der Alchymie
(siehe Abb. 9): „Die Erdenkräfte Schwarz, Grau, Rot verwandele man ..."

261

Hermetisches Lehrbild aus der Bilderhandschrift „Janus Lacinius".

Man beachte die Form des Bildes gleich einem Reichsapfel, einem Herrschaftssymbole, in diesem Fall des Menschen über sich selbst.

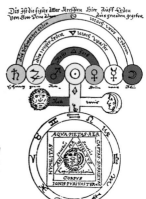

Abb. 9

Text über dem Bogen:
„Dis ist die Figur aller Krefften hier auff Erden von Gott dem Adam aus Genaden gegeben."

Die Lehre (Alchimie/ Mittelalter) besagt u. a.: *Die Erdenkräfte Schwarz, Grau, Rot verwandele man in Grün, Weiß, Blau. Das Gelb soll dabei Mittler/Lösung sein. So erhält man angeblich den Zustand/ein Elixier, genannt „Stein der Weisen"* (siehe Dreieck im Quadrat des unteren Kreises).

Frequenzfarbenkreis im Reich der Düfte

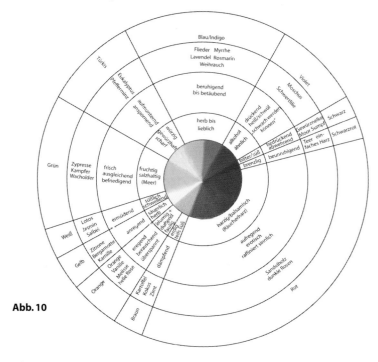

Abb. 10

262

Sachwortregister

A ...... **Alchymie:** bis zum 17. Jh. Vorläufer der medizinischen und natur-wissenschaftlichen Chemie. Meist noch geheime wissenschaftliche Beschäftigung mit den chemischen Stoffen und deren verborgenen bildlichen Decknamen
Analogie: Entsprechung, Ähnlichkeit, Übereinstimmung in kenn-zeichnenden Merkmalen
antioxidativ: chemische Vorgänge, die den Oxidationsprozeß (Ab-bau durch Sauerstoffverbindung) hemmen oder verhindern sollen
Aura: eine Annahme der Parapsychologie, daß persönlichkeits-geprägte seelische Ausstrahlungen des menschlichen Körpers wie ein lichtartiger Schein von Sensitiven angeblich gesehen werden kön-nen.

C ...... **Chakra:** Energie-/Lichtrad; nach altindischer Energielehre befinden sich im menschlichen Körper vom Kopf bis zum Genitale sieben energiepulsierende farbige Räder, welche mit dem Drüsensystem ver-bunden sein sollen. Sensitive sehen angeblich die betreffenden Chakra-Farben
Chakra-Lehre: jahrtausendealte Lehre Indiens, wonach es entlang der Wirbelsäule mehrere Lichtstrahlzentren gibt, die entsprechend der Le-bensführung mehr oder weniger energiereich vor allem den Drüsen-haushalt steuern. Daraus ergibt sich eine Förderung der Lebenskräfte
Chromatografie: analytische Methode zur Trennung von Stoffen

D ...... **DNS:** Abkürzung für Desoxyribonucleinsäure, Informationsträger der Erbanlagen in den Chromosomen

E ...... **Elektromagnetisches Spektrum:** alle zeitlich und örtlich periodi-schen elektromagnetischen Felder, die sich mit Lichtgeschwindig-keit ausbreiten. Enthält die kurzwelligen (kosmische, radioaktive, Röntgen-) Strahlen, unsichtbare und sichtbare Licht-/Farbenstrahlen, unsichtbare Wärmestrahlen, elektromagnetische Wellen der Nach-richtentechnik und technische Wechselströme
Energiepotential: Menge der Kräfte für die Eigenleistungen des menschlichen Organismus oder für die Arbeitskraft eines Menschen

ANHANG

F .... **Farbfrequenz:** Farbschwingung
Farbenindex: Farbenmeßzahlen zum Erkennen von unterschiedlichen Farbenwerten
Farbspektrum: siehe auch unter *Lichtspektrum,* zeigt die Spektralfarben Violett, Indigo, Blau, Grün, Gelb, Orange, Rot
Fourier-Analyse: eine Kristallstrukturanalyse, welche mittels der Fouriersynthese (Beugung von Röntgenstrahlen) gemessenen Intensitäten die Berechnung und Darstellung der Elektronendichte in Kristallgittern ermöglicht
Frequenz: Anzahl der Schwingungen pro Zeiteinheit, z. B. 1 Schwingung/sec.

G .... **gravitativ/Gravitation:** (gravis = schwer) Schwerkraft, wechselseitige Anziehungskraft beliebiger Körper aufgrund ihrer Massen. Die Gravitation bestimmt durch ihre unbeschränkte Reichweite und das Zusammenwirken der Teilkräfte ausgedehnter Körper im All die Bewegungen von Himmelskörpern und ist an ihrem Aufbau beteiligt. Nach der allgemeinen Relativitätstheorie ist die Ursache dafür das sogenannte „metrische Feld", welches zugleich die räumlichen und zeitlichen Maßverhältnisse der Welt bestimmt. Durch eine Feldgleichung ist es mit der Verteilung und Strömung der Energie der Materie und der Strahlung verknüpft

H .... **Hertzsprung-Russel:** Hertzsprung, Einar (1920-1967), dänischer Astronom und Direktor der Sternwarte Leiden; Russel, Henry Norris (1877-1957), amerikanischer Astronom, Professor und Direktor der Sternwarte Princeton
Hypothalamus: zentralnervöser Teil des Zwischenhirns, der unterhalb des Thalamus *(siehe dort)* liegt
hypothetisch: nicht nachgewiesen, auf einer Annahme beruhend

I .... **Impulsieren:** aus einem plötzlichen Antrieb heraus etwas in Bewegung setzen
Indikator: eine reaktionsempfindliche Substanz zum Messen bestimmter chemischer Reaktionen, die durch typische Farbveränderungen angezeigt werden, z. B. sauer, neutral, alkalisch
Indol: Kombination aus Benzol und Pyrrol. Entstehung bei Abbau der Aminosäure Tryptophan
interstellar: zwischen den Sternen

K ...... **Kabbala:** (hebr.: Überlieferung) jüdische Mystik. Geht auf eine sonst nicht mehr vorhandene jüdische Gnosis zurück. Vorstellungen von Gott und seiner Schöpfung

Komplementärfarbe: Ergänzungsfarben des Farbspektrums, die sich in geeigneter Mischung zum vollen Weiß ergänzen

Korona: die äußere Hülle der Sonne

L ...... **Laser:** durch Spiegel rückgekoppelte Lichtverstärker

Lichtgeschwindigkeit: Geschwindigkeit, mit der sich elektromagnetische Wellen – wie z. B. Licht – ausbreiten. Geschwindigkeit des Lichtes = rund 300.000 km pro Sekunde. 1 Lichtjahr = über 9 Billionen km

Lichtquanten: sich mit Lichtgeschwindigkeit bewegende, masselose Elementarteilchen; siehe auch unter *Quanten/Photonen*

Lichtspektrum: siehe auch unter *Elektromagnetisches Spektrum;* Erscheinung eines auseinandergezogenen Lichtbandes, das durch ein Glasprisma entsteht. Entsprechend der verschiedenen Wellenlängen des weißen Lichtes sind so die Spektralfarben (Regenbogenfarben) zu sehen

M ...... **medial:** vom Normalen abweichende Fähigkeit außersinnlicher Wahrnehmung oder physikalisch unerklärbarer seelischer Wirkungen auf materielle Vorgänge

Melatonin: Hormon der Zirbeldrüse

Membranpotentiale: biochemische bzw. elektrochemische Aktivitäten durch die Membrane (Häutchen) erregbarer Gewebe. Veränderungen der Ruhelage einer Membran durch Reizungen u. a. durch Licht und Temperatur

Metaphysik: metaphysisch = jenseits der Erfahrung oder Erkenntnis; eine der Grunddisziplinen der Philosophie, Lehre von den ersten Prinzipien und letztendlich nicht erfahr-/erkennbaren Ursachen und Zusammenhängen alles Seienden

Morsealphabet: Code (Schlüssel) zur Nachrichtenübermittlung (Telegrafie), dessen Zeichen aus Punkten und Strichen bestehen, die in Form von kurzen und langen Stromstößen gesendet werden

O ...... **Oxidation:** chemischer Vorgang, bei dem einem Element oder einer Verbindung Sauerstoff (= oxy) zugeführt oder Wasserstoff entzogen wird. Auch Entzug von Elektronen aus den Atomen eines Elementes

Oxidative/Radikale: sehr aggressive Moleküle, die z. B. unter Einfluß von UV-Licht und durch Sauerstoffverbindung entstehen. Sie können die Zellen und deren Funktionen schädigen oder zerstören

P . . . . **Photometrie:** Arbeitsgebiet der Lichttechnik; sie mißt lichttechnische (photometrische) Größen: Lichtstärke, Lichtstrom und Beleuchtungsstärke; **photometrisch** = lichttechnisch
Photosynthese: Umwandlung von Lichtenergie in chemische Energie. Biochemisch wichtigster Vorgang in den grünen Pflanzen auf der Erde, bei welchem die Strahlungsenergien der Sonne in lebenden organischen Substanzen gespeichert werden, um so das tierische Leben erst zu ermöglichen. Es wird dabei energiearmes Kohlendioxyd in energiereiche Kohlehydrate (Stärke, Zucker) umgewandelt.
Physikalische Verhältnisse von Sternen: Temperatur der Oberfläche, Gasmenge, magnetische Feldstärke, Rotationsgeschwindigkeit, Durchmesser, Masse, Dichte u. a.

Q . . . . **Quanten/Photonen:** elementare Bestandteile jeder Strahlung
Quantenchromodynamik: Theorie zur Beschreibung der besonderen Wechselwirkungen zwischen den sechs hypothetischen Quarks. Diese gelten bisher als die fundamentalen Bausteine der Materie.
Quantenoptik: vermittelt nach der Quantentheorie ein Verständnis der Wechselwirkung des Lichtes mit Materie in Form von Lichtquanten
Quantenphysik: beschäftigt sich mit den Quanten/Photonen

R . . . . **reflektieren:** zurückstrahlen
Relativitätstheorie: 1913 von Albert Einstein entwickelte physikalische Theorie über die Struktur von Raum und Zeit, die sich als relativ (= im Verhältnis zu einem anderen gedacht) erweisen. Bezugspunkt im 1. Kap.: Entsprechend der Formel $E = m \cdot c^2$ aus der speziellen Relativitätstheorie liegt der Beginn in der Entstehung der Masse durch Energie. Bei ihrem Zerfall ist es umgekehrt
Resonanz: Mitschwingen, Mittönen, Widerhall
Resonanzmuster: entstehen nach einer bestimmten Zeit auf einem Körper dadurch, daß eine von außen periodisch auf ihn einwirkende Kraft diesen zum Mitschwingen bringen kann
Resonanzraum: ein Körper, der von einer äußeren Kraft – u. a. sind auch die Nase und die Nebenhöhlen Resonanzräume für die Stimme – zu einem Widerhall angeregt werden kann

Retinex-Hypothese: nach dem amerikanischen Physiochemiker E. Land (1909–1991). Die Retinex-Hypothese erklärt, daß Farben ein Blendwerk sein können, denn das Erkennen erfolgt dadurch, daß im Auge die Netzhaut (Retina) und ein Areal in der Hirnrinde (der Cortex) zusammenwirken. Dabei wird die relative Zusammensetzung der Farben eines Objektes mitsamt seiner Umgebung im Gehirn verrechnet – aber es ändert nichts an der Tatsache, daß die Lichtwellen die Voraussetzung zur Verrechnung sind

S .... **Schwarzkörperstrahlung/schwarzer Körper:** absorbiert vollständig alle elektromagnetischen Wellenlängen und strahlt sie wieder aus. Dabei ist die Strahlung eines schwarzen Körpers in jedem Spektralbereich stärker als von irgendeinem anderen Körper gleicher Temperatur

Spektralanalyse: Verfahren der physikalischen Chemie zur Untersuchung der ausgestrahlten Spektralfarben, z. B. von Sternen oder Stoffen zum Nachweis chemischer Elemente und deren Mengen- und Konzentrationsbestimmung

Spektralklasse: Einteilungsmerkmale der Sterne entsprechend dem Aussehen ihres Spektrums (= Erscheinung)

Sternspektren: Erscheinungen der Sterne, die sich im Aussehen unterscheiden durch ihre eigentümlichen zusammenhängenden Farblinienerscheinungen. Jede Farbe bestimmt den Spektraltyp eines Sterns und hat eine eigene Buchstabenbezeichnung, z. B.: A = weiße, M = rote Sterne usw.

T ...... **Thalamus:** größte graue Kernmasse des Zwischenhirns

267

ANHANG

Literaturverzeichnis

Bergamini, David: *Das Weltall*, unter Mitarbeit der Redaktion der TIME-LIFE-Bücher, Rowohlt , Reinbek/Hamburg 1980

Bertram, Barbara: *Farbstoffe – Wie gefährlich sind sie wirklich?* Deutsche Apotheker-Zeitung, 127. Jg., Nr. 10 (1987)

Bischof, Marco: *Biophotonen: das Licht in unseren Zellen*, Zweitausendeins, 3. Aufl., Frankfurt 2000

Bragg, Paul C. u. Patricia: *Wasser – das größte Gesundheitsgeheimnis*, Waldthausen, Ritterhude 1987

Brennan, Barbara Ann: *Licht-Arbeit*, Goldmann, München 1998

Brantschen, Roman: *Heilen mit Licht und Farben*, Ariston , München 1994

Collot D'Herbois, Liane: *Licht, Finsternis und Farbe in der Maltherapie*, Verlag am Goetheanum, Dornach 1993

Eberhard, Lilli: *Heilkräfte der Farben*, Drei Eichen Verlag, München 1994

Frieling, Heinrich: *Mensch und Farbe*, Heyne, München 1988

Fügner, Willy, G.: *Aus kosmischer Sicht*, Spieth , Stuttgart 1983

Goethe, J. W. von: *Naturwissenschaftliche Schriften*, Fotomechan. Nachdr. nach d. Erstaufl. in "Deutsche National-Litteratur", 1883-1897, Rudolf Steiner Verlag, Dornach (o. J.)

Haber, Heinz: *Der offene Himmel*, Rowohlt, Reinbek/Hamburg 1997

Hauschka, Rudolf: *Substanzlehre*, Klostermann, 11. Auflage, Frankfurt 1996

Herrmann, Joachim: *dtv-Atlas zur Astronomie*, Deutscher Taschenbuch-Verlag, München 1993

Jellinek, Paul: *Psychologische Grundlagen der Parfümerie*, Hüthig, 4. Aufl., Heidelberg 1994

Jung, Carl Gustav: *Man and his Symbols,* Doubleday & Comp., New York

Kahn, Fritz: *Das Buch vom menschlichen Körper*, Droemer-Knaur, München, Zürich 1975

Kosmos, div. Jahrgänge 1980-1995, Franck Kosmos, Stuttgart

Krätz, Otto: *Zur Geschichte der Farbchemie*, Heft 12/79

Krumm-Heller, Arnold: *Osmologische Heilkunde*, R. Schikowski, Berlin 1955

Leadbeater, Charles, Webster: *Der sichtbare und der unsichtbare Mensch*, Bauer Verlag, Freiburg 1996

Linder, Hübler, Schaefer (Hrsg.): *Biologie des Menschen*, Metzler, Stuttgart 1981

Lippert, Herbert:: *Lehrbuch der Anatomie*, Urban und Schwarzenberg, München 1996

Lüscher, Max: *Der Lüscher Test*, Rowohlt, Reinbek, Hamburg 1977

Malin, David, Murdin, Paul: *Coulours of the Stars*, Cambridge University Press, Cambridge, New York

Mändle, C., Opitz-Kreuter, S., Wehling, A.: *Das Hebammenbuch: Lehrbuch der praktischen Geburtshilfe*, Schattauer, Stuttgart, New York, 3. Aufl. 1999

Meinel, K. (Hrsg.): *Geburtshilfliche und gynäkologische Ultraschalldiagnostik*, Thieme, Stuttgart 1991

Milner, Dennis, Smart, Edward: *Experiment Schöpfung*, Bauer Verlag, Freiburg i. Br. 1977

Mörike, Betz, Mergenthaler: *Biologie des Menschen*, Verlag Quelle & Meyer, 15. überarbeitete Auflage, Wiebelsheim 2001

Müller-Rössner, Renate: *Die vier Elemente*, Turm-Verlag, Bietigheim 1992

Pawlik, Johannes: *Goethe Farbenlehre*, Du Mont Dokumente, Du Mont Buchverlag, Köln, 1984

Physical Review Letters, Ausg. Sept. 1997

Pschyrembel, Willibald: *Klinisches Wörterbuch*, Verlag Walter de Gruyter, neu bearb. Aufl., Berlin 1998

Popp, Fritz-Albert: *Die Botschaft der Nahrung*, Fischer Taschenbuch Verlag, Frankfurt am Main 1995

Reinders, Heinz: *Mensch u. Klima*, VDI-Verlag, Düsseldorf 1969

Rouette, Hans-Karl u. Fischer-Bobsien, Carl-Heinz: *Lexikon Textilveredlung und Grenzgebiete*, Laumann Verlag, Dülmen (o. J.)

Schiegl, Heinz: *Color-Therapie – Heilung durch Farbenkraft*, Bauer Verlag, Freiburg i. Br. 1991

Schultze, Werner: *Farbenlehre und Farbenmessung*, Springer-Verlag, Berlin, Heidelberg, New York 1975

Spektrum d. Wissenschaft-Buch: *Gehirn und Nervensystem*, Spektrum der Wissenschaft-Buch, Weinheim 1980

Wagner, Carl E.: *Jeder ist einmalig*, Smaragdina Verlag, München 1992

Wie funktioniert das? Der Mensch und seine Krankheiten, Bibliograph. Inst./ Meyers Lexikonverlag, Mannheim 2000

Will, Reinhold D.: *Geheimnis Wasser*, Droemer Knaur, München 1995

Winckelmann, Joachim: *ABC der Geheimwissenschaften*, R. Schikowski, Berlin 1956

---

* Abbildungen, die sich auf die Astronomie beziehen, sind dem „dtv-Atlas zur Astronomie" entnommen (Seiten 148, 150, 152, 172)

Über die Autorin

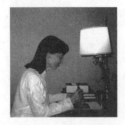

D. van Straten, Jahrg. 42, war im Lehramt (Biologie, Sozialkunde/Gesellschaftslehre) und auch Psychologin mit sozialem (größtenteils altruistischem) Engagement in der Erwachsenenbildung für Gesundheits-, Altersprophylaxe und spez. Frauenbereiche. Als Seminarleiterin u. a. für Autogenes Training (mit Zusatzausbildungen: Ernährungsberaterin, Yogalehrerin, und in alternativen Heilweisen) war sie vorwiegend tätig in sozialen Einrichtungen wie dem Intern. Bund für Sozialarbeit, Evang. Familienbildungswerk, Arbeiterwohlfahrt/Müttergenesungswerk, Caritas, Sozialzentren für Alten- und Behindertenhilfe u. a. m. – D. van Straten brachte dafür viele Kompendien unterschiedlicher Bereiche heraus.

Die Farben: Die Erkenntnisse über Farben und ihre Wirkungen gemäß unterschiedlicher Lehrmeinungen während des Psychologie-Studiums, vergleichende Tests während 22jähriger Schul- und Seminartätigkeiten, sowie eingehende Beschäftigung mit dem lebenslangen Hobby Astronomie (u. a. Mitglied im Astrophysikalischen Verein der Sternwarte Frankfurt) haben zur vorliegenden Arbeits-Hypothese der Farbenwirkungen im Menschen geführt.

D. van Straten lebt sehr zurückgezogen und arbeitet an einem Buch über Menschenrechte.

Adressen und Bezugsquellen zu

Gerstengras, Greens of Kamut und Spirulina, Farbklang-Kassetten, Truelite,

Wasseraufbereitungsgeräten, Wasser-Energie-Verbesserung und Heim-Destillier-Geräten

erhalten Sie im Internet unter der Adresse **www.windpferd.com**
Auf der Startseite unserer Homepage finden Sie die Rubrik „Service-Adressen". Diese führt zu einer Liste mit allen Büchern, zu denen uns Service-Adressen vorliegen. Wählen Sie hieraus den Titel dieses Buches. Sie können die Liste auch beim Verlag anfordern. Schreiben Sie dazu unter Anlage eines frankierten Rückumschlages an:
Windpferd, *Stichwort „Straten",* Postfach, 87648 Aitrang.
(Bitte keine telefonischen Anfragen.)

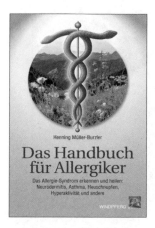

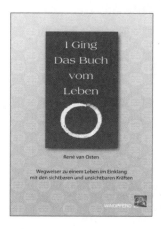

Henning Müller-Burzler

Das Handbuch für Allergiker

Das Allergie-Syndrom erkennen und heilen

Dieser umfassende Ratgeber gibt viele praktische Tips und Empfehlungen, mit denen Allergien und die damit verbundenen Erkrankungen erfolgreich und nachhaltig geheilt werden können.Da die meisten Allergien umweltbedingte Ursachen haben, ist eine dauerhafte Heilung nur dann möglich, wenn der Körper von den Umweltgiften befreit und das Immunsystem gestärkt wird. Neben einem 10-Punkte-Ernährungsprogramm für Allergiker und vielen naturheilkundlichen Therapieratschlägen wird in diesem Buch erstmalig die von Henning Müller-Burzler, Heilpraktiker und Allergiespezialist, entwickelte Vitamin-Entgiftung vorgestellt. Dabei handelt es sich um eine Kombination von fünf natürlichen Vitaminen, die den ganzen Körper von allen chemischen Umweltgiften, Medikamenten, Schwermetallen und Stoffwechselschlacken entgiften kann.

192 Seiten · ISBN 3-89385-335-9
www.windpferd.com

René van Osten

I Ging – Das Buch vom Leben

Wegweiser zu einem Leben in Einklang mit den sichtbaren und unsichtbaren Kräften

In diesem Buch werden die die Türen zum Verständnis der 64 Hexagramme geöffnet. Das Kernstück bilden die Texte und Kommentare zu den Hexagrammen. Der von René van Osten gewählte Stil folgt der Tradition tiefer Weisheit und baut zugleich sprachliche Brücken zum 21sten Jahrhundert.
Die dem I Ging innewohnende Welt- und Weitsicht ist von unermeßlicher Tiefe. René van Osten reicht mit diesem Buch all jenen, die den Sprung in höhere Erkenntnisebenen wagen wollen, eine hilfreiche Hand.
Das I Ging kann für sich beanspruchen, in seiner Kraft und Weisheit ebenso bemerkenswert zu sein, wie beispielsweise die Bibel. René van Osten gehört zu den wenigen Menschen, die heute die „Hohe Schule des I Ging" lehren.

ca. 500 Seiten, ISBN 3-89385-336-7
www.windpferd.com

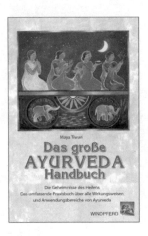

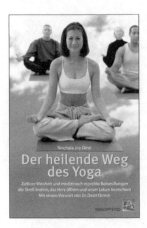

Maya Tiwari

Das große Ayurweda Handbuch

Das umfassende Praxisbuch über alle Wirkungsweisen und Anwendungsbereiche von Ayurveda

Mit 528 Seiten eines der umfassendsten Praxisbücher der ayurvedischen Naturmedizin. Das Wissen um die Kunst des Heilens ist in der spirituellen Weisheit des Ayurveda tief verwurzelt. Maya Tiwari hat Ayurveda jahrzehntelang studiert und praktiziert. In ihrem großen Handbuch erfahren wir alles über die ursprüngliche Kraft menschlicher Heilung. Sie führt uns in die uralten Geheimnisse spiritueller Praktiken, Therapien und Heilmittel, Ernährungssysteme und natürlicher Körperrythmen ein, die – richtig angewandt – die notwendigen Erkenntnisprozesse für eine tiefgehende Heilung wachrufen. Dieses Buch ist in seiner Art die wohl umfassendste Darstellung der ursprünglichen Reinigungs- und Verjüngungstherapien, Pancha Karma.

528 Seiten, 3-89385-370-7
www.windpferd.com

Nischala Joy Devi

Der heilende Weg des Yoga

Zeitlose Weisheit und medizinisch bestätigte Behandlungen, die Streß lindern, das Herz öffnen und unser Leben bereichern

Dieses Buch läßt uns an Nischala Joy Devis jahrelanger Erfahrung teilhaben. Sie erklärt, wie Yoga, Visualisierung, Atemübungen und Meditation die Gesundheit stärken, und beschreibt die wichtigsten Yogastellungen. Nischala Joy Devi verbindet zeitlose indische Yogatechniken mit ihren eigenen Erkenntnissen über eine gesunde Lebensweise, um Menschen zu heilen und zu verjüngen – zeigt wie Yogapraxis den täglichen Streß in tägliche Freude transformieren kann: Stress abbauen, Rekonvaleszenz nach Krebs, Herzinfarkt und anderen Krankheiten, Gewichtsabnahme, Tiefenentspannung, verbesserter Allgemeinzustand von Körper, Seele und Geist. Ein Buch, dessen große Kraft uns berühren wird.

248 Seiten · 3-89385-368-5
www.windpferd.com